AF573130

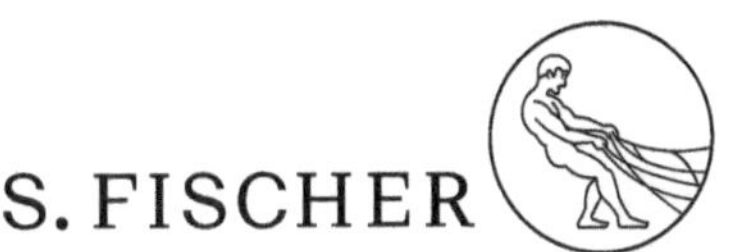
S. FISCHER

Thorsten Padberg

Die Depressions-Falle

Wie wir Menschen für krank erklären,
statt ihnen zu helfen

S. FISCHER

Aus Verantwortung für die Umwelt hat sich der S. Fischer Verlag zu einer nachhaltigen Buchproduktion verpflichtet. Der bewusste Umgang mit unseren Ressourcen, der Schutz unseres Klimas und der Natur gehören zu unseren obersten Unternehmenszielen. Gemeinsam mit unseren Partnern und Lieferanten setzen wir uns für eine klimaneutrale Buchproduktion ein, die den Erwerb von Klimazertifikaten zur Kompensation des CO_2-Ausstoßes einschließt. Weitere Informationen finden Sie unter: www.klimaneutralerverlag.de

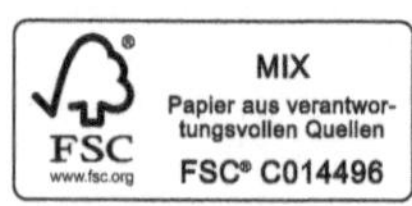

Originalausgabe
Erschienen bei S. FISCHER
2. Auflage Dezember 2021

Satz: Dörlemann Satz, Lemförde
Druck und Bindung: GGP Media GmbH, Pößneck
Printed in Germany
ISBN 978-3-10-397076-0

Inhalt

Vorbemerkung 9

KAPITEL 1
Die Depression wird prominent:
Die medikamentöse Behandlung der Depression 15

KAPITEL 2
Nur eine Krankheit? Die Geschichte der Depression 62

KAPITEL 3
Gespräche gegen das Dunkel:
Die Psychotherapie der Depression 95

KAPITEL 4
Endstation Hirn: Die Biologie der Depression 139

KAPITEL 5
Psychotherapie als Lebensmodell:
Die Soziologie der Depression 171

KAPITEL 6
Kann die Seele Schnupfen haben?
Wege aus der Depressions-Falle 209

Dank 242
Anmerkungen 243
Ausgewählte Literatur 266

»Was ist dein Ziel in der Philosophie?
Der Fliege den Ausweg aus dem Fliegenglas zeigen.«

> **Ludwig Wittgenstein,**
> *Philosophische Untersuchungen*, § 309

Das Fliegenglas ist eine Insektenfalle, eine bauchige Flasche aus weißem Glas, die unten mit Honigwasser gefüllt ist. Davon angelockt, gelangt die Fliege durch ein nach innen gewölbtes Loch im Boden in die Flasche, die jedoch nach oben hin verschlossen ist. Das Insekt fliegt nach oben auf das Licht zu. Immer wieder stößt es gegen das Glas. Bis seine Kräfte nachlassen, bis es im Honigwasser ertrinkt. Durch das Loch im Boden, das in die Freiheit geführt hätte, sind inzwischen weitere Fliegen in die Falle geflogen.

Für Julia, die den Ball ins Rollen brachte
Für meine Eltern, die dasselbe schon viel früher taten
Für Christian, der ihn am Laufen hält, immer

Vorbemerkung

Sie haben dieses Buch aufgeschlagen, weil Sie sich mit Depressionen beschäftigen. Sie haben in den Medien von Depressionen gehört. Sie haben gelesen, wie weitverbreitet diese schwere und manchmal lebensgefährliche psychische Krankheit ist. Und Sie haben sich vielleicht gefragt, ob Sie auch selbst davon betroffen sind. Möglicherweise hat Ihr Arzt oder Psychotherapeut Ihnen gesagt, Sie hätten Depressionen. Oder Sie haben zu diesem Buch gegriffen, weil Sie sich um jemanden sorgen, den Sie kennen und lieben, und sich fragen, was diesem Menschen fehlt.

Womöglich haben Sie gehört, dass die Depression schon bald die weltweit häufigste Krankheit sein könnte. Und dass eine enorme Kostenlawine auf die Gesellschaft zurollt, in der Höhe vergleichbar mit den Folgen der Corona-Krise. Die Depression ist wie ein Stein, den man in einen ruhigen See wirft. Sie zieht Kreise, die weit über ihren Auslöser hinausgehen. Neben der Behandlung selbst schlagen Arbeitsausfälle und Produktionsverluste zu Buche. Psychische Erkrankungen sind in Deutschland der zweithäufigste Grund für Krankschreibungen. Im Jahr 2018 verursachten sie hierzulande über 90 Millionen Krankheitstage sowie Produktionsausfälle von mehr als 13 Milliarden Euro.[1] Dazu kommen Belastungen im privaten Umfeld der Betroffenen. Vielleicht werden in der Folge auch die Angehörigen und Freunde depressiv. Deswegen müsse man, so heißt es oft, gegen Depressionen schnellstmöglich etwas unternehmen.

Ich stelle in diesem Buch das Konzept der Depression in seiner jetzigen Form in Frage. Sie werden erfahren, wie es entstand und so lange verändert wurde, bis es eine Form angenommen hat, die sehr schädlich ist. Die Leiden, die wir heute Depressionen nennen, sind schwer, so schwer, dass sie mit dem Tod enden können. Aber es ist selten sinnvoll, unsere Probleme als Krankheiten anzusehen und auch so zu behandeln. Denn die Bewältigung dieser Probleme wird dadurch häufig erschwert. Durch die Idee, Depressionen seien eine Krankheit, ähnlich wie zum Beispiel Diabetes, geraten nicht nur wichtige soziale Faktoren aus dem Blickfeld. Zugleich werden die Möglichkeiten kleiner, mit dem, was uns im Leben belastet, umzugehen.

Wenn depressive Menschen heute behandelt werden, dann meist medikamentös. Diese Maßnahme hat wenig zu ihrer Eindämmung beigetragen. Im Gegenteil. Seit der Einführung von Antidepressiva sind die Diagnosezahlen geradezu viral gegangen, sie haben sich vertausendfacht.[2] Bis zu 80 Prozent aller Depressionen gelten inzwischen als chronisch.[3] Eine erstaunliche Karriere für eine Krankheit, die einmal als »selbstbeschränkend« galt, also von allein ausheilte.[4] Wie ist es dazu gekommen, wenn wir doch wirksame Medikamente haben?

Ich habe als Psychotherapeut dieses Buch geschrieben, um Wege aufzuzeigen, wie wir die Leiden, die wir heute meist »Depressionen« nennen, besser bewältigen können. Es geht nicht darum, die ernste Situation von Menschen, die sich auf der Suche nach Hilfe an ihre Ärzte und Therapeuten wenden, zu verharmlosen. Die Betroffenen haben bei der Bewältigung ihrer Probleme jede Hilfe verdient! Wenn ich im Folgenden für einen anderen Umgang mit depressivem Erleben und für eine andere Form des Denkens über Depressionen plädiere, dann hoffe ich, dass die Betroffenen dies nicht als Entwertung ihres Leidens ansehen. Im Gegenteil. Wir brauchen ein neues, besseres Verständnis dessen, was wir heute so ungenau und wenig hilfreich als Depressionen bezeichnen. Suchen wir also gemeinsam nach Auswegen aus der Depressions-Falle, nach einem echten Ausgang aus dem Fliegenglas Depression.

Ein kurzer Überblick über das Buch

In den letzten Jahren haben viele Psychotherapeuten und Wissenschaftler die Depressionsdiagnose genau unter die Lupe genommen und dabei Erstaunliches entdeckt. Wir dachten, wir kennen den Weg zur Lösung des Depressionsproblems. Doch all unser Wissen zu ihrer Behandlung führt keineswegs zu den gewünschten Ergebnissen. Trotz scheinbar immer besserer Behandlungsmethoden sinkt die Zahl depressiver Menschen nicht.

Wir müssen Depressionen noch einmal neu denken. Und wir sollten mit depressiven Menschen anders umgehen, als wir es in den letzten 50 Jahren getan haben. Depressive haben keine Krankheit wie jene, die mit den üblichen Methoden der Medizin behandelt werden. Depressionen sind ein Leiden völlig anderer Art.

Um Depressionen in ein anderes Licht zu rücken, werde ich die neuesten Entwicklungen auf dem Gebiet der Depressionsforschung darstellen. Ich habe dieses Buch als einen Bericht über meinen eigenen Erkenntnisprozess verfasst. Ich schildere gescheiterte und erfolgreiche Behandlungen aus meiner eigenen Praxis. Meine Hoffnung ist, dass diejenigen, die selbst an Depressionen leiden, durch die Lektüre eine neue Sichtweise auf sich selbst entwickeln, die ihr Leid erträglicher macht. Wir brauchen eine neue Philosophie der Depression, die es leichter macht, sie zu verstehen, sie zu behandeln und zu verhindern.

Neben der Psychologie und der Psychiatrie sind die Neurowissenschaften, die Epidemiologie, die Philosophie, die Geschichtswissenschaften und die Soziologie wichtige Disziplinen, die aktuell dazu beitragen, neue Bilder der Depression zu entwerfen. Bei meinen Recherchen habe ich mit vielen Wissenschaftlern gesprochen, die heute wieder innovativ an Depressionen und ihre Behandlung herangehen. Deren Einsichten will ich mit Ihnen teilen. In meiner Arbeit als Psychotherapeut sehe ich zudem täglich Menschen mit depressiven Symptomen. Ich möchte auch von ihnen erzählen, davon, wie sie ihre Beschwerden bewältigen.

Mit der Depressions-Falle, die diesem Buch den Titel gibt, sind die vielfältigen, auf den ersten Blick verlockenden Möglichkeiten gemeint, mit dem manchmal unerträglichen Leid in unserem Leben umzugehen. Das können Medikamente sein, ungeeignete Therapieversuche, aber auch irreführende Vorstellungen über unser Leiden und Leben. Manche davon erscheinen auf den ersten Blick harmlos oder gar hilfreich. Auf den zweiten Blick erweisen sie sich häufig als Scheinlösungen, die langfristig die Situation sogar noch verschlimmern.

In *Kapitel eins* geht es um das am weitesten verbreitete Bild von Depressionen, dass sie nämlich Folge eines Ungleichgewichts von Botenstoffen im Gehirn seien. Ich schildere, wie dieses Bild in die Welt gekommen und warum es falsch ist. Die dauerhafte Behandlung von Depressionen mit Medikamenten könnte das Leid sogar verlängern und vergrößern.

Im *zweiten Kapitel* blicken wir aus historischer Sicht auf Depressionen. Aus einer jahrtausendealten, sehr schweren und sehr seltenen Krankheit wurde vor nicht einmal fünfzig Jahren eine Volkskrankheit, als die Psychiatrie bei der Neubestimmung ihrer Diagnosen einen folgenschweren Fehler machte.

Im *dritten Kapitel* geht es um die Psychotherapie der Depression. Der Versuch, das Depressionserlebnis zu verstehen, kann in Sackgassen führen. Im Kontrast dazu stelle ich dar, wie in einer gelungenen Therapie Klient und Therapeut hilfreichere Ansätze finden.

Im *vierten Kapitel* wende ich mich dem Stand der Depressionsforschung in der Genetik und den Neurowissenschaften zu. Ein falsches Verständnis von Depression hat diese Wissenschaften ins Leere laufen lassen. Wird dieses falsche Konzept von Depression öffentlich vermittelt, könnte das dazu beitragen, dass immer mehr Menschen depressiv werden.

Im *fünften Kapitel* werfe ich einen Blick auf gesellschaftliche

Entwicklungen. Nicht nur Faktoren wie Leistungsdruck, Vereinsamung und Arbeitslosigkeit sind dafür verantwortlich, dass Menschen depressiv werden. Ein weiterer Vorwurf richtet sich gegen meinen eigenen Berufsstand: Wenn Psychotherapeuten ein falsches Bild von Depressionen vertreten, könnte das langfristig uns allen schaden.

Im abschließenden *sechsten Kapitel* werde ich alternative Wege im Umgang mit Depressionen aufzeigen. Wenn Depressionen leichter behandelbar und vermeidbar werden sollen, muss es einen anderen, einen *lebensnahen* Depressionsbegriff geben. Es ist die Aufgabe von Psychiatrie und Psychologie, für ein solches Konzept zu werben, das im Dienste der Veränderung und Prävention steht. Dazu soll »Die Depressions-Falle« einen Beitrag leisten.

KAPITEL 1

Die Depression wird prominent: Die medikamentöse Behandlung der Depression

Zu den interessantesten Aspekten des Themas Depression gehört, wie in der Öffentlichkeit über sie gesprochen wird. Wann haben Sie zuletzt von Depressionen gehört? In den Medien, in denen über das »Tabuthema psychische Störungen« berichtet wurde? Von Ihrem Arzt, der Ihnen diese Diagnose mitgeteilt hat? Oder von Freunden, die darunter leiden? Man kann sich heute kaum vorstellen, dass Depressionen noch nach dem Zweiten Weltkrieg als so unbedeutend galten, dass sie in Studien zur psychischen Gesundheit der Bevölkerung nicht einmal erwähnt wurden. Das hat sich grundlegend geändert. »Mental Health Literacy«, die Fähigkeit auch von Laien, psychische Krankheiten zu erkennen und zu verstehen, wird großgeschrieben. Weil es wichtig ist, über psychische Leiden zu sprechen, haben inzwischen viele Prominente aus Politik, Kultur, Sport und der Wissenschaft dazu aufgerufen, psychische Probleme als echte Krankheiten anzuerkennen, und viele von ihnen haben sich zu ihren eigenen Depressionen bekannt.

Im Folgenden geht es darum, was ich als Psychotherapeut erlebte, als ich damit begann, selbst öffentlich beim Thema Depression und ihrer Behandlung durch Antidepressiva mitzureden. Ich entdeckte dabei viele Missverständnisse, Halbwahrheiten und eine ganze Branche, die »Fake News« über Depressionen in die Welt setzt. Dieses öffentliche Bild der Depression, die tatsächliche Wirksamkeit von Antidepressiva und die Frage, was wir wirklich über die biologische Seite der Depression wissen, möchte ich als Erstes zur Diskussion stellen.

Harald Schmidt

Vor mir sitzt Harald Schmidt. *Der* Harald Schmidt. Aus der Harald Schmidt-Show! Harald Schmidt hat jetzt zwanzig Minuten Zeit für mich, das hat mir seine Pressesprecherin zugesichert. Am Ende wird unser Gespräch schon nach zehn Minuten vorüber sein. Die Zeit drängt, es gibt noch viel mehr Menschen, die mit Harald Schmidt sprechen wollen. Dass ich überhaupt mit ihm reden darf, liegt daran, dass ich für die Magazin-Beilage der *Zeit* einen Artikel über Depressionen schreibe. Dass es für die *Zeit* ist, gefällt dem bildungsaffinen Schmidt, der an diesem Tag viel mit Privatsendern wie RTL und SAT1 zu tun hat.

Wir sind im Gewandhaus Leipzig, es ist ein Samstag im Spätsommer. 1200 Menschen sind zum größten deutschen Depressionskongress gepilgert, meist Betroffene. Durch das Auditorium des Gewandhauses hallen Geklapper und dumpfe Schläge. Wir alle haben Trommelstöcke erhalten und schlagen sie in einem Rhythmus aufeinander, der von einer professionellen Truppe auf der Bühne vorgegeben wird. Das macht Spaß, und die Halle klackert energetisch mit. Harald Schmidt ist Eröffnungsredner des Kongresses. »Wir sind natürlich heute Morgen alle extremst lebhaft und sitzen vorne auf der Stuhlkante. Aber es kann noch emotionaler werden«, frotzelt er. Ein ungewöhnlich launiger Einstieg für einen Depressionskongress. Schmidt soll helfen aufzuklären. Über Depression, ihre Ursachen und die Möglichkeiten, sie zu behandeln. Botschafter für die gesellschaftliche Anerkennung der Depression ist seine neue Aufgabe. Eine ehrenhafte Sache für einen Mann, den viele sonst wegen seiner zynischen Kommentare fürchten und lieben. Auch jetzt fällt es ihm schwer, nicht in seine gewohnte Rolle zurückzufallen. Das Saalmikrophon ist falsch eingestellt, zu leise. Als einer der Zuhörer »lauter« ruft, äfft Schmidt ihn nach: »Lauuuter! Lauuuuuuuter!! Ja, das hilft dem Redner.«

Die öffentliche Bibliothek der Wissenschaften

Den Artikel für das *Zeit-Magazin*, für den ich beim Depressionskongress in Leipzig mit Harald Schmidt spreche, schreibe ich zusammen mit Julia Friedrichs, einer Journalistin, die sich sonst vor allem für gesellschaftspolitische Themen interessiert.[1] Der Text soll all das enthalten, was wir in den letzten beiden Jahren über Depressionen und Antidepressiva gelernt haben. Dabei hatten Prominente zunächst keine Rolle gespielt. Die Geschichte dieses Artikels beginnt im Jahr 2014 mit Fachliteratur an meinem Schreibtisch. Als praktizierender Therapeut ist man oft aus dem Kreislauf der neuesten Forschungsergebnisse ausgeschlossen. Die meisten Wissenschaftsjournale sind teuer und werden deshalb vor allem von Universitäten abonniert. Deshalb ist es gut, dass es inzwischen die *Public Library of Science* gibt, die Öffentliche Wissenschaftsbibliothek im Internet. Das ist eine Plattform aus den USA, auf der man wichtige wissenschaftliche Veröffentlichungen auch kostenlos lesen kann. Als ich auf den Seiten für Medizin herumsurfe, stoße ich auf einen Artikel zu Antidepressiva. Eigentlich weiß ich alles über Antidepressiva, denke ich. Das war schließlich mehrfach Bestandteil meiner Ausbildung, zunächst im Psychologiestudium, dann während meiner Therapieausbildung. Ich stutze, weil der Text so hohe Abrufzahlen hat. Über 300 000 Zugriffe, das ist für eine wissenschaftliche Arbeit ziemlich viel. Was kann an so gut beforschten Medikamenten wie Antidepressiva heute noch so interessant sein? Verfasst wurde der Artikel vom Psychologen Irving Kirsch und seinen Kollegen: »Eingangsschwere in Bezug zum Nutzen von Antidepressiva«, heißt es in der Überschrift in bestem Wissenschaftsenglisch. Zu Deutsch: Es soll darauf geschaut werden, wie gut Antidepressiva bei unterschiedlich schweren Depressionen wirken. Ich klicke auf den Link. Auf mich wartet eine Überraschung.

Wie alle Psychotherapeuten habe ich gelernt, dass man Depressionen gut behandeln kann. Dass in leichten Fällen Psychotherapie allein ausreicht. Dass in mittelschweren Fällen Psychotherapie oder Antidepressiva helfen. Und dass in schweren Fällen beides zusammen gegeben werden muss. Das gilt als gut gesicherte Lehre aus der Forschung. In Deutschland legt die sogenannte Depressions-Leitlinie auf Grundlage dieser Forschung fest, wie Depressionen zu behandeln sind. Ab einem mittleren Schweregrad sind Antidepressiva demnach eine gute Behandlungsmöglichkeit. Allerdings steht im Text von Irving Kirsch etwas anderes.

Irving Kirsch

Was ich in diesem Moment, als ich mich am Schreibtisch auf den neuesten Stand der Forschung bringen will, noch nicht weiß: Auch Irving Kirsch ist prominent – zumindest in Fachkreisen. Bejubelt von den einen, bekämpft von den anderen. Kirsch hat mit der Arbeit, die ich gerade lese, im Jahr 2008 das Vertrauen in die Wirksamkeit von Antidepressiva erschüttert und in den USA eine große Debatte ausgelöst.

Kirsch hat über Jahre die Studien ausgewertet, mit denen sich Pharmafirmen um die Zulassung für ihre Antidepressiva beworben haben. Das Besondere war: Er schaute sich nicht nur die Studien an, die die Pharmafirmen freiwillig veröffentlichten, sondern auch jene, die sie geheim hielten – unter Berufung auf den Freedom of Information Act, ein amerikanisches Recht auf Transparenz, hatte er sich Einblick verschafft. Am Ende verglich er die Patienten, die ein Medikament erhalten hatten, mit denen, die ein Placebo bekommen hatten. Sein Ergebnis: Vielen Patienten ging es nach der Behandlung besser. Allerdings war es in den meisten Fällen egal, ob sie ein echtes Mittel oder eine Zuckertablette geschluckt hatten. Nur bei einer kleinen Gruppe sehr schwer Betroffener übertraf die Wirkung der Medikamente die der Placebos. Über die vielen anderen aber sagt Kirsch seitdem: Es sind nicht die Wirkstoffe in den Antidepressiva, die helfen. Der Erfolg der Pillen ist ein Scheinerfolg.[2]

Fast immer, wenn seither kritisch über Antidepressiva berichtet wird, fällt dabei Kirschs Name. Die Studie war nicht nur deswegen so beeindruckend, weil sie dem überkommenen Wissen widersprochen hatte, dass Antidepressiva ein sehr wirksames Medikament seien. Kirsch traf diese Aussage auch auf Grundlage von bis dahin ungekannten Datenmassen. Erst in seiner Gesamtschau zeigte sich, was vorher verborgen war, weil regelmäßig nur die Erfolgsmeldungen zu Antidepressiva veröffentlicht wurden. Nach einer Auswertung aus dem Jahr 2008 waren von den Studien, die ein positives Ergebnis für Antidepressiva hervorbrachten, 91 Prozent veröffentlicht worden. Von den Studien, in denen die Medikamente nicht überzeugen konnten, wurden dagegen nicht einmal 10 Prozent publiziert. Ein Drittel dieser publizierten Studien waren zudem so formuliert, dass es klang, als hätten die Medikamente sich als wirksam erwiesen, obwohl dies nicht der Fall war.[3] Dass es jetzt durch Kirsch eine Studie gab, die das gesamte den Zulassungsbehörden vorliegende Datenmaterial mittels einer sogenannten Meta-Analyse auswertete, machte seine Arbeit so bedeutsam. Und demnach konnte man mit Zuckerpillen fast genauso viel Licht in das Leben eines Menschen bringen wie mit Antidepressiva.

Wie so viele meiner Kolleginnen und Kollegen verlasse ich mich auf das, was ich in Lehrbüchern gelesen und in Vorlesungen gehört habe. Wieso, frage ich mich an meinem Schreibtisch, weiß niemand von dieser Arbeit, der zu diesem Zeitpunkt größten, die jemals zum Thema Antidepressiva durchgeführt worden ist? Die sollte doch jeder kennen. Und ich beschließe, dafür in den nächsten Wochen zu sorgen.

Für Psychotherapeuten besteht die Möglichkeit, sich über

Fachzeitschriften an ihre Kollegen zu wenden. Also verfasse ich einen Text mit dem Titel »Placebo – Neue Erkenntnisse zur Wirkung von Antidepressiva«, in dem ich darlege, dass in den meisten Fällen die Wirkung von Antidepressiva kaum über die einer Zuckerpille hinausgeht. Prominent darin: Kirschs Studie. Ein Abschnitt lautet: »Depressionen gibt es in drei Formen, leicht, mittelschwer und schwer. Die *American Psychiatric Association* kennt sogar vier Formen, die sich von den Werten der *Hamilton Depression Rating Scale (HDRS)* ableiten. Ab einem Score größer oder gleich 23 benennt sie zusätzlich die ›sehr schwere Depression‹, eine tiefschwarze Form also.« Nur für diese allerschwersten Depressionsformen ist nach Kirschs Studie belegbar, dass Antidepressiva besser als Placebos gegen Depressionen helfen.

Den Text gebe ich an eine Zeitschrift, die in Deutschland nur einem Fachpublikum bekannt ist, aber von vielen Psychotherapeuten gelesen wird. Da ich in dieser Zeitschrift schon mehrfach veröffentlicht habe, gehe ich davon aus, dass man meinen Text wohlwollend beurteilt und bald publizieren wird. Acht Wochen später weiß ich: Dem ist nicht so.

Die Rückmeldung, die ich erhalte, wird von einer Mitarbeiterin eines Lehrstuhls für Klinische Psychologie verfasst. Man merkt dem Schreiben an, wie sehr sie darum ringt, höflich zu bleiben. Der Text sei gut und flüssig geschrieben, beginnt sie. Leider werde die Forschungslage einseitig und falsch dargestellt. Auch mein Bild von Depressionen sei falsch. Die behandelten Studien hätte ich nicht verstanden. Auch was ein Placebo sei, hätte ich nicht richtig verstanden. Die Behandlungsleitlinien für Depression würden nicht beachtet. Trotzdem macht sie mir ein Angebot. Gerne dürfe ich als langjähriger Autor meine »Meinung« im Journal sagen. Jedoch müsse ich meinen acht Seiten langen Text dafür auf eine einzige kürzen, am besten unter Verzicht auf die – leider falsch dargestellten – Forschungsergebnisse. Man werde meinen Text dann als »Polemik« veröffentlichen. Das Angebot ist vergiftet. Ich lehne dankend ab.

Im Nachhinein komme ich mir naiv vor. Die Behandlungsleitlinien für Depressionen werden von hochrangigen Wissenschaftlern geschrieben, die meisten sind Professoren, ausgewiesene Fachleute auf ihrem Gebiet. Herausgegeben werden sie von 31 Fachverbänden, Arbeitsgemeinschaften, psychiatrischen und psychologischen Berufsverbänden usw. Das ist geballte Fachkompetenz. Und da kommt Thorsten Padberg, Psychotherapeut aus Berlin-Treptow, und will dieses Bollwerk der Wissenschaft mit ein paar Seiten Text erschüttern. Ich stelle mir vor, wie die Redaktion mir einen Aluhut auf mein Autorenbild gemalt hat und mich in einem Ordner zusammen mit Impfgegnern und Chemtrail-Aktivisten abgeheftet hat. Akte geschlossen.[4]

Gleichzeitig habe ich etwas gelernt. Wer neue Informationen in ein seit langem bestehendes Lehrgebäude einbringt, der wird nicht unbedingt freudig begrüßt. Das ganze Gebäude könnte ja in sich zusammenstürzen. Und das wäre in diesem Fall möglicherweise fatal. Denn in Deutschland gibt es, wie überall auf der Welt, eine Menge Menschen, die diese Medikamente mit einem positiven Effekt einnehmen.

Depressionen sind ein sehr häufiges Leiden. Fast 10 Prozent aller Deutschen leiden im Laufe eines Jahres an Depressionen. Bei Frauen ist der Anteil besonders hoch, genauso wie bei den Jüngeren zwischen 15 und 29 Jahren.[5] Die Weltgesundheitsorganisation WHO spricht von 350 Millionen Menschen weltweit. Einige Experten gehen davon aus, dass Depressionen schon 2030 den Spitzenplatz unter den Massenleiden einnehmen werden. Viele Betroffene bitten um Behandlung. Und die einzige schnell verfügbare Therapie sind oftmals Antidepressiva. Sie sind deshalb ein sehr wichtiges Medikament.

Während ich anfange, mich mit dem Thema zu beschäftigen, explodieren die Verordnungszahlen. Im Jahr 1990 wurden in Deutschland noch weniger als 200 Millionen Tagesdosen Antidepressiva verschrieben (eine Tagesdosis ist die durchschnittliche Menge, die von einem Medikament pro Patient pro Tag normalerweise eingenommen wird). Zehn Jahre später waren es schon fast doppelt so viele. Doch dann geht die Verordnungsrallye erst richtig los. 2008, als Kirsch seinen Artikel schreibt, sind es allein in Deutschland ca. 750 Millionen Tagesdosen. 2014, als ich die Studie entdecke, 1,3 Milliarden. Die letzten Zahlen aus dem Jahr 2018 nennen fast 1,5 Milliarden Tagesdosen. Damit könnte man 3,8 Millionen Menschen in Deutschland das ganze Jahr über Tabletten schlucken lassen. Tag für Tag, ohne Unterbrechung.[6] Wollten alle Deutschen ein paar von den verschriebenen Tabletten abhaben, dann würde es bei achtzig Millionen Einwohnern für jede und jeden Einzelnen immerhin für achtzehn Tage ausreichen. In Großbritannien nehmen inzwischen fast 17 Prozent der Bevölkerung im Laufe eines Jahres ein Antidepressivum ein; über ein Fünftel der Frauen schluckt die Tabletten, genauso hoch ist der Anteil bei Menschen über 80 Jahren.[7] 2,5 Milliarden Pfund haben die Briten allein von 2011 bis 2020 für Antidepressiva ausgegeben.[8]

In mir wird ein innerer Kritiker wach, der mich in den nächsten Monaten hartnäckig und unablässig begleiten wird und immer wieder dieselbe Frage stellt: Was ist wichtiger? Das Wohlbefinden, das viele durch Antidepressiva finden? Oder das Wissen um den Stand der Forschung über ein bei Depressionen in Wahrheit chemisch fast wirkungsloses Medikament? »Offensichtlich gibt es großes Leid in der Bevölkerung«, meint der Kritiker. »Groß genug, dass ihre Therapeuten und Ärzte sich veranlasst sehen, dieses Leid mit einem Medikament zu behandeln. Und diese Behandlungsoption ist für viele so überzeugend, dass sie sie dankbar annehmen und diese Medikamente über Wochen, Monate oder Jahre einnehmen. Die werden gute Gründe dafür haben, diese Medikamente zu wollen. Mit welchem Recht willst Du Dich da einmischen, nur weil die wissenschaftlichen Daten ihrer Erfahrung nicht entsprechen? Kann es den Betroffenen nicht egal sein, ob es empirische Belege für ihre Therapie gibt? Halten Antidepressiva nicht das, was sie versprechen?

Was bringt es den Betroffenen, wenn Du ihnen sagst, dass die Medikamente, die sie schlucken, Effekte in der Größenordnung eines Placebos erzeugen?« Ich finde keine rechte Antwort auf diese Fragen und lege meinen Text erst einmal beiseite. Ich vergesse für eine Weile, was ich über Antidepressiva gelernt habe, und wende mich wieder meiner eigentlichen Aufgabe zu, der Behandlung von Menschen mit psychischen Problemen. Das nächste Mal denke ich über Antidepressiva nach, als Frau Tauch durch meine Tür tritt.

Frau Tauch

Frau Tauch betritt im Sturmschritt meine Praxis. Sie hat meine zögerlich ausgefahrene Hand eingefangen, geschüttelt und mir »Tag auch!« entgegengeschmettert. Sie hat dabei kaum merklich mit dem Kopf genickt und die Augenbrauen hochgezogen. Sie ist ungehalten, weil ich mich nicht schnell genug bei ihr vorgestellt habe. Frau Tauch hat den langen Flur hinter der Eingangstür der Praxis schon fast durchschritten, als ich ihr »Padberg« hinterherrufe. Mein Name trifft sie am Hinterkopf. In meiner Phantasie rollt sie mit den Augen. Am Ende des Flurs schließen zu beiden Seiten Behandlungsräume an. Meiner und der von meiner Kollegin Esta, die heute nicht in der Praxis ist. Jetzt weiß Frau Tauch nicht weiter. Nach rechts oder links? Links oder rechts? Sie schaut mich fragend an und wendet dabei den Kopf hin und her. »Nach links«, sage ich, von meiner üblichen Routine abweichend. Links ist Estas Behandlungszimmer.

Weil es durch Bauarbeiten im Nachbarhaus in meinem Zimmer seit ein paar Tagen zu laut ist, habe ich Frau Tauch in Estas Behandlungszimmer geschickt. Als ich es betrete, hat sie sich schon gesetzt. Sie sitzt im Therapeutensessel, auf Estas Platz. In einer Therapiepraxis sind die Sessel auf der sogenannten therapeutischen Halbschräge ausgerichtet, im 45-Grad-Winkel zueinander. Dadurch kann man sich gut gegenseitig in die Augen schauen, muss es aber nicht. Das ermöglicht Nähe, ohne sie zu erzwingen. Ich nehme ihr gegenüber Platz und schaue von dieser für mich ungewohnten Stelle in ihr Gesicht. Sie sieht wütend aus. Ich habe den geeigneten Moment verpasst, das Richtige zu sagen. Aber da ist noch etwas anderes. Sie war schon ärgerlich, als sie an mir vorbei in die Praxis gestürmt ist.

Frau Tauch ist wirklich wütend. Nicht auf mich – nicht in der Hauptsache –, sondern auf ihren Mann. Ihren Ex-Mann muss es wohl heißen, denn er hat sie vor zwei Wochen verlassen. Hat die Koffer gepackt und ist nach einem letzten Streit aus dem Haus gegangen. Die Wohnung, in der er jetzt wohnt, hatte er heimlich schon vor drei Monaten angemietet. Sie fühlt sich hintergangen, wie ich finde zu Recht. Vorausgegangen waren dem Monate, in denen die beiden eigentlich nur noch gestritten hatten: über die Erziehung der Kinder, darüber, wie der eine mit dem anderen umgeht, wo es in den nächsten Urlaub hingeht und welche der Schwiegereltern dabei besucht werden, über die Farbe einer Obstschüssel für das Wohnzimmer, über die erlahmende Sexualität, darüber, wer die Spülmaschine ausräumen darf. Zumindest Letzteres, fügt Frau Tauch bitter lächelnd an, habe sich mit dem Auszug ja jetzt geklärt. Eigentlich sei das sogar schon seit Jahren so gegangen, Jahre, in denen sie sich immer schwächer, immer schwerer gefühlt habe. Sie erzählt, wie sie unter der Belastung als Mutter, Hausfrau und halbtags in einer kleinen Postannahmestelle immer müder geworden sei, aber trotzdem immer den Gedanken hatte, dass es sich am Ende gelohnt haben wird. Dass alles besser werden wird. Wenn die Kinder »aus dem Gröbsten raus« sind, wenn sie und ihr Mann wieder mehr Zeit füreinander haben. Und dass sie jetzt sehr, sehr stark das Gefühl habe, nicht mehr weiterzuwissen. All das sprudelt in kaum mehr als fünf Minuten aus ihr heraus. Fünf Minuten, in denen ich versuche, mit ihr Schritt zu halten, eine Rolle in unserem Austausch zu finden, das Gespräch irgendwie so zu strukturieren, dass es sich am Ende für sie gelohnt hat, mit mir zu sprechen. Wer kann ihr jetzt helfen, wie reagieren die Kinder – und vor allem: Wie kann ich ihr in dieser schwierigen Situation beistehen?

Als Therapeut weiß man oft erst dann, was man eigentlich gefragt hat, wenn man die Antwort hört. Weil es darauf ankommt, wie der Klient die Frage verstanden hat, weniger darauf, wie sie gemeint war. Und in diesem Sinne ist das, was ich gerade frage, ganz, ganz großer Mist. Frau Tauch reagiert zunehmend einsilbig auf meine Versuche, mir ein Bild davon zu verschaffen, was ihr fehlt und was ich tun könnte, um sie zu unterstützen. Sie nutzt die therapeutische Halbschräge jetzt immer öfter, um an mir vorbeizuschauen. Nach zwanzig Minuten dreht sie den Spieß um und fragt nun ihrerseits: »Wie werden Sie mich denn nun behandeln? Werden Gespräche reichen, oder brauche ich auch Antidepressiva?« Dieselbe Regel, dass man erst weiß, was man gefragt hat, wenn man die Antwort hört, gilt natürlich auch für Frau Tauch. Sie hat aus ihrer Sicht eine einfache und naheliegende Frage gestellt. Ich aber zögere: »Das kann ich noch nicht sagen.« Offenbar ist mir die Frage zu schwer. Damit hat Frau Tauch nicht gerechnet, und ihre Augenbrauen heben sich noch ein Stück weiter nach oben.

Aus meiner Sicht hat Frau Tauch eine sehr ernsthafte Krise zu bewältigen. Eine Trennung gehört zu den leidvollsten Erfahrungen, die ein Mensch machen kann. Dazu kommt noch die Unsicherheit bezüglich ihrer Zukunft. Wie wird es mit den noch minderjährigen Kindern weitergehen? Wenn sie mehr arbeiten muss, wer passt dann auf sie auf? Wo soll sie hin mit all ihrer Wut auf ihren Mann, der sich so hinterrücks verabschiedet hat? Wenn all dies ausgestanden ist, wird sie einen neuen Partner finden? Oder überhaupt einen wollen? Ich weiß in diesem Moment noch nichts über sie, weiß nicht, welchen Rückhalt sie hat: Familie, Freunde, Arbeit? Wie ist sie früher mit Krisen umgegangen, welche Vorwürfe macht sie sich vielleicht heimlich?

Ich stelle mir vor, wie sie zu Hause sitzt und ihr Blick über die kleinen Dinge schweift, die ein gemeinsames Leben ausmachen. Die Fotos, die man in glücklicheren Augenblicken geschossen hat und die jetzt in kleinen Rahmen in der Wohnung aufgestellt sind. Die Möbel, die man gemeinsam ausgesucht hat. Wie sie an die kleinen Gesten denkt, die sie mit ihrem Mann ausgetauscht hat, die Routinen, die sie entwickelt haben: das gemeinsame Frühstück, wer einkauft, wer wann morgens ins Bad geht. Welche Wissenschaft in diesen Dingen steckt, damit sie genau so gelingen, dass Menschen über Jahre als Familie zusammenleben können. Wie sie versucht hat, all dies am Laufen zu halten, auch wenn es dafür selten Applaus gibt. Weil diese Dinge im Dazwischen stattfinden, wo sie schnell übersehen werden. Wie Mann und Kinder sie für selbstverständlich genommen haben, eben weil sie so anstrengungslos erscheinen müssen. Wie im Ballett, wo hinter jeder getanzten Figur ein enormer Kraftaufwand steckt, den man nicht sieht und auch nicht sehen soll. Und wie wertlos und vergeblich ihr das alles plötzlich erscheinen muss.

All dies geht mir durch den Kopf, vielleicht ein paar Momente zu lang. Als ich Frau Tauch wieder anschaue, hat sich ihr Blick an einem Punkt rechts von mir festgefressen. Im Regal hinter mir stehen Gesellschaftsspiele: Vier gewinnt, Das Spiel des Lebens, Die 100 besten Spiele für Zwischendurch. Ich bin in Estas Behandlungszimmer, sie ist auch Kinder- und Jugendtherapeutin. Mein Gespräch mit Frau Tauch läuft erschreckend schlecht, und mir schießt der Gedanke durch den Kopf, sie könnte meinen, dass ich unser Gespräch gleich unterbrechen werde, um stattdessen mit ihr eine Runde »Mensch, ärgere dich nicht« zu spielen. Und dann wird sie tatsächlich ungehalten: »Wissen Sie überhaupt, wie man Depressionen behandelt?!« Sie hat Depressionen, und das weiß sie besser und schneller als ich.

Eine meiner Aufgaben als Psychotherapeut ist es, in der Therapie eine Atmosphäre zu schaffen, die es den Klienten möglich macht, sich zu öffnen, mit mir gemeinsam etwas zu erarbeiten, das ihnen dabei hilft, ihr Leben wieder lebenswert zu machen. Daran scheitere ich an diesem Tag auf ganzer Linie. Ich scheitere, weil die Klientin, die vor mir sitzt, verständlicherweise gern jetzt und sofort Erleichterung möchte und mir nicht schnell genug etwas dazu einfällt. Und was wäre in einer solchen Situation schon genug? Aber ich scheitere auch an einer Kluft, die sich zwischen uns auftut. Während ich noch dabei bin, mir ein Bild zu machen, mir die genauen Bedingungen ihres Lebens und Leidens anzuschauen, hat Frau Tauch sich bereits selbst eine Diagnose gestellt: Depressionen. Sie ist psychisch krank. Wir spielen sozusagen verschiedene Spiele: Ich will ihr helfen, ihr ein Angebot machen, das zu ihrem Leben und Leiden passt. Sie will einfach nur geheilt werden: mit Worten und mit Medikamenten.

Der US-amerikanische Psychotherapeut Gary Greenberg hat einmal geschrieben, dass Klienten früher wenig Interesse an ihren Diagnosen hatten. Wenn sie zum Psychotherapeuten gingen, dann weil sie Probleme hatten, weil sie unglücklich waren oder unter Rückschlägen litten. Das habe sich inzwischen geändert. Heute kämen sie mit Diagnosen in die Praxis, darunter prominent: die Depression. Und er hat auch eine Erklärung dafür gefunden: »Nachdem man ein halbes Jahrhundert lang flächendeckend mit den Botschaften [der Pharmaindustrie] bombardiert wurde, ist es so gut wie unmöglich, in längeren Phasen der Traurigkeit nicht auch Depressionen in Betracht zu ziehen.«[9] Die Pharmaindustrie hat dazu eine klare Botschaft unter das Volk gebracht, die einfacher nicht sein könnte: Das Seelenleiden Depression, so haben wir alle gelernt, ist eine körperliche Krankheit, eine Störung des Stoffwechsels zwischen unseren Nervenzellen. Und natürlich muss auch Frau Tauch annehmen, dass jetzt, wo es ihr so schlecht geht, etwas mit ihrem Nervensystem durcheinandergeraten ist. Dass durch all den Ärger in den letzten Monaten und Jahren eine Störung in ihrem Gehirn entstanden ist. Sie könnte auf diese Idee gekommen sein, als sie über Depressionen in den Medien gelesen hat, so etwa wenn der Psychiater Professor Florian Holsboer als Depressionsexperte im *Spiegel* sagt: »Die Wechselwirkung zwischen Veranlagung und äußerer Ursache führt [bei einer Depression] zur Stoffwechselstörung im Hirn.«[10] Und wenn es auf den ersten Blick auch etwas unheimlich erscheinen mag, wenn etwas im eigenen Gehirn nicht mehr richtig funktioniert, macht es doch zugleich Hoffnung. Denn wenn es gilt, einen außer Rand und Band geratenen Transmitterhaushalt wieder ins Gleichgewicht zu bringen, kann man dafür Medikamente einnehmen. Leider erschwert es zugleich das Gespräch mit jemandem wie mir, der sich zuerst mit den Details im Leben seines Gegenübers auseinandersetzen möchte.

Serotonin im Fokus

Das Bild von Depressionen als Folge einer Stoffwechselstörung im Gehirn ist eines der erfolgreichsten Bilder der Psychiatrie, sozusagen das Flaggschiff unter den psychiatrischen Erklärungsmodellen. Keines hat sich weiter in der Bevölkerung verbreitet, keines hat unser Bild von Depressionen stärker geprägt.[11] Und keines hat mehr dazu beigetragen, in unvorstellbaren Massen Medikamente zu verkaufen. Es ist ein einfaches, plausibles Bild, das gut zur Erklärung unserer Leiden taugt. Eine Pharmafirma erklärt auf ihrer Website, wie man sich diese Störung vorstellen soll: »So wie ein Kuchenrezept festlegt, wie viel Mehl, Zucker und Backpulver man nehmen muss, braucht auch Ihr Gehirn ein fein austariertes chemisches Gleichgewicht, um optimal zu funktionieren.«[12] Das scheint plausibel zu erklären, warum es uns in manchen Phasen so schlecht geht: In der neuronalen Rührschüssel in unserem Schädel ist die richtige Mischung von Neurotransmittern durcheinandergeraten. Dabei immer wieder im Fokus: Serotonin, das in den Medien manchmal auch als das »Glückshormon« bezeichnet wird. Es soll hauptsächlich dafür verantwortlich sein, wie wir uns fühlen. Das Seelenleiden Depression, so lernen wir, ist eine körperliche Krankheit, eine Stoffwechselstörung. In der Tageszeitung *USA Today* findet Tipper Gore, die Ehefrau des ehemaligen US-Vizepräsidenten Al Gore, für ihr eigenes Leiden einen dazu passenden Vergleich: »Es war ohne Zweifel eine klinische Depression, und ich brauchte Hilfe, um diese zu überwinden. Wie ich erfahren habe, braucht das Gehirn eine bestimmte Menge Serotonin. Wenn dieses fehlt, ist das so, als ob das Benzin ausgeht.«[13]

Stellen wir uns also die Kommunikation zwischen Nervenzellen so vor wie die zwischen zwei Menschen, die miteinander sprechen. Eine Nervenzelle äußert etwas, das dann von der anderen Nervenzelle aufgenommen wird. Serotonin wandert wie eine Nachricht von der einen Zelle zur anderen durch den synaptischen Spalt. Bei Menschen kommt es zu einer Störung, einer kommunikativen Blockade, wenn die ganze Zeit nur einer redet oder den Gesprächsstoff für sich behält. Genauso ist es, wenn eine der Zellen Serotonin zu schnell wieder aufnimmt und zu wenig Botenstoff bei der anderen Zelle ankommt. Es entsteht ein chemisches Ungleichgewicht, aufgrund dessen man sich depressiv fühlt.

Als eine solche stolpernde Reizweiterleitung analog zu einem stockenden Gespräch erklärt jedenfalls Forest Pharmaceuticals, Hersteller des Antidepressivums Escitalopram, in den FAQs auf seiner Website Depressionen. Durch den Serotoninmangel komme es zu den typischen Symptomen einer Depression: Niedergeschlagenheit, Motivationsverlust, Gefühlsarmut, Energiemangel. »Niemand kann (…) das matte Glühen eines depressiven Gehirns sehen und danach noch vernünftigerweise daran zweifeln, dass das körperliche Zustände sind, nicht irgendein schwer zu fassendes Seelenleiden«, schreibt die Wissenschaftsjournalistin Rita Carter, deren Bücher der Öffentlichkeit die Erkenntnisse der Hirnforschung nahebringen.[14] Auch die Deutsche Depressionsliga, die Organisation, auf deren Kongress ich mit Harald Schmidt geredet habe, erläutert die Krankheit auf diese Weise. Depressionen könnten »biochemisch vor allem über einen gestörten Hirnstoffwechsel erklärt werden«, heißt es in einer Broschüre des Verbandes. Sie würden durch eine »Fehlfunktion« von Botenstoffen wie Serotonin verursacht.

Und eine Lösung für die »Volkskrankheit« Depression ist auf diese Weise auch gefunden: mehr Serotonin. Wir bekommen es durch Medikamente. Wir nennen sie: Antidepressiva. Ihre bekannteste Klasse trägt als Namen den Zungenbrecher Selektive Serotonin-Wiederaufnahmehemmer, kurz SSRI. Wenn in einem depressiven Gehirn der Serotoninspiegel zu niedrig ist, dann sorgen diese Medikamente dafür, dass er wieder ansteigt. Es ist dann das genau richtige Medikament. Es passt wie der Schlüssel ins Schloss. Iris Hauth, bis 2016 Präsidentin der in Deutschland enorm wichtigen *Deutschen Gesellschaft für Psychiatrie und Psychotherapie, Psychosomatik und Nervenheilkunde,* fasst es für die Hörer von Deutschlandfunk Kultur so zusammen: »Wir wissen heute, dass bei Depressionen bestimmte Botenstoffe, vorwiegend das Serotonin und das Noradrenalin, nicht in ausreichender Konzentration da sind. Das ist auch der Ansatz der Medikamente, dass wir Serotonin-Wiederaufnahmehemmer geben, die dafür sorgen, dass die Konzentration dieser beiden Botenstoffe sich erhöht und damit gegen die depressive Stimmung wirken.«[15] Eine klare Sache.

Die Prominenz wird depressiv

Depression, einst Thema in geflüsterten Gesprächen hinter den Türen von Arztpraxen und psychiatrischen Kliniken, ist zu einem Allgemeinplatz geworden. Sie wurde prominent, als deutlich wurde, dass viele sich in den ihr zugeschriebenen Symptomen wiederfinden können: Die Müdigkeit, die Interesselosigkeit, die Verzweiflung und die unendliche Schwere, die Depressionen ausmachen, erkennen viele an sich selbst. Und sie wurde mit einem Krankheitskonzept verknüpft, das aus der Medizin bekannt ist: Depressionen sind dann vergleichbar mit jeder anderen Krankheit. »Warum sollte die Psyche gesünder sein als der Rest des Körpers?«, fragte etwa der Professor für Klinische Psychologie Hans-Ulrich Wittchen in der Zeitschrift *Psychologie Heute*. Und je prominenter die Depression wurde, desto mehr zeigte sich: Auch die Prominenz ist depressiv. »Ich war wehrlos. In meinem Körper liefen chemische Prozesse ab, die ich nicht beeinflussen konnte«, beschreibt die Skirennläuferin Lindsey Vonn ihre Depression. Und: »Ich bin zum Glück sehr bald zum Arzt gegangen. Er hat mich mit Medikamenten behandelt.« Die Sängerin Lady Gaga weiß: »Ich habe ein chemisches Ungleichgewicht in meinem Kopf, das mich depressiv macht.«[16] In »Drüberleben«, dem vielgelobten Roman der Bloggerin Kathrin Weßling, sagt die Hauptfigur Ida über sich: »Ich bin ein menschlicher Verkehrsunfall.« Sie geht in eine Klinik. Dort bringt man ihr bei, was ihr die Lust am Leben nahm: »... kein Schicksal, keine Bestimmung«, schreibt Weßling, »nur ein bisschen Serotonin, das fehlt.« Die Schauspielerinnen Halle Berry und Brooke Shields litten daran, der Rapper Eminem schluckte Antidepressiva. Gleich drei Charakteren aus der Serie *Die Sopranos* – Tony, Livia und AJ – wurde die Einnahme von Antidepressiva ins Drehbuch geschrieben. Die Schauspielerin Lorraine Bacco, die in der Serie Tony Sopranos Psychiaterin spielt, nahm die Medikamente im wirklichen Leben.[17]

Auch immer mehr Sportler outen sich als depressiv, sogar in der Disziplin, die als eine der letzten Domänen wahrer Männlichkeit gilt: dem Fußball. Wie gefährlich eine Depression ist, sah die Öffentlichkeit, als im November 2009 in allen Zeitungen über den Suizid eines Menschen geschrieben wurde, der scheinbar alles hatte, was er im Leben brauchte. Der Nationaltorhüter Robert Enke hatte sich das Leben genommen. In einem aufwendig produzierten Podcast werden später das Leben und die Leidensgeschichte des beliebten Fußballers nachgezeichnet. Schon im Trailer heißt es, im Podcast kämen auch Menschen zu Wort, »die dafür kämpfen, dass diese teuflische Krankheit als eben das gesehen wird, was sie ist: eine Krankheit«. Darauf folgt ein O-Ton: »Depression kann jeden treffen, auch jemand, der erfolgreich und ansonsten gesund ist, und eine gute Partnerschaft hat.« Der Experte, der hier zu Wort kommt, ist ein Professor aus Leipzig, mit dem auch Julia und ich bald unsere Erfahrungen machen werden: Ulrich Hegerl, Psychiater und Depressionsexperte. Die Hörer lernen hier, dass Depressionen eher selten echte Auslöser im Leben haben, höchstens Anlässe. Wenn die Umwelt an Depressionen beteiligt ist, dann als Trigger, als etwas, das eine Entwicklung anstößt, die im Grunde aber schon vorher angelegt war. Weil Depressionen eben wesentlich auf eine Stoffwechselstörung im Gehirn zurückgehen. Professor Florian Holsboer, der auch schon die Depressionen des FC-Bayern-Fußballers Sebastian Deisler behandelt hatte, erklärt im *Spiegel* zum Tod von Enke: »Dopamin und Serotonin strömen durchs Gehirn. In Robert Enkes Gehirn war dieser Mechanismus vermutlich seit Monaten wieder gestört. Dagegen hilft es nicht, Bälle zu halten, Beifall und Liebe zu empfangen.« Und: »Depression ist eine organische Erkrankung und nichts, wofür man sich schämen muss. Sie unterscheidet sich nicht so wesentlich vom Meniskusabriss, wie man in der ruppigen Fußballwelt vielleicht denkt.«[18]

Das ist eine Erklärung, mit der viele gut leben können. Die Betroffenen, weil sie eine einleuchtende Erklärung für ihr Befinden bekommen. Und die Ärzte und Therapeuten, weil sie dadurch eine schnell verfügbare Behandlungsform zur Hand haben. Depression, das ist kein Lebensproblem. Depression, das ist die Krankheit mit dem Serotoninproblem. Es gibt nur einen Haken. Vermutlich stimmt dies alles so nicht.

Mit ganz viel Schub ins Sommerblau

Serotonin ist ein Neurotransmitter, der nicht nur im Gehirn vorkommt, sondern im ganzen Körper. Es ist Bestandteil des Blutserums und regelt dort die Spannung, den Tonus, der Blutgefäße. In den 1960er Jahren zog Serotonin als Heilmittel für die Psyche zum ersten Mal Aufmerksamkeit auf sich, als Psychiater auf der Suche nach Medikamenten waren, die ihren schwersten Fällen helfen sollten: den schizophren Erkrankten. Sie probierten dabei auch eine Substanz aus, die später den Namen Imipramin erhielt. Sie erhöhte die Verfügbarkeit von Serotonin und Noradrenalin im Körper. Das Ergebnis war aber genau das Gegenteil dessen, was sich die Mediziner von einem Heilmittel für Psychotiker erhofft hatten. Statt Halluzinationen zu lindern, steigerte es sie, so dass die Betroffenen noch agitierter wurden. Einer der beteiligten Forscher, der britische Pharmakologe Alan Broadhurst, erinnert sich, wie eine der Testpersonen »zur größten Beunruhigung der Einwohner in ihrem Nachthemd lauthals singend in ein nahegelegenes Dorf radelte. Das war nicht unbedingt Werbung für die lokale Psychiatrie.« Imipramin hatte also keinen Heileffekt auf Schizophrenie – dafür eine unerwünschte Nebenwirkung: Die damit Behandelten waren zu gut drauf. Vielleicht ließ sich das für eine andere Patientengruppe nutzen? »Wenn der flache Affekt von Schizophrenen durch das Medikament bis zur Hypomanie gesteigert werden konnte, konnte man damit nicht auch die Stimmung Depressiver steigern?«, schildert Pharmakologe Broadhurst die damals angestellten Überlegungen.[19] Wenn nicht depressive Menschen übermäßig gute Laune von der Substanz bekamen, dann würden Depressive aufgrund dieser Wirkung mit dem Medikament ungefähr in der Mitte landen, dachte man. Und tatsächlich erbrachten die ersten Tests die erhofften Ergebnisse. Depressive fühlten sich nach Einnahme von Imipramin besser.

Wie so viele andere Medikamente auch, ist Imipramin also ein

Zufallsprodukt. Die zugrunde liegende Substanz ist eigentlich ein Antihistaminikum, ein Mittel gegen Allergien. In der Forschung werden diese Substanzen mit nüchternen Code-Nummern gekennzeichnet. Imipramin wurde unter dem Kürzel G22350 geführt. Die fast schon lyrische Qualität, die manchen dieser Entdeckungen innewohnt, geht mit dem Code allerdings verloren. Denn das Antihistaminikum, aus dem G22350 entwickelt wurde, ist zugleich ein Farbstoff: Sommerblau. Blau macht glücklich!

Ähnlich poetisch verhielt es sich auch mit der zweiten Substanzklasse, deren energetisierende Wirkung man schließlich zur Behandlung von Depressionen nutzte. Ursprünglich war es ein Raketentreibstoff. Auch hier gab es zuerst das Medikament, und die dazu passende Krankheit fand sich erst später. Man entdeckte, dass dieses Mittel Menschen – metaphorisch gesprochen – zurück ins Leben schießen konnte. Von der giftigen Wasserstoff-Stickstoff-Verbindung Hydrazin, mit der die Deutschen ihre V2-Raketen angetrieben hatten, gab es nach dem Zweiten Weltkrieg Restbestände. Hydrazin wurde als Heilmittel ausprobiert, allerdings zunächst nicht wegen seiner psychoaktiven Eigenschaften, sondern für Tuberkulose. Als das Medikament in ersten Tests verabreicht wurde, zeigte sich eine unerwartete Nebenwirkung: Den Tuberkulosepatienten ging es vor allem psychisch besser. Bis heute gibt es Fotos, auf denen mit Hydrazin behandelte Patienten beschwingt durch die Klinikgänge tanzen. Auch hier waren die Behandelten deutlich glücklicher, als sie sein sollten. Als man Hydrazin später an Labortieren ausprobierte, wurden diese zudem hyperaktiv. Und so kam der Psychiater Nathan Kline auf die Idee, diese aktivierende Wirkung für die Behandlung Depressiver zu nutzen. Wie er schrieb, wollte er ihre »Traurigkeit und melancholische Schwere lindern (…), das Schlafbedürfnis mindern und die Ermüdung hinauszögern (…), den Appetit und das sexuelle Verlangen steigern«.[20] Kline ging noch einen Schritt weiter: Eigentlich könne man mit diesem

Mittel jedermanns Leistung im Alltag verbessern, erklärte er am Rande eines Kongresses einem Reporter der *New York Times*.[21] Mit ein wenig mehr Serotonin schien alles besser von der Hand zu gehen. Und weil der Effekt in der Regel eher moderat war – die damit Behandelten tanzten nicht durch die Gänge, sondern gingen lediglich wieder zur Arbeit –, konnte man es auch gut von Substanzen abgrenzen, die als Drogen galten. So teilte der Pharmahersteller Hoffmann LaRoche der *New York Times* mit, Hydrazin, das inzwischen Iproniazid getauft worden war, sei »keine Aufputschpille. Solche Pillen verursachen einen schnellen Kick. Iproniazid wirkt dagegen langsam und kumulativ.«[22]

Inzwischen gibt es drei wichtige Antidepressiva-Klassen. Imipramin gehört zu den sogenannten trizyklischen Antidepressiva. Hydrazin ist ein MAO-Hemmer. Das vielleicht bekannteste Antidepressivum Prozac, das in Deutschland unter dem Namen Fluctin verkauft wird, ist ein Selektiver Serotonin-Wiederaufnahmehemmer. Sie unterscheiden sich unter anderem in ihrer chemischen Struktur. Wichtig an dieser Stelle ist jedoch nur, dass sie alle den gleichen Effekt erzielen: Sie erhöhen unter anderem die Verfügbarkeit von Serotonin im Gehirn. Serotonin hat einen starken Einfluss auf die Stimmung. Die Wirkung der Substanz 3,4-Methylendioxy-N-methylamphetamin beruht zum Beispiel ebenfalls darauf, dass es zu einer Ausschüttung von Serotonin führt und dessen Wiederaufnahme hemmt. Nur eben in viel stärkerem Ausmaß, als das bei Antidepressiva der Fall ist. In den Clubs in Berlin wird es deshalb gern genommen, um ungehemmt zu feiern – dort heißt es dann Ecstasy.

Jetzt kann man zu Recht argumentieren, dass es zwei grundverschiedene Dinge sind, ob man, um Spaß zu haben, übermäßige Mengen konsumiert oder unter Aufsicht eines Psychiaters eine genau bemessene Dosis einnimmt, um eine Krise zu überwinden. Man lehnt sich allerdings sehr weit aus dem Fenster, wenn man im Rückschluss behauptet, das Fehlen von Serotonin sei die Ursache einer Krankheit, die wir Depression nennen.

Dass an dieser Logik etwas nicht stimmen kann, merkt man, wenn man sie auf andere bewährte und zuverlässige Substanzen anwendet, die normalerweise nicht im Verdacht stehen, Krankheiten zu heilen. Wenn Aspirin erfolgreich gegen Kopfschmerzen eingenommen wird, bedeutet das nicht, dass vorher ein Aspirindefizit vorgelegen hätte. Und wer sich erst nach zwei, drei Gläsern Bier traut, beim Tanzen einen attraktiven Menschen anzusprechen, der litt vorher nicht unter chronischem Alkoholmangel. Warum sollte es Depressiven, denen es durch Zufuhr von Serotonin besser geht, vorher daran gefehlt haben?

Der Schönheitsfehler bei der Annahme, Depressionen würden mit Neurotransmittern wie Serotonin zusammenhängen, war von Beginn an, dass sich dies empirisch nicht bestätigen ließ. Malcolm Bowers führte 1969 und 1974 erste Untersuchungen an der Yale University durch, konnte jedoch nicht nachweisen, dass der Serotoninlevel bei Depressiven signifikant niedriger war als bei Gesunden.[23] Versuche von anderen Forschern, durch Serotoninverringerung bei Gesunden depressive Zustände zu erzeugen, endeten mit unerwartetem Ergebnis: Viele der Versuchspersonen fühlten sich nach Einnahme eines Serotoninhemmers besser als zuvor.[24] Inzwischen gibt es ein seit Ende 2012 auch in Deutschland zugelassenes Antidepressivum, Tianeptin, das auf genau diesen unerwarteten Effekt bei der Bekämpfung von Depressionen setzt. Es soll sie lindern, indem es den synaptischen Spalt von Serotonin *befreit*. Es ist deshalb nur folgerichtig, wenn die deutsche Behandlungs-Leitlinie Depression »entsprechend dem besten Stand der wissenschaftlichen Erkenntnisse« festhält: »Über die Mechanismen, durch welche die Wirkung der Antidepressiva zustande kommt, besteht weiterhin Unklarheit.« Was immer Gehirnzellen sich mittels Serotonin zu sagen haben, für die Entstehung und Behebung von Depressionen scheint es nicht besonders interessant zu sein.

Entsprechend deutlich reagiert der Psychiater und Neurochemiker Tim Kendall, als Julia und ich ihn bei den Recherchen für unseren Artikel auf Serotonin ansprechen. Wir sind auf ihn gestoßen, weil in Großbritannien die Regierung zumindest versucht hat, dafür zu sorgen, dass weniger Antidepressiva verschrieben werden, indem sie alternative Behandlungsangebote für Depressive leichter zugänglich machte. Diese Empfehlungen gehen in großen Teilen auf Kendalls Arbeiten zurück. Der Psychiater kann ausführlich und detailliert aus zahlreichen Studien zitieren. Er ist ein freundlicher, zurückhaltender Mensch. Doch bei der Erwähnung der Serotoninhypothese kann er kaum an sich halten. Er findet, sie bestehe »aus Lügen und Schwachsinn«: »Es gibt wirklich keinerlei Hinweis darauf, dass Depressive Probleme mit ihrem Serotoninspiegel hätten oder dergleichen. Ich habe mir die Daten dazu angeschaut, und sie sind Müll.«[25] Kendall ist keineswegs ein Bilderstürmer. Er steht im Einklang mit der aktuellen Forschungslage. Der Stanford-Psychiater David Burns, der für seine Arbeiten über Serotonin Preise gewonnen hat, ergänzt: »Ich habe mehrere Jahre meiner Laufbahn mit Forschung zum Serotonin-Metabolismus im Gehirn zugebracht. Ich sah nie einen überzeugenden Beweis dafür, dass irgendeine psychiatrische Erkrankung – Depression eingeschlossen – auf eine Serotonin-Mangelfunktion des Gehirns zurückzuführen ist.«[26]

Der Sozialwissenschaftler Jonathan Leo hat sich lange mit diesem Widerspruch zwischen den wissenschaftlichen Erkenntnissen zur Biologie der Depression und dem, was man dazu in den Medien lesen kann, beschäftigt. Mit eindeutigem Ergebnis: Die veröffentlichte Meinung weicht meilenweit von dem ab, was die Daten hergeben.[27] Leo schlägt Patientinnen und Patienten, deren Ärzte ihre seelischen Schwierigkeiten mit einem chemischen Ungleichgewicht erklären, ein einfaches Experiment vor: »Fragen Sie nach einem Bluttest, und warten Sie die Reaktion Ihres Psychiaters ab.«

Lindernde Umschläge für blaue Flecken

Eine Sitzung beim Psychotherapeuten dauert in der Regel fünfzig Minuten. Frau Tauch braucht nicht so lang, um zu entscheiden, dass ich ihr in ihrer Krise keine Hilfe bin. Als sie nach etwas über einer halben Stunde nach ihrer Tasche greift, mache ich ihr ein letztes Angebot. »Haben Sie vielen Dank für die Mühe«, sage ich, »die Sie sich mit meinen Fragen gegeben haben. Ich hatte heute selbst den Eindruck, dass sie nicht besonders hilfreich waren. Ich würde mich freuen, falls Sie sich noch einmal bei mir melden. Ich bin mir sicher, wir finden etwas, woran wir gemeinsam arbeiten können.« Frau Tauch schweigt jetzt. Ich strecke meine Hand aus. Sie blickt darauf, dreht sich um und stürmt durch den Flur meiner Praxis in Richtung Ausgang.

Ich werde oft gefragt, wie ich selbst mit meinem Beruf zurechtkomme. Wie das ist, als »Mülleimer« für die Probleme anderer Leute da zu sein. Wie ich all das Leid aushalte, wie ich damit zurechtkomme, jeden Tag mit so vielen psychisch kranken Menschen zu sprechen. Dabei empfinde ich diesen Teil der Arbeit gar nicht als so stark belastend. Weil ich oft mitbekomme, wie es wieder besser wird. Wie Menschen sich aus unglaublichen Tiefen wieder in die Höhe schwingen. Mir ist es auch fast immer leichtgefallen, am Ende des Tages wieder an etwas anderes zu denken. Nachdem ich die Eingangstür zugeschlossen habe, lasse ich die Probleme meiner Klienten hinter den sicheren vier Wänden meiner Praxis. Ich bin einmal in der Woche für ihre Sorgen und Nöte da, zu hundert Prozent. Aber eben nur dann. Das ist bei einem Gespräch, wie ich es mit Frau Tauch geführt habe, anders. Das geht mir nach. Weil ich es nicht geschafft habe, mit ihr in Kontakt zu treten. Weil all die Brücken, die ich von mir zu ihr zu bauen versucht habe, die andere Seite nicht erreicht haben. Weil sie zerbröckelt sind unter dem Gewicht des Leids, das sie zu mir geführt hat. Und dann grübele ich manchmal noch lange, was ich anders und besser hätte machen können.

Ein paar Tage nach meinem Gespräch mit Frau Tauch habe ich Julia angerufen. Ich habe ihr davon erzählt, dass immer mehr Menschen mit der selbst gestellten Diagnose Depression in meine Praxis kommen. Dass sie diese Diagnose mitbringen wie einen schweren Rucksack, den sie absetzen wollen. Und dass viele sich Medikamente wünschen oder von ihren Ärzten empfohlen bekamen, die ihrem Rucksack ein wenig die Schwere nehmen, ihn im besten Falle verschwinden lassen sollen.

Biologische Erklärungen für Depressionen führen bei den Betroffenen zu der Annahme, sie müssten auch mit biologischen Mitteln bekämpft werden. Menschen, die von der biologischen Verursachung ihrer Depressionen überzeugt sind, fanden Forschende heraus, glauben zudem, dass ihr aktuelles Befinden kaum etwas mit ihrem Leben zu tun hat. Entsprechend wenig Hoffnung haben sie, dass Veränderungen in ihrem Leben dazu führen könnten, dass es ihnen wieder besser geht.[28]

Doch die dabei verwendeten Medikamente haben in Wirklichkeit sehr wenig gemein mit einer Packung Antibiotika oder Insulinspritzen. Die Forschung verfügt über kein funktionierendes biologisches Modell der Depression. Zudem liegt für diese gern genommene Lösung in den meisten Fällen kein wirklicher Wirksamkeitsnachweis vor. Und sie verleiht dem Dasein mancher Klienten eine fast schon unerträgliche Leichtigkeit.

So wie dem von Ann, die nach der Geburt ihres ersten Kindes im Alter von fünfunddreißig Jahren zum ersten Mal erkrankte. »Postpartale Depression«, lautete ihre Diagnose, also die »Wochenbettdepression«, die Mütter im ersten Jahr nach der Entbindung betrifft. Erst verlor sie ihren Appetit, dann ihre Fähigkeit, ruhig zu schlafen, und danach kamen die Tränen – in Sturzbächen. Wie so viele, ging sie nach fünfzig Minuten, in denen sie ihre Symptome einem Fachmann geschildert hatte, mit einer Packung Antidepressiva nach Hause, die ihr tatsächlich schnell halfen. Gesteigerter Appetit, besserer Schlaf und weniger Tränen. Ihr Leben wurde dadurch merklich besser, aber zugleich auch deutlich anders: »Das Seltsamste war, als ich in meine neue Elterngruppe ging, hatte ich plötzlich Freude an Gesprächen, die mir vorher dumm und oberflächlich erschienen waren«, beschrieb sie die Wirkung der Tabletten.[29] »Ich frage mich die ganze Zeit, was mit mir los ist, dass ich etwas derart Banales plötzlich so unterhaltsam finde. Ich habe einen Abschluss in Sozialarbeit und habe immer gern gelesen. Plötzlich habe ich dieses Ding mit Schals. Mit Schals!« So wie es bei Ann die schlaffen weißen, mit blassen Pailletten bestickten Schals sind, die eine gute Metapher für ihr neues Leben mit Antidepressiva abgeben, so waren es bei meiner Klientin Betti blaue Flecken, zu denen fast täglich neue hinzukamen. Weil ihr die Antidepressiva, wie sie im Nachhinein vermutete, das Leben so weit erträglich gemacht hatten, dass sie noch drei Jahre länger in einer Beziehung geblieben war, in der sie geschlagen wurde: »Vielleicht haben mir die Tabletten geholfen, auch das noch etwas länger auszuhalten«, sagte sie zu mir.

Und nach dem Ende ihrer Beziehung will vielleicht auch Frau Tauch, dass ihr die Medikamente zunächst einmal helfen, den Schmerz nicht mehr zu spüren. Viele kommen zum selben Schluss wie der Soziologe David Karp, der seine eigenen Depressionen zum Forschungsthema gemacht hat: »Selbst die kleine Verbesserung, die ich [nach der Einnahme eines Antidepressivums] verspürte, bewirkte eine enorme Vertiefung meiner Überzeugung, dass ich geheilt wäre, sobald ich es nur irgendwie hinbekommen würde, meine Neurotransmitter auf die Reihe zu bekommen.«[30]

Die ganz reale Wirkung von Antidepressiva auf das Selbstverständnis

Auf dem Kongress in Leipzig gibt es eine Vielzahl von Angeboten. Es geht keineswegs immer nur um Medikamente und Neurotransmitter. Es geht auch um Psychohygiene, um Achtsamkeit im Umgang mit sich selbst. Es geht um Arbeitsverhältnisse und um Selbsthilfegruppen, in denen Betroffene lernen können, »Vom Ich zum Wir« (so der Titel gleich mehrerer Workshops) zu kommen. Später auf der Pressekonferenz habe ich die Gelegenheit, mit dem Sprecher einer dieser Selbsthilfegruppen, die der Deutschen Depressionshilfe nahestehen, über seine Erfahrungen mit Antidepressiva zu reden: »Und dann nehme ich ein Medikament und die Suizidgedanken hören einfach auf«, erklärt er mir. »Das ist ja das Verrückte an der Depression. Das ist nur eine Illusion, die durch ein Medikament oder durch eine Therapie einfach wieder verschwindet. Man hat keine Suizidgedanken mehr und immer noch die gleichen Probleme, die man vorher hatte. Meine Lebenssituation muss sich deswegen gar nicht geändert haben.« – »Was hat sich geändert durch die Medikamente?«, hake ich nach, »Was würden Sie denken?« – »Das kann Ihnen niemand genau sagen. Da ist eine biochemische Komponente dabei, da hat sich was in der Biochemie des Gehirns geändert, dieses zwanghafte negative Denken, das weiß der erkrankte Mensch meistens schon, dass das gar nicht stimmt. Er kann sich bloß nicht dagegen wehren. Das ist das, was den Krankheitsherd ausmacht, dass man die Kontrolle über die eigenen Gefühle und Gedanken vollkommen verliert und denen absolut ausgeliefert ist. Dauernd diese Negativgedanken, Du bist schlecht, Du bist unnett, Du musst Dich umbringen. Dann nimmt man ein Medikament, und das schlägt gut an, und das ist weg!« Wieder so ein Moment, in dem ich erst an der Antwort erkenne, welche Frage ich gestellt habe. Als Psychologe hatte ich gedacht, dass mir der Sprecher der Selbsthilfegruppe auf meine Frage nach Veränderungen, die durch die Antidepressiva ausgelöst wurden, etwas über sein Leben erzählt. Gehört hat er aber eine Frage zum Thema Biochemie.

In der Psychologie und Psychiatrie arbeiten wir häufig mit einem sogenannten bio-psychosozialen Modell der Depression. Das soll sicherstellen, dass ein psychiatrisches Phänomen wie

Depression nicht zu einseitig betrachtet wird, sondern möglichst umfassend beschrieben und behandelt werden kann. Das bio-psychosoziale Modell propagiert: Um Depressionen zu verstehen und zu behandeln, braucht man biologische, psychologische und soziale Ansätze. Dem folgt auch die Programmgestaltung des Kongresses. Wenn man dem Sprecher der Selbsthilfegruppe zuhört, dann hat die Einnahme von Antidepressiva bewirkt, dass er sich vorwiegend mit der »biochemischen Komponente« auseinandersetzt. Eben weil die Medikamente so gut »anschlagen«, kann er sich kaum noch vorstellen, dass die Psychologie und die Umwelt überhaupt etwas zu seinem Erleben beitragen. Die Lebensumstände ändern sich gar nicht, meint er. Das Denken sei vorher »außer Kontrolle« gewesen. Er nimmt das richtige Medikament und gut ist.

Mein innerer Kritiker wird wieder wach: »Du weißt schon, was Allen Frances dazu gesagt hat, oder?« Allen Frances ist in den USA so etwas wie das erfahrenste Schlachtross der Psychiatrie und zugleich ihr soziales Gewissen. »Es gibt eine Menge falscher Annahmen, die Menschen dabei helfen, mit ihrem Leben klarzukommen«, hat Frances gesagt. Und: »Man sollte jemandem, der erfolgreich mit Placebos behandelt wird, besser nicht erzählen, dass er ein Placebo einnimmt.«[31]

Welche Rolle die Einnahme von Medikamenten für das Selbstverständnis seiner Studienteilnehmer spielte, das wollte auch der Soziologe David Karp wissen. Er interviewte fünfzig Menschen, die Depressionen hatten. Fast alle, mit denen er sprach, hatten früher oder später mindestens ein Antidepressivum verordnet bekommen. Das Medikament tat mehr für sie, als ihren Serotoninspiegel zu regulieren. Das Medikament veränderte ihre komplette Sichtweise auf das erfahrene Leid der letzten Jahre. Ein dreißigjähriger Verkäufer brachte das so auf den Punkt: »Es war eine Erleichterung zu merken, dass die Medikamente halfen, weil ich jetzt sagen konnte, dass es ein chemisches Problem war und dass ich nicht ›gaga‹ bin. Und dass es keine, Sie wissen schon, psychische Krankheit war, was sich für mich wirklich furchtbar anhörte. (…) Also war es auf gewisse Art sehr hilfreich, das Wort chemisches Ungleichgewicht statt ›psychischer Krankheit‹ zu benutzen.« Eine einundvierzigjährige Bäckerin verpackte ihre Erfahrung in einem Werbeslogan: »Hast Du eine Erkältung? Nimm Vitamin C! Hast Du Depressionen? Dann nimm die verdammten Antidepressiva!« Britische Forschende fanden beim Blick in die Blogs von Depressiven, die online über ihre Leiden berichten, dass die meisten zur Erklärung ihres Zustands einer medizinischen Sichtweise anhängen. Medikamente einzunehmen, die auch spürbare Besserungen bewirken, bestätigt die körperliche Realität ihres Krankheitszustands.[32]

Wenn es eine so klare körperliche Ursache und Lösung für Depressionen gibt, dann ist es nur naheliegend, das gesamte Leiden vorwiegend als Leiden des Körpers zu betrachten. Als etwas, das genauso kalt, gleichgültig und desinteressiert über uns kommt wie ein Virus, der unseren Körper befällt. Oder wie ein Meteor, der, ohne dass wir irgendetwas daran ändern könnten, auf uns niederstürzt. Tatsächlich hat der Regisseur Lars von Trier in dem von seinen eigenen Depressionen inspirierten Film *Melancholia* die Krankheit durch einen außer Kontrolle geratenen Planeten symbolisiert, der mit der Erde kollidiert.

Der ganz reale (Schein-)Erfolg von Antidepressiva

Die Studie des Soziologen David Karp ist inzwischen über fünfundzwanzig Jahre alt. Vieles hat sich seither verändert. Frau Tauch hat den Begriff Depression wie selbstverständlich in meine Praxis mitgebracht. Sie wusste schon, worunter sie leidet, ohne dass ich erst eine Diagnose hätte stellen müssen. Sie besitzt eine gut ausgeprägte *Mental Health Literacy*. Sie »versteht psychische Störungen und wie man sie behandelt«. Sie »verfügt über kompetentes Hilfesuchverhalten, indem sie erkennt, wann und wo (sie) um Hilfe nachsuchen muss«. So lautet eine gängige Definition von *Mental Health Literacy*.[33] Wir sind alle dabei, zu psychiatrischen Autodidakten zu werden.

Aus Sicht von vielen Therapeuten wird Frau Tauch dadurch zur idealen Patientin. Sie weiß, was Depressionen sind, und holt sich rechtzeitig Hilfe. Und diese Hilfe, auch da hat sie gut aufgepasst, bedeutet in der Regel ab einem bestimmten Schweregrad Medikation. Das ist eine Lektion, der jedes Jahr immer mehr Menschen folgen, so wie zuletzt die 17 Prozent der Briten, die mindestens einmal im Jahr entsprechende Medikamente einnehmen. Einem knappen Fünftel der Bevölkerung werden Medikamente verordnet, die für schwere Depressionen gedacht sind, so dass diese Menschen fast automatisch annehmen müssen, dass sie schwer depressiv sind. Und weil diese Medikamente immer wieder als hilfreich erlebt werden, liegt es nahe, dass sie das lang gesuchte Gegengift zur Volkskrankheit Depression sein müssen.

Das macht Hoffnung. Denn wenn das Problem biologisch ist, wird mit jedem Fortschritt in der Biologie unser Leid zurückgehen. Und wir dürfen für eine Weile unsere Anstrengungen aussetzen, selbst nach einer Lösung zu suchen. Wir dürfen eine Pause im Kampf gegen das Unglück einlegen. Wir dürfen uns auf Ärzte und Medikamente verlassen. Wir dürfen – zumindest für den Zeitraum von zwei bis sechs Wochen, die es anscheinend braucht, bis die Tabletten ihre volle Wirkung entfalten – etwas tun, was wir in unserer Kultur, die so sehr auf die Verantwortung des Einzelnen setzt, in der jeder seines Glückes Schmied sein soll, vielleicht noch nie versucht haben: einfach abwarten.

So verändert das Medikament den Neurotransmitterhaushalt unseres Körpers, aber auch unser Bewusstsein. Es zeigt uns einen klaren Weg aus der Krise auf. Es ermöglicht, den eigenen Zustand zuzulassen und mit mehr Ruhe zu betrachten. Es lässt uns zumindest in Betracht ziehen, dass wir dieses Mal für die ganze Misere, in der wir stecken, nicht selbst verantwortlich sind. Dass wir das Unglück nicht verursacht haben können, weil es eben körperlich ist. Und dass wir es nicht selbst beseitigen müssen, weil das eine Arbeit ist, die von Medikamenten getan wird. Das erklärt vielleicht zum Teil, warum Antidepressiva, obwohl sie bei Depressionen kaum chemische Wirkung in unseren Körpern entfalten, die über den Effekt eines Placebos hinausgehen, so viel und gern verordnet und genommen werden. Weil sie ihre Arbeit in unseren Köpfen selbst dann tun, wenn der Serotoninhaushalt, in den sie eingreifen, überhaupt nichts mit Depressionen zu tun hat. Weil sie einem Erklärungsmuster zuwiderlaufen, das noch viel unangenehmer ist als der Gedanke, das eigene Gehirn sei aus dem Gleichgewicht geraten: der Erklärung nämlich, dass das Defizit an Zufriedenheit und Motivation einen Charaktermangel darstellt. Einer der von den britischen Forschern studierten Blogger schrieb: »Das alles ist eine Krankheit meines Gehirns. (…) Das bedeutet nicht, dass das mein Fehler wäre.«[34] Das macht Antidepressiva zu so erfolgreichen Placebos. Sie helfen uns dabei, uns gegen Vorwürfe zur Wehr zu setzen, die den Fehler im Zweifel immer bei uns selbst suchen.

Dieser Erfolg hat Folgen. Es geht in der Behandlung von Depressionen für einige kaum noch darum, Antworten auf Fragen zu finden, die uns das Leben stellt. Stattdessen liegt es nahe, in der Schlacht zwischen Neurotransmittern und Psychopharmaka nach den richtigen Verbündeten zu suchen.

Bei unseren Recherchen treffen Julia und ich in einem Café in Berlin Stefan Zeignitz. Er hat den Ort vorgeschlagen. Stefan Zeignitz ist seit zwanzig Jahren depressiv. Der Sechsundvierzigjährige verschwindet in der Menge, in deren lebhaften Gesprächen. Es begann während seiner Zeit als Berufssoldat. »Das war schon so, dass ich zum einen meinen Dienst nicht mehr wahrnehmen konnte. Also, ich konnte mich nicht mehr aufraffen zu sagen, ich gehe jetzt zur Arbeit. Ich war richtig schlapp, die Gelenke waren schlapp. Das kann man sich manchmal wie bei so einer Grippe vorstellen, wo man körperlich so richtig down ist.«

»Depression«, diagnostizierte der Truppenarzt und verschrieb das erste Antidepressivum. Seitdem schluckt Stefan Zeignitz die Pillen. Besser geht es ihm nicht. »Ich habe bis heute alles durch, was der Markt zu bieten hat, das kann man wirklich sagen. Ich habe alle Wirkstoffgruppen durch, ich habe in den Wirkstoffgruppen noch mal verschiedene Medikamente durch. Das ist auf jeden Fall niederschmetternd, wenn man zu seinem Arzt geht und jedes Mal hört: Was können wir denn noch mit Ihnen machen? Das war auch so gewesen, dass ich zum Teil manchmal auch Medikamente ausprobiert habe, die ich vor sechs, sieben Jahren genommen habe.« Zeignitz setzt wie der Sprecher der Selbsthilfegruppen beim Kongress in Leipzig ganz auf die Tabletten: »Es ist niederschmetternd. Wenn ich begreife, dass ein Präparat wieder nicht wirkt, geht es mir schlechter, weil ich enttäuscht bin.« Seit gut zehn Jahren ist Zeignitz arbeitslos. Die Bundeswehr verlängerte seinen Vertrag nicht. Er kann nicht mehr allein wohnen, ein Sozialarbeiter betreut ihn und hilft ihm durch den Tag. Was ihn durchhalten lässt? Die Hoffnung, dass irgendwann ein neues Medikament auf den Markt kommt, sagt Zeignitz. Ein Medikament, das zu ihm passt und seinem Gehirn das liefert, was fehlt.

Die Depressions-Falle: Teil eins

Die Begegnung mit Stefan Zeignitz ist bedrückend. Wir hatten nicht viel Zeit mit ihm, doch seine Geschichte geht mir bis heute durch den Kopf. Er ist ein sympathischer Mensch, einer, der trotz allen Leids, das auf ihm lastet, in unserem Gespräch freundlich, geduldig und zugewandt war. Als Therapeut könnte ich mir gut vorstellen, mit ihm zu arbeiten. Allerdings hat Zeignitz schon einige Psychotherapien hinter sich. Wie groß wären wohl unsere Erfolgsaussichten, wenn wir es gemeinsam versuchen würden?

Zeignitz hat fast jedes auf dem Markt verfügbare Antidepressivum einmal eingenommen. Als der Reigen durch war, wurden ihm die bereits erfolglos probierten Präparate erneut angeboten. Er hat immer aufs neue gehofft, diesmal würden sie ihre Arbeit tun: Hoffnung – Verzweiflung, Hoffnung – Verzweiflung, Hoffnung – Verzweiflung.

Vielleicht übersieht mein innerer Kritiker ja etwas. Er blendet aus, dass der Erfolg von Antidepressiva manchmal nur kurz währt – tatsächlich ist ihre Langzeitwirkung sehr umstritten[35] –, sich manchmal aber auch gar nicht einstellt. Für viele bedeutet die Suche nach der richtigen Substanz für ihren Hirnhaushalt eine lange Reihe von Behandlungsversuchen. Eine endlose Suche nach dem richtigen Medikament, dessen verschiedene Klassen man eine nach der anderen probiert. Man lebt mit ihm dann für eine Weile wie in serieller Monogamie. Immer in der Hoffnung, diesmal werde die Chemie schon stimmen. Es sind Präparate, deren Dosis oft nach einer Weile erhöht werden muss und die durch weitere Substanzen ergänzt werden, so dass man irgendwann nicht mehr nur eines, sondern zwei, drei oder mehr Medikamente einnimmt, einige nur, um die Nebenwirkungen der anderen Medikamente abzumildern. Manchen geht es so wie Lauren Slater, einer Psychologin, die für ihre eigenen Depressionen seit langem nach der richtigen Behandlung sucht. »Seit inzwischen 45 Jahren«, schreibt sie, »versuche ich mein Hirn mit den Präparaten der Psychiatrie zu beruhigen, aber ich kann ehrlicherweise nicht behaupten, dass es mir ihretwegen besser ginge. (…) Die 10 Milligramm Prozac, die ich zum ersten Mal vor 29 Jahren einnahm und die meine tonnenschweren Symptome wie durch ein Wunder verschwinden und meine ganze Welt zu einem bezaubernden Glimmer werden ließen, funktionierten nur für eine kurze Weile. Und es dauerte nicht lange, bevor ich 20, dann 30, dann 60, dann 80, dann 100 Milligramm Prozac brauchte, um die Erleichterung zu verspüren, die mir zu Beginn 10 winzige Milligramm verschafft hatten.«[36]

Und dann ist da noch das, was Slater »das kleine Sexproblem« nennt, nämlich die Unlust am Geschlechtsverkehr und die Unfähigkeit, zum Orgasmus zu kommen. Ein nicht gerade unwesentliches Symptom, das zum Beispiel die Beziehungszufriedenheit massiv senken kann. Berichte über entsprechende Probleme bei der Einnahme gab es schon früh. Doch sie beträfen maximal 10 Prozent derjenigen, die die Medikamente schlucken, hieß es zunächst. Jüngere Studien gehen von einer Betroffenenquote von 60 bis 70 Prozent aus.[37] Bei Männern kommt es bei 70 bis 80 Prozent zu Ejakulationsproblemen, sie können beim Sex nicht mehr kommen. Kein Wunder bei einem Medikament, das inzwischen auch zur »Bekämpfung« von vorzeitigem Samenerguss eingesetzt wird. Bei manchen bleiben diese Probleme auch nach Beendigung der Einnahme bestehen.[38] Vielleicht, entgegne ich meinem inneren Kritiker, sind ja diese Nebenwirkungen der Auslöser für weitere Probleme, auf die Menschen dann erneut depressiv reagieren?[39]

Erinnern Sie sich noch an das Fliegenglas? Diese raffinierte Konstruktion, die dadurch, dass sie der Fliege einen Ausweg vorgaukelt, zur Falle wird? Die Fliege, die in sie hineingeraten ist, will so schnell wie möglich zurück in die Freiheit, also orientiert sie sich – weil das in vielen Fällen eine gute Idee ist – zum Licht. Doch sie kommt auf diese Weise nicht in die Freiheit zurück, weil sie durch die Wand des Fliegenglases aufgehalten wird. Nie versucht sie es in der Gegenrichtung, zurück in die Dunkelheit. In die Dunkelheit, wo das Loch im Boden der Flasche ist, durch das sie hineingeflogen ist. Wenn es uns schlecht geht, wollen wir wieder ans Licht. Wir wollen, dass die Welt wieder so wird, wie wir sie in Erinnerung hatten. Dass sie wieder wie vor der Depression ist und, wie Lauren Slater schreibt, »brandneu aussieht. Du begegnest allem mit Zartheit und mit Staunen. Die Straßen schimmern. Die Autos glänzen wie Lollipops. Die Bäume schießen nach oben und verlieren sich im Geflecht.«[40]

Doch die Medikamente, mit denen die Welt wieder neu aussehen soll, haben Nebenwirkungen, über die viele Jahre lang mehr schlecht als recht aufgeklärt wurde. Lauren Slater erkaufte sich ihren Weg ans Licht mit hohen Kosten. Das Neuroleptikum Zyprexa,[41] das sie seit vielen Jahren zur Behandlung ihrer Depressionen einnimmt, hat sie übergewichtig gemacht. Sie ist jetzt Diabetikerin. »Mein hoher Blutzucker hat zu einer Nierenfehlfunktion geführt, wodurch sich mein Mund ständig trocken anfühlt. Mein Urin, den ich viel zu selten lasse, ist mit Sedimenten durchsetzt. Und meine Blutfette, durch das Zyprexa gefährlich erhöht, sind Risikofaktoren für Bauchspeicheldrüsenentzündung und Erkrankungen der Herzkranzgefäße. Um es mit aller Deutlichkeit zu sagen: Ich bin nicht gut gealtert. Ich bin nicht gesund, und das liegt vor allem an den psychiatrischen Medikamenten.«[42]

Jahrelang wurde zudem vernachlässigt, dass Antidepressiva Entzugserscheinungen verursachen, die nicht dadurch besser werden, dass die Psychiatrie sie verharmlosend »Absetzsyndrome« nennt. Mit Blick auf die neuesten Studien haben Epidemiologen festgestellt, dass diese Entzugssymptome bei über der Hälfte der Behandelten länger als zwei Wochen anhalten. In einer Studie berichteten fast 40 Prozent derjenigen, die Antidepressiva geschluckt hatten, sie hätten diese Nebenwirkungen fast zwei Jahre lang gespürt, darunter Stimmungsschwankungen, Ängste, ein Gefühl von elektrischen Schlägen und ein parkinsonähnliches Zittern.[43]

Tim Kendall, der britische Psychiater, dessen Arbeiten Depressiven in Großbritannien vermehrt nichtmedikamentöse Hilfen ermöglicht haben, warnt deshalb: »Ich weiß, dass die Entzugssymptome beim Absetzen von Antidepressiva einer Depression sehr ähnlich sind. Das ist so, als hätte man eine ausgeprägte Depression plus Angst. Wenn eine der häufigen Nebenwirkungen ist, dass man das Medikament nicht absetzen kann, dann sollte man es nicht verschreiben.«[44] Die Betroffenen glauben dann, sobald sie das Medikament absetzen, komme die Depression zurück. So sitzen sie in der Falle. Entweder sie nehmen das

Medikament weiter oder sie fühlen sich wieder schlecht. Die Depression scheint jetzt chronisch zu sein.[45]

Mit der Idee, Antidepressiva könnten selbst zur Verlängerung von Depressionen beitragen, hat sich intensiv der US-amerikanische Autor Robert Whitaker beschäftigt. Seinen Recherchen zufolge könnte man die Geschichte der Ausbreitung von Depressionen in den USA – von einer seltenen Krankheit mit wenigen tausend Fällen pro Jahr zu einem Volksleiden – auch als Ergebnis ihrer medikamentösen Behandlung ansehen. Die Zahl der Depressionsdiagnosen, so meint er, sei parallel zur Verschreibung von Antidepressiva gewachsen. Unser Gehirn, argumentiert Whitaker, registriere zunächst diesen künstlich erhöhten Serotoninspiegel. Irgendwann ergreife es Gegenmaßnahmen und trete auf die Bremse: viel zu viel Serotonin! Also baue es Andockstellen für den Neurotransmitter ab und verringere die eigenständige Produktion.[46] Und dann gehe es eben wirklich nicht mehr ohne künstliche Zufuhr, ohne das durch die Antidepressiva verursachte Extra an Serotonin.

Dass Whitaker damit zumindest nicht völlig falsch liegt, zeigte sich in einer Studie im Jahr 2000. Zur Behandlung erhielten 156 schwer depressive Patienten entweder Antidepressiva, ein reines Sportprogramm oder eine Kombination aus beidem. Nach vier Monaten ging es fast allen Behandelten deutlich besser. Zehn Monate später jedoch hatten in der Gruppe, die mit Antidepressiva behandelt worden war, 38 Prozent einen Rückfall, gegenüber nur 8 Prozent in der Sportgruppe. In der Gruppe, die mit Sport und zusätzlich mit Medikamenten behandelt worden war, war die Rückfallrate mit 31 Prozent ebenfalls deutlich erhöht. Der Sport hatte sie nicht vor weiteren depressiven Phasen geschützt. Das Medikament schien dafür mitverantwortlich zu sein, dass sie erneut depressiv wurden.[47] Den Erfolg der Antidepressiva bezahlen manche mit körperlichen und psychischen Kosten, die erst später offensichtlich werden.

Ulrich Hegerl

»Wir sind natürlich heute Morgen alle extremst lebhaft und sitzen vorne auf der Stuhlkante. Aber es kann noch emotionaler werden«, hatte Harald Schmidt den Depressionskongress in Leipzig eröffnet. Einer von vielen markigen Sprüchen an diesem Tag. Ich nehme ihn als Einstieg für mein Pressegespräch mit Schmidt. »Das war für einen Depressionskongress ein sehr heiterer Auftakt. Sehen Sie so Ihre Rolle hier?«– »Ja, ich bin hier ja nicht zuständig für die medizinische Kompetenz. Ich bin hier ein klassischer Moderator. Ich bringe so ein wenig Frohsinn, der bei vielen Möbelhaus- und Autohauseinweihungen getestet wurde. Und dann wird's wieder ernsthaft.« – »Sie sind in der *Frankfurter Rundschau* gefragt worden, ob das nicht eine komische Mischung ist, Sie als Berufszyniker bei einem so ernsthaften Thema. Ärgert Sie so was?«, entgegne ich. – »Überhaupt nicht. Der Begriff Zynismus wird ja inflationär verwendet. (…) Auch ein Top-Zyniker kann ja ein erstklassiger Chirurg sein.« – »Das heißt, Zyniker sind auch gute Humanisten?« – »Ich finde, ja«, meint Schmidt.

Harald Schmidt möchte zwei Dinge nicht. Er will verständlicherweise nicht für die Inhalte verantwortlich gemacht werden, die auf dem Kongress präsentiert werden. Und er will nicht, dass seine Sprüche allzu wörtlich genommen werden. Er findet, dass seine Präsenz auf dem Kongress eigentlich eine eindeutige Botschaft sendet: Ich setze mich für eine gute Sache ein, egal, wie ich manchmal daherreden mag. Angeworben für seine Rolle als Botschafter für die gesellschaftliche Anerkennung der Depression wurde Schmidt durch den Psychiater Professor Ulrich Hegerl. Wenn es öffentlich um Depressionen geht, so wie im schon erwähnten Podcast über den Suizid von Robert Enke, ist Hegerl zur Stelle. Wenn Fernsehen, Radio oder Zeitungen nach einem Experten suchen, wird sehr oft Hegerl als Depressionsflüsterer gebucht, als einer, der sich wirklich auskennt mit dem Leiden und seiner Behandlung. Als Psychiater besitzt er große Autorität auf diesem Gebiet. Der Patientenkongress, bei dem Schmidt und ich miteinander sprechen, wird von der Deutschen Depressionshilfe ausgerichtet, deren Vorsitzender Hegerl ist. Hegerl kämpft seit Jahren für eine Anerkennung der Depression als echte Krankheit. Die Depression ist sein Spezialgebiet, er hat seine Rolle darin gefunden, die Öffentlichkeit auf diese gefährliche Krankheit hinzuweisen und um Verständnis für die Betroffenen zu werben. Im Gegenzug hat die Krankheit ihn bekannt gemacht. Er ist in Deutschland eine Art Depressionspapst. Im Jahr 2019 zählte ihn das Magazin *Cicero* deshalb zu den bedeutendsten deutschen Intellektuellen.

Dass er die öffentliche Debatte in Deutschland über Depressionen und ihre Behandlung so stark prägen darf, ist allerdings etwas merkwürdig. Denn in Fachkreisen vertritt er in zentralen Fragen eine Minderheitenmeinung. Entgegen der offiziellen Behandlungsleitlinie und im Widerspruch zu fast allen Forschungsergebnissen fordert er die Verordnung von Antidepressiva auch für leichte Depressionen. Keine ihrer Formen erscheint ihm zu gering für Medikamente.[48] Er ist nicht nur der Depressionspapst, sondern zugleich auch der Prophet ihrer medikamentösen Behandlung. »Irritiert Sie das?«, spreche ich Schmidt auf Hegerls Minderheitenstatus in der Fachwelt an. Die Antwort kommt schnell: »Nein, da ich ja kein Facharzt bin.« »Aber ich werde ihn sofort zur Rechenschaft ziehen!«, schießt Schmidt sarkastisch hinterher. »Ich kann ja nicht den wissenschaftlichen Standard überprüfen. Ich versteh auch überhaupt nicht, wie Leute dazu kommen, Ärzte kritisch zu sehen.« Die genauen Details überlässt Schmidt Hegerl selbst. Schmidt tut dabei etwas, was wir zumeist alle tun. Er verlässt sich auf das, was ihm Fachleute erzählen. Unser Verhältnis zu Ärzten beruht wesentlich auf Vertrauen. Die große Frage ist, ob Professor Ulrich Hegerl, Direktor und Inhaber des Lehrstuhls für Psychiatrie der Uniklinik Leipzig, dieses Vertrauen verdient hat.

Hegerl ist auf dem von ihm ausgerichteten Kongress ebenfalls ein Star. Er ist neben Schmidt sein mediales Gesicht. Er hält einen der Hauptvorträge, gibt Fernsehinterviews und führt mehrstündige Workshops durch. Er ist das Herz der Organisation, die den Kongress ausrichtet. Viele, die hier herkommen, haben von seiner Arbeit profitiert. Als ich neben ihm einen Flur entlanglaufe, kommen immer wieder Menschen zu ihm, um ihm zu danken. Er gibt Autogramme und bekommt kleine Geschenke. Dafür, dass er den Menschen eine Erklärung für ihr Leid anbietet und Heilung in Aussicht stellt.

Vorher beim Kongress hat er den Besuchern mit ruhiger Stimme erklärt, warum sie krank sind. »Alles, was wir reden und tun, hat mit den Hirnfunktionen zu tun. So auch die Depressionen. Hormone im Gehirn«, beginnt er, »können aus dem Gleichgewicht sein. Vom Serotonin haben Sie vielleicht gehört.« Die gute Nachricht sei, fügt er hinzu, dass es Medikamente gebe, die die Chemie im Gehirn wieder in Ordnung brächten »und nicht nur die Symptome beseitigen, sondern die Krankheit auch in ihrem Kern angehen«.

Später sitzen Julia und ich mit Hegerl in einem schlichten Besprechungsraum, das Aufnahmegerät zwischen uns. Und plötzlich baut auch er Zweifel in seine Worte ein: »Es ist zunächst wohl trivial, dass im Gehirn etwas aus dem Gleichgewicht sein muss, wenn man keinen Appetit mehr hat, keine Freude mehr, nicht mehr schlafen kann«, sagt er. Fügt dann aber hinzu: »Was stimmt, ist, dass man im Detail nicht verstanden hat, was eine Depression auslöst.« – »Trotzdem ist überall zu lesen, es liege am Serotonin-Ungleichgewicht«, wendet Julia ein. »Ja«, sagt Hegerl, »das wurde halt mal von irgendeinem etwas plakativ so erzählt, wohl um den Medien entgegenzukommen. Aber das haben wir nicht beweisen können.« – »Es steht in Ihren Broschüren, die hier verteilt wurden, und auch in Ihrem Vortrag erwähnten Sie das«, hakt sie nach. »Ich glaube nicht, dass ich das je behauptet habe«, sagt der Professor.

Eigentlich weiß Professor Hegerl also, dass das, was er ein paar Stunden zuvor auf dem Kongress vorgetragen hat, so nicht stimmt. Antidepressiva gleichen im Gehirn kein chemisches Ungleichgewicht aus. Das wissen inzwischen viele Psychiater. Aber sie glauben, dieses Erklärungsmodell sei hilfreich. »Wenn ich Wendungen wie ›chemisches Ungleichgewicht‹ und ›Serotonindefizit‹ gebrauche, geschieht das üblicherweise, weil ich einen zögernden Patienten dazu bewegen will, seine Medikamente einzunehmen«, bekennt auch der Psychiater Daniel Carlat. Und gesteht zugleich, dies sei nichts weiter als »Neurobabbel«.[49]

Im Anschluss an das Gespräch mache ich mir Gedanken darüber, warum Hegerl das so erzählt. Vielleicht hat er denselben inneren Kritiker im Kopf, der auch mich quält. Der ihm sagt: »Wenn die Leute erfahren, dass sie mit Placebos behandelt werden, was machen wir dann? Was könnten wir ihnen anbieten, wenn die Medikamente, die wir verschreiben, kaum wirksamer als Placebos sind? Was bleibt dann?« Die wenigsten Menschen nehmen ein mehrjähriges Studium auf sich, nur um im Anschluss Menschen hinters Licht zu führen, denke ich mir. Genauso wenig glaube ich daran, dass alle Mitarbeiter von Pharmafirmen ausschließlich aus Profitinteressen handeln, wenn sie Antidepressiva unter das Volk bringen wollen. Es gibt in dieser Branche echte Skandale, schlecht gemachte Forschung und ein schwer zu durchschauendes Netzwerk aus Experten und von der Industrie bezahlten Meinungsführern. Es wird versucht, Ärzte dazu zu bewegen, das jeweils eigene Medikament zu verschreiben. Aber es gibt dort auch den aufrichtigen Wunsch zu helfen.

So hatte der Anthropologe Kalman Applbaum vielfach die Gelegenheit, mit Managern und Werbefachleuten von Pharmafirmen zu sprechen. Sein Spezialgebiet ist die Anthropologie der Vorstandsetage. Weil er renommiert und in der Branche gut vernetzt ist, werden ihm oftmals Blicke hinter die Kulissen gewährt. Im Gespräch mit einem Journalisten witzelte er einmal, die Manager seien ihm gegenüber auch deshalb so offenherzig, weil sie heimlich auf Businesstipps hofften. Als er die Markteinführung von Antidepressiva in Japan beobachtete, hatte er den Eindruck, die Pharma-Akteure sähen sich als unverstandene Helden im Kampf gegen Depressionen und Ängste. Ein Manager des Pharmaherstellers Pfizer beschwerte sich etwa über die hohen Zulassungshürden in Japan für das Antidepressivum Zoloft: »In Japan gibt es nicht den Wunsch, den leidenden Patienten zu helfen.« Diese Manager waren sich ähnlich wie Professor Hegerl sicher: Auch wenn die Forschungslage dies nicht hergibt – tatsächlich war Zoloft in den zusätzlichen Untersuchungen, die Japan verlangte, zunächst durchgefallen –, so sind die Medikamente doch hochgradig nützlich.[50]

Als wir Hegerl auf die vielen Lücken in der Forschung ansprechen und auf die Widersprüche zwischen dem, was er im Vortrag erzählt hat, und dem, was die Forschung belegen kann, verwendet er ein bezeichnendes Bild: »Das ist ja mal so trivial, dass ich gar nicht weiß, warum ich das überprüfen muss. Einen Fallschirm muss ich ja auch nicht überprüfen, das liegt auf der Hand.« Weil Hegerl schon so viele Menschen, denen es den Boden unter den Füßen weggezogen hatte, die sich im freien Fall befanden, dabei beobachtet hat, wie sie mit Hilfe von Antidepressiva weich gelandet sind, will er sich mit dem Widerstreit in den Wissenschaften nicht länger aufhalten. Wozu weiter auf die Probe stellen, was schon so oft gut funktioniert hat? Er will sich nicht von Forschungsarbeiten wie der von Irving Kirsch irritieren lassen. Stattdessen will er die Betroffenen vor abweichenden Ansichten schützen. Als Kirschs Antidepressiva-Studie 2008 kurz auch im deutschen Blätterwald ein sanftes Rauschen verursachte, war er zur Stelle, um vor der Verbreitung der Studie zu warnen: »Die Berichterstattung wird die Betroffenen verunsichern. Und ich befürchte, dass sie einige Menschenleben kosten wird«, erzählte er im Interview mit der *Süddeutschen Zeitung*.[51] Und auch uns warnt er in einem zeitweise stürmischen Gespräch vor den Folgen unseres Anliegens: »Natürlich können's berichten, aber wenn Sie jetzt drüber berichten, ist halt das Problem, dann kennen sich die Leut' nicht aus, auch viele Ärzte.«

Das sehen wir anders. Wir glauben, dass man Forschung verständlich vermitteln kann. Wir glauben, dass die Betroffenen ein Recht darauf haben, zu wissen, was das für Präparate sind, die sie einnehmen, und wie es um deren Wirksamkeit bestellt ist. Wir finden, dass das Recht auf Transparenz auch für Menschen gilt, denen es schlecht geht oder die selbstmordgefährdet sind. Gerade sie haben das Recht darauf, zu erfahren, wie und womit sie behandelt werden. Wir finden, bevor man mit einem Fallschirm aus dem Flugzeug springt, sollte dieser gut geprüft worden sein. Ob er richtig gefaltet ist, ob all seine Seile halten, ob er Löcher hat. Verhilft er uns zu einer sicheren Landung, so dass wir nach einem Absturz schnell wieder auf die Beine kommen? Oder täuscht er uns nur vor, wir befänden uns auf sicherem Terrain, obwohl unter unseren Füßen weiterhin ein Abgrund klafft? Wir sehen das so wie Tim Kendall, der Neurochemiker und Psychiater, der die britische Regierung zur Behandlung Depressiver berät: »Ich glaube«, sagte er zu uns im Interview, »es ist unvertretbar, die ganze Bevölkerung zu belügen. Dass die Menschen sich alle umbringen, wenn sie hören, dass diese Medikamente keine pharmakologische Wirkung haben, dafür gibt es überhaupt keinen Beleg. Es gibt vieles, was man für Depressive tun kann. Man muss nicht bei einer einzigen Lösung stehen bleiben.«

Die Depressions-Falle: Teil zwei

Lange Zeit hatte sich die Hypothese vom chemischen Ungleichgewicht bei Depressionen ungehindert ausgebreitet. Die Website »Demand Chemical Imbalance Retraction«,[52] die sich dafür einsetzt, diese widerlegte Hypothese wieder aus der Welt zu schaffen, führt eine sehr lange Liste von Prominenten, Ärzten und anderen Akteuren im Gesundheitssystem, die sie einmal vertreten haben und zum Teil bis heute vertreten. Darunter sind unter anderem die Rockmusiker Sheryl Crow und Bruce Springsteen oder auch der Neurologe und Schmerzexperte Dr. Robert Cochran. Während ich dies schreibe, hat sich jedoch zugleich die Botschaft weiter verbreitet, die Julia und ich an die Öffentlichkeit gebracht haben. Robert Whitaker, der die These vertritt, die Behandlung mit Antidepressiva erzeuge langfristig sogar mehr Depressionen, meinte uns gegenüber: »Wir [in den USA] haben jetzt 25 Jahre lang Erfahrungen [mit Antidepressiva] gesammelt. Jetzt gibt es all diese Erfahrungen von Patienten und Ärzten. Und was wir dabei sehen, sind einfach keine guten Ergebnisse. Es gibt diesen fast schon standardmäßigen Lebenslauf, den ein Medikament in unserer Gesellschaft hat. Am Anfang steht immer große Begeisterung, wenn ein Medikament auf den Markt kommt. Die Behandler wenden es an, und dann fällt es langsam in Ungnade. [Irving] Kirsch wurde bekannt, als immer mehr Menschen von Antidepressiva enttäuscht wurden. Er traf auf eine Kultur, die bereit war, seine Botschaft aufzunehmen.« Inzwischen sind auch in Deutschland Bücher erschienen, die über die Studienlage zu Antidepressiva informieren, darunter »Unglück auf Rezept« von Peter und Sabine Ansari, »Der Welt nicht mehr verbunden« von Johann Hari sowie »Antidepressiva. Wie man die Medikamente bei der Behandlung von Depressionen richtig anwendet und wer sie nicht nehmen sollte« vom Mitautor der deutschen Behandlungsleitlinie, Tom Bschor. In jüngster Zeit gibt es zudem immer mehr Online-Formate, die sich ebenfalls mit Depressionen und Antidepressiva auseinandersetzen.

Einer der besten Beiträge stammt vom YouTube-Kanal *maiLab* der für ihre wissenschaftliche Aufklärungsarbeit mit dem Bundesverdienstkreuz ausgezeichneten Journalistin und Chemikerin Mai Thi Nguyen-Kim.[53] »Wir waren selbst ein bisschen überrascht, wie schlecht die Datenlage ist«, staunt sie nach dem Blick in die Forschung. Der *PsychCast* der Psychiater Jan Dreher und Alexander Kugelstadt schildert die übliche Aufklärung über Antidepressiva, wie sie Patienten bei ihren Ärzten erhalten: Ein gut verträgliches Medikament mit klarer Wirkweise, das nicht abhängig macht. Dazu meint Jan Dreher: »Das Problem an dieser Aufklärung ist, dass fast jedes Wort an ihr falsch ist oder zumindest eine unzulässige Verkürzung.«[54]

Fast niemand rät im Anschluss jedoch von der Einnahme von Antidepressiva ab. Keiner will dem Erleben der erfolgreich Behandelten widersprechen. »Wer hilft, hat recht«, heißt es dann oft. Doch der Zweifel ist gesät, die Suche nach Alternativen hat eingesetzt. Mai Thi Nguyen-Kim verweist im Anschluss auf einen Beitrag, den sich die Zuschauer unbedingt anschauen sollten: Darin geht es um Ketamin, das erst 2019 in den USA zur Behandlung von Depressionen zugelassen worden ist. Theresa, eine junge Frau, die schon lange nach der richtigen Behandlung für ihre Depressionen sucht, wird darin von einem Arzt, der auf Schmerzbehandlungen spezialisiert ist, mit Ketaminspritzen behandelt.[55]

Im persönlichen und berührenden Beitrag der Journalistin Julia Zipfel, die unter dem Titel *Neustart fürs Gehirn: Wege aus der Depression* ihre eigene Suche nach einer passenden Behandlung schildert, geht es ebenfalls um Alternativen zu Antidepressiva.[56] Als sie erfährt, wie wenig abgesichert deren Wirkung ist, will sie verständlicherweise etwa Besseres, ein Verfahren, das *wirklich* funktioniert. Zipfel textet: »Die Hoffnung von Ärzten und Patienten: ein Wirkstoff, der schneller hilft und mit weniger Nebenwirkungen.« Einer der heißesten Kandidaten, der als Nachfolger der Antidepressiva gehandelt wird, ist wiederum: Esketamin, eine Weiterentwicklung von Ketamin, verabreicht als Nasenspray. Einige der beteiligten Forscher berichten ihr begeistert von den Verbesserungen, die sie bei ihren Versuchen beobachtet haben. Einer schwärmt: »Sie können sich gar nicht vorstellen, was das für uns Psychiater bedeutet!« Zipfels Kommentar: »Die Langzeitwirkungen von Esketamin sind noch nicht erforscht, dafür ist das Medikament zu neu. Die Nachricht verbreitet sich trotzdem wie ein Lauffeuer in Internetforen und Blogs zur Krankheit Depression.«[57] Folgen wir also bereits dem Rat des britischen Psychiaters Tim Kendall, der meint, dass es »vieles gibt, was man für Depressive tun kann«? Sind wir dabei, uns von einem einzigen Ansatz zu lösen und nach echten Alternativen zu suchen? Oder betreiben wir einfach mehr desselben und fliegen immer wieder mit dem Kopf gegen dieselbe Glaswand?

Auch Ketamin ist keineswegs ein neues Medikament. Es ist in der Medizin schon lange als Betäubungsmittel im Einsatz. Ihre Arbeit erledigt die Substanz auf so angenehme Art und Weise, dass viele sie als ständigen Begleiter bei ihren Partybesuchen in der Tasche haben. Vielleicht, so haben sich die Forschenden wohl gedacht, könnte man diesen Effekt ja auch für Menschen einsetzen, die ein Tief haben, denen ein wenig bessere Stimmung guttäte? Die bei Einsatz einer Substanz, die andere zum Feiern anregt, stimmungsmäßig so ungefähr in der Mitte rauskommen? Wenn es die einen high macht, dann holt es die anderen vielleicht aus ihrem Tief. Die Geschichte scheint sich zu wiederholen.

Es ist, als hätten wir vergessen, dass man mit diesen Substanzen das Gehirn zwar eindeutig verändert, es dadurch aber nicht normalisiert oder geheilt wird. Durch ihre Einnahme wird ein abnormaler Zustand erst herbeigeführt: Das Gehirn wird durch die Einnahme dieser Medikamente gestört, es arbeitet, wie der renommierte US-amerikanische Psychiater Steven Hyman schreibt, »qualitativ und auch quantitativ abweichend vom Normalzustand«.[58] Der Psychiater Professor Malek Bajbouj, der an der Charité in Berlin die neuen Esketamin-Behandlungen an Depressiven durchführt, muss selbst schmunzeln, als er im ZDF von seiner Arbeit erzählt: »Im Erdgeschoss, in der Ersten Hilfe, tauchen eben die Menschen auf, die das missbräuchlich verwenden. Bei den 15- bis 25-Jährigen ist das immer in den

Top 3 der missbräuchlich verwendeten Substanzen in Deutschland. In Europa mittlerweile auch. Und hier bei uns im dritten Stock eben als Behandlung.«[59] Zugleich ist die Studienlage für diese neuen Medikamente viel dünner und noch weniger vielversprechend als bei den inzwischen sehr gut untersuchten Antidepressiva. Die Forscher Joanna Moncrieff und Mark Horowitz haben sich die Daten angeschaut und kommen zu dem Schluss: »So wie es aussieht, kehren hier einige historische Themen zurück: Eine Substanz, die für ihren Missbrauch bekannt ist, von der man weiß, dass sie beträchtliche Nebenwirkungen hat, wird zunehmend [als Antidepressivum] beworben – trotz dünner Belege für ihre Effektivität und ohne hinreichende Studien zu ihrer Langzeitsicherheit.«[60] Geraten wir mit jedem Schritt, den wir in Richtung auf erhoffte, neue Lösungen machen, nur tiefer in die Falle?

Es sind nicht nur depressive Menschen, die verzweifeln. Auch ihre Behandler tun das. So wie es mir nachgeht, dass ich Frau Tauch nicht helfen konnte, so ist es für viele ärztliche und psychologische Psychotherapeuten überwältigend, nicht helfen zu können. Wenn die eingesetzten Medikamente nicht halten, was sie versprechen. Geblendet streben wir auf das Licht zu. Dorthin, wo schnelle Hilfe und Erleichterung zu warten scheinen. Wir verhalten uns wie Betrunkene im Park, die im Schein einer Laterne nach ihrem verlorenen Schlüssel suchen. Nicht weil wir ihn dort verloren hätten. Sondern weil es dort am hellsten ist. So beschränken wir unsere Suche nach Lösungen auf einen sehr engen Kreis.

Zum Wohle unserer Psyche traktieren wir unseren Körper. »Alles, was wir reden und tun, hat mit den Hirnfunktionen zu tun. So auch die Depressionen«, hatte uns Ulrich Hegerl im Interview erzählt. Und dann hinzugefügt: »Wenn man ein Bröselchen von irgendeiner Droge nimmt, dann verändert sich alles. Und dass diese Dinge auch krankheitsbedingt aus dem Gleichgewicht kommen können, das ist auch selbstverständlich. Und dass man versucht, das mit Medikamenten wieder auf die Reihe zu bringen, ist auch selbstverständlich.« Das klingt einleuchtend. Also versucht man mit allen Mitteln, sich Zugang zu dem Organ zu verschaffen, das uns als Sitz der Psyche gilt: dem Gehirn. Weitere Attraktionen sind schon auf dem Weg. LSD, einst ein verpöntes Psychedelikum, wird in Pilotstudien zur Behandlung von Depressionen erprobt.[61] Die Grenze zwischen Drogen und Medikamenten verschwimmt zusehends. Sogar die Psychotherapie, die in fast allen Beiträgen zum Thema Depression immer pflichtschuldigst als »weitere Behandlungsmethode« erwähnt wird, feiert laut Deutschlands wohl wichtigstem Psychotherapieforscher, Klaus Grawe, nur dann Erfolge, »wenn sie das Gehirn verändert«.[62] Wir haben darüber vergessen, dass wir das Gehirn nicht annähernd verstanden haben.

Die Art und Weise, wie wir heute über Depressionen denken – als echte Krankheit des Körpers –, hat unsere Angebote an diejenigen, die depressiv sind, sehr einförmig, um nicht zu sagen: einfältig gemacht. Das ist der vielleicht gefährlichste – und nur schwer greifbare – Teil der Depressions-Falle.

KAPITEL 2

Nur eine Krankheit? Die Geschichte der Depression

»Man kann sich kaum vorstellen,
wie schwer es ist, die Leute davon zu überzeugen,
dass wir alle depressiv sind.«

Dan Fellowes, Medizinanthropologe

Depression ist eine Krankheit, die schon die alten Griechen kannten, heißt es oft. Trotzdem gilt, dass wir über dieses uralte Leiden noch sehr viel zu lernen haben. Mit den neuesten Methoden der Medizintechnik, den bildgebenden Verfahren, versuchen wir, es besser zu verstehen: Magnetresonanz-Tomographie (MRT) und Positronen-Emissions-Tomographie (PET) ermöglichen es, dem Gehirn bei der Arbeit zuzuschauen und bunte Bilder vom größten Organ in unserem Kopf und dessen Aktivitäten zu produzieren. Immer wieder werden neue Medikamente erprobt und psychologische Ansätze entwickelt. Unser Blick ist fest auf die Zukunft gerichtet, in der sich – irgendwann – die hoffentlich endgültige Lösung für das Problem Depression finden wird. Mit jedem Wissenszuwachs, so die Vorstellung, werden wir Depressionen besser verstehen und behandeln können. Missachtet wird dabei meist die Vergangenheit.

Das ist möglicherweise ein Fehler. Der Psychotherapeut Gary Greenberg ist der Ansicht, ein besseres Verständnis für die Geschichte der Depression könne »genauso therapeutisch sein, wie Sport zu treiben, Therapie zu machen und Prozac einzunehmen«.[1] Der Historiker Ernst Gombrich verglich einmal den Blick in die Geschichte mit dem in einen Brunnen, in den man ein brennendes Stück Papier wirft. Mit jeder Sekunde wird der Schein des Lichts kleiner und kleiner. Dennoch erhellt es immer ein Stück der Brunnenwand, das wir sonst nicht hätten erkennen können.[2] Es lichtet die Dunkelheit, aus der wir kommen.

Im Folgenden geht es darum, besser zu verstehen, wie sich unsere Ideen zu Depressionen im Laufe der Jahrhunderte entwickelt haben. Besonders interessant: Erst vor gerade einmal vierzig Jahren kam es zu einer echten Revolution in unserem Denken über Depression. Die Psychiatrie geriet in eine Krise und änderte die Art und Weise, wie sie Diagnosen stellt. Das führte dazu, dass die Lebensumstände, unter denen depressive Symptome auftreten, nicht mehr beachtet wurden. Diese grundlegende Veränderung hat dazu geführt, vieles zur Krankheit zu erklären, was früher einmal als nachvollziehbar und gesund galt. Dadurch ist eine seltsam distanzierte Art und Weise entstanden, über uns und unsere Leiden nachzudenken. Diese Distanz ist für eine wissenschaftliche Einschätzung unseres Befindens manchmal hilfreich. Zugleich bereitet sie vielen Betroffenen Schwierigkeiten, wenn sie sich selbst und ihr Unglück verstehen wollen.

Frau Rickert

Frau Rickert und ich kennen uns schon eine ganze Weile. Sie war eine meiner ersten Patientinnen. Als ich anfing zu arbeiten, war ich vor fast jeder Stunde ziemlich nervös, immer in der Sorge, etwas zu übersehen, das Falsche zu sagen. Im Laufe der Jahre hat sich das gelegt. Die meisten Situationen mit ihr kenne ich inzwischen gut, und in den meisten Fällen fällt mir etwas ein, wie ich das Gespräch in eine therapeutisch sinnvolle Richtung lenken kann. Damals, als ich Frau Rickert kennenlernte, war das noch nicht immer so. Aber wir mochten uns gleich. Akribisch haben wir ihr gespanntes Verhältnis zu ihren Eltern durchgesprochen.

Wir haben, wie das in der Verhaltenstherapie so üblich ist, gemeinsam geübt, wie sie in schwierigen Situationen mit ihren anstrengenden Kollegen umgehen kann. Nach ein paar Monaten beendete sie die Therapie mit den Worten: »Ich glaube, ich habe gelernt, dass ich meinem Leben und meinen Gefühlen nicht ausgeliefert bin.« Das war vor fast fünfzehn Jahren.

Seither habe ich Frau Rickert gelegentlich zu einem Nachgespräch getroffen. Manchmal konnten wir Dinge, die sie belastet haben, schnell klären. Meist kam sie mit ihrem Leben so zurecht, wie wir alle: mal besser, mal weniger gut, aber alles in allem war es in Ordnung. Jetzt ist sie nach einer längeren Pause erneut da. Wir haben zur Begrüßung ein paar Minuten gescherzt, aber etwas ist anders heute. Frau Rickert ist beunruhigt. Sie hatte eine lange, gute Zeit. Sie hat nach einer Scheidung wieder geheiratet. Sie hat einen Partner gefunden, der ihr, wie sie sagt, »die Ruhe schenkt, die ich selber manchmal nicht finden kann«. Sie hat sich ein Wochenendhäuschen im Grünen gekauft, das sie als ihre »Höhle« bezeichnet. Einen Platz, an dem sie sich sicher fühlt, mit einem kleinen Garten, den sie mit liebevoller Ausdauer pflegt. Sie hat vier Kinder, von denen nur eines noch so jung ist, dass es viel Aufmerksamkeit fordert. Zudem hat sie eine Arbeit als Sekretärin in einer Behörde gefunden. Anders als auf ihrer letzten Stelle, erlebt sie dort den Umgang miteinander als sehr kollegial. Doch irgendetwas stimmt in den letzten Wochen einfach nicht. Gestern zum Beispiel, da hatten sie Besuch. Freunde ihres Mannes, die sie gut leiden kann. Doch schon gegen 21 Uhr habe sie sich wieder einmal bleischwer gefühlt. Sie habe sich verabschiedet, um früh ins Bett zu gehen, wo sie dann auch fast zehn Stunden geschlafen habe. Viel länger als sonst.

Ohne dass ich dies verhindern kann, springt in meinem Hinterkopf eine Sortiermaschine an. Jahrelang wurde ich in Studium und Ausbildung darauf gedrillt, im Therapiegespräch nach bestimmten Symptomen zu suchen, die als Hinweise auf psychische Krankheiten gelten. Dazu gibt es Checklisten, die in sogenannten Diagnosekatalogen gesammelt werden. Bei Frau Rickert hat es in meiner Sortiermaschine jetzt schon dreimal Klick gemacht. »Depressive Verstimmung an fast allen Tagen, die meiste Zeit des Tages« über mindestens zwei Wochen, Check! »Energieverlust oder große Müdigkeit«, Check! »Schlaflosigkeit oder vermehrter Schlaf«, Check! Bei der Checkliste, die mein Hinterkopf verwendet, handelt es sich um eine Aufzählung aus dem Diagnostisch-Statistischen Manual, kurz DSM, das von der amerikanischen Psychiatervereinigung APA herausgegeben wird. Darin werden alle anerkannten psychiatrischen Diagnosen gesammelt. Um eine Diagnose nach dem DSM vergeben zu können, reicht es aber nicht, zwei, drei Symptome aufzuweisen, es muss schon etwas mehr sein, damit ein Leiden als echte psychische Krankheit gelten kann. Im DSM müssen es für die Diagnose einer Depression mindestens fünf solcher Symptome sein, aus einer Liste mit insgesamt neun Punkten.

Frau Rickert ist jetzt den Tränen nah. Neulich habe sie ein altes Käppi im Schrank gefunden, da stand »Partylöwe« drauf. »Gott, ich muss mich anhören wie eine Vierzehnjährige«, sagt sie verlegen. Aber das Käppi habe sie daran erinnert, wie viel Spaß sie früher hatte und wie viel ihr inzwischen verlorengegangen sei: »deutlich verminderte Freude an (fast) allen Aktivitäten«, Check! Das seien so Momente, in denen sie merke, dass ihr Leben an ihr vorbeilaufe, dass sie sehr, sehr viel falsch gemacht habe. »Schuldgefühle oder Gefühl der Wertlosigkeit«, Check!

Das ist genug. Frau Rickert hat jetzt ausreichend Symptome genannt, dass ich eine psychiatrische Diagnose vergeben kann. Nach dem gültigen Diagnoseschlüssel hat sie eine »Major Depression«, also wörtlich eine »große« Depression. So eine Diagnose hat Vor- und Nachteile. Für Klienten in Psychotherapie ist es manchmal wichtig, einen Namen für ihr Leiden zu bekommen. Wenn es durch eine gut bekannte Krankheit ausgelöst wird, dann hat das etwas Entlastendes: Ich bin mit meinen Problemen nicht allein, und es gibt bewährte Therapien, mit denen man mir helfen kann. Zudem dienen diese Diagnosen dazu, von der Krankenkasse eine Therapie bezahlt zu bekommen. Nach den offiziellen Diagnostik-Kriterien ist Frau Rickert (wieder) psychisch krank und braucht deswegen professionelle Hilfe, genauso wie etwa eine Krebskranke eine Chemotherapie braucht. Einer der Nachteile ist, dass es bis heute als Makel gilt, eine psychiatrische Diagnose zu bekommen. Dagegen kämpft die schon im ersten Kapitel erwähnte *Mental Health Literacy*-Bewegung an, die nicht nur das Wissen um psychische Störungen verbreiten will, sondern auch für die gesellschaftliche Anerkennung dieser seit Urzeiten bekannten, aber unterschätzten und stigmatisierten Krankheiten kämpft.

Parmenikos, Parmenistos und Peridiccas

Folgt man der offiziellen Geschichtsschreibung, dann befindet sich Frau Rickert in guter Gesellschaft. Dasselbe Leiden, das sie befallen hat, so liest man oft, kannten schon die alten Griechen unter dem Namen Melancholie. Sie hat dieselbe Krankheit wie Parmenikos und Parmenistos, beide Patienten des Vaters der modernen Medizin, Hippokrates, der von 460 bis 370 vor Christus in Griechenland wirkte. Parmenistos gab sich, schreibt Hippokrates, »der Verzweiflung und dem Lebensüberdruss hin«, genauso wie Parmenikos, »so dass der sich den Tod wünschte«.[3]

Die meisten geschichtlichen Darstellungen der Depression sehen sie als ein Leiden, das es seit langer Zeit gibt, belegbar seit über 2800 Jahren, seit den Schriften des Hippokrates. Noch ältere Vorläufer der Melancholie finden sich in Homers Ilias, in der Figur des Bellerophon, der einsam umherirrt, sein Herz in Kummer verzehrend, die »sterblichen Pfade« meidend.[4] Aus der Bibel wird König Saul benannt, der erst durch das Zitherspiel des David geheilt wird. Sie alle beschreiben dasselbe Phänomen, wie

Hippokrates es definiert hat: »Wenn Furcht und Kleinmut lange anhalten, so ist dies ein Anzeichen der Melancholie.«[5]

Im Anschluss an Hippokrates benennt Aristoteles verschiedene Typen der Melancholie. Bei den Römern ist es der Arzt Galen, der sie beschreibt. Später im Mittelalter beschäftigt sich Hildegard von Bingen mit »Melancholie als Krankheit«, bei der »der Betroffene keine Freude am himmlischen Leben findet und keinen Trost in seiner irdischen Existenz«.[6] So wird das Konzept der Depression von Generation zu Generation weitergegeben, über die Ärzte der Renaissance hin zum Philosophen Immanuel Kant, der sie als »ungerechtfertigten Kummer«[7] bezeichnet, bis es schließlich bei der modernen Psychiatrie ankommt.

Heute stehen uns modernste Techniken zur Verfügung, von denen die genannten Vorläufer der modernen Medizin nicht einmal träumen konnten. Wir haben zum Beispiel die bereits erwähnten bildgebenden Verfahren der Hirnforschung und die Genforschung, die vielleicht irgendwann aufklären werden, worüber unsere Vorläufer nur Vermutungen anstellen konnten. Wir können dem Gehirn bei der Arbeit zusehen und sind dabei, die Geheimnisse der Vererbung zu lüften, zumindest glauben wir das. Würden wir in der Zeit zurückreisen, könnten wir mit unseren modernen Erkenntnissen den Griechen der Antike helfen, die wie Parmenistos oder Parmenikos unter Depressionen litten.

Zur tatsächlichen Bevölkerungszahl des antiken Griechenlands gibt es nur Schätzungen, etwa vier Millionen könnten es gewesen sein. Daraus können wir nach aktuellen Schätzungen einen Behandlungsbedarf von knapp unter 400 000 Patienten ableiten, wenn wir die aktuellen deutschen Zahlen zum Maßstab nehmen. Allerdings liegt Deutschland mit seinen Depressionsraten von über 9 Prozent deutlich über dem Durchschnitt der EU von ca. 6,6 Prozent. In Griechenland sind es laut den aktuellen Zahlen sogar nur 3,2 Prozent. Mit Blick auf Depressionen leben die heutigen Griechen auf einer Insel der Seligen innerhalb der

EU.[8] Wir hätten es also, wenn wir den dortigen heutigen Anteil zugrunde legen, mit »nur« ungefähr 128 000 depressiven Hellenen zu tun.

Das EHIS-Projekt: Wie man mit wenig Aufwand eine Depression feststellt

Solche Schätzungen können wir vornehmen, weil in der Forschung aktuell davon ausgegangen wird, dass die Erkrankungszahlen bei Depressionen keinen oder nur geringen Schwankungen unterliegen. Die Diagnosezahlen steigen zwar, berichtet die Wissenschaft, aber das bedeute nicht, dass es deshalb auch mehr Erkrankte gebe. Vielmehr gebe es eine Art Nachholbedarf bei der Erkennung schon vorhandener Krankheiten. Auf eine oft gebrauchte Formel gebracht: Die Diagnosen nehmen zwar zu, aber die Bevölkerung ist nicht kränker.[9] Dass es inzwischen möglich ist, in immer mehr Fällen Depressionen beim Namen zu nennen, liege daran, dass diese ihr Stigma verlieren und deswegen immer mehr Betroffene ihren Ärzten ihre Symptome offen schildern. Zugleich kennen sich auch immer mehr Ärzte mit den offiziellen Diagnosekriterien gut aus. Sie erkennen deshalb Depressionen, die ihnen früher aus Unkenntnis entgangen wären. Jetzt erhalten die Betroffenen die richtigen Diagnosen. Und mit den richtigen Diagnosen erhalten sie hoffentlich auch die richtige Behandlung.

Um möglichst vielen Menschen rechtzeitig die notwendige Hilfe zukommen zu lassen, gibt es Bemühungen, Depressionen frühzeitig zu erkennen. Entsprechend gibt es großangelegte Untersuchungen, um den notwendigen Behandlungsbedarf zu bestimmen. In Europa tut man dies alle paar Jahre mit der europäischen Gesundheitsbefragung EHIS (European Health Interview Survey).[10] Dabei erheben alle EU-Mitgliedsstaaten Daten zum

Gesundheitszustand ihrer Bevölkerungen. Die jüngsten Zahlen stammen aus den Jahren 2014 und 2015, damals wurden über 300 000 Befragungen durchgeführt. Die oben genannten Zahlen zur Verbreitung depressiver Symptome in der EU stammen aus dieser EHIS-Befragung. Um Depressionen zielsicher erkennen zu können, orientieren sich die Forschenden oft an derselben Sortiermaschine, die auch in meinem Kopf gerattert hat, als ich mich mit Frau Rickert unterhalten habe: die Symptomchecklisten aus dem Diagnostisch-Statistischen-Manual DSM.

Solche umfassenden Möglichkeiten, sich über den Gesundheitszustand seines Volkes zu erkundigen, hatte Hippokrates selbstverständlich nicht. Vermutlich würde er vor Neid erblassen, wenn er davon gehört hätte, dass man eines Tages per Telefon, Internet und mit Hilfe von Fragebögen innerhalb kurzer Zeit Daten auf einem halben Kontinent sammeln kann.[11] Hippokrates musste noch selbst anreisen, als er darum gebeten wurde, den König von Mazedonien, Peridiccas II., zu untersuchen, der in einen »trübsinnigen Zustand« verfallen war und darüber die Staatsgeschäfte vernachlässigte, so überliefern es die Quellen.[12]

Vermutlich wurde Hippokrates für seine Dienste am König gut bezahlt. Heute ist das Gesundheitssystem einer der größten Kostenfaktoren in allen EU-Ländern. Es kann nicht zu jedem Bürger ein Arzt anreisen, um vor Ort zu schauen, was ihm fehlt. Deshalb verwendet man Fragebögen, die laut Diagnosekatalog DSM die zentralen Symptome einer Depression abfragen: depressive Verstimmung, vermindertes Interesse, Gewichts- oder Appetitverlust, Schlafstörungen usw. In Europa benutzt man dazu den PHQ 8, den Patient Health Questionnaire.[13] Er umfasst acht kurze Fragen nach solchen depressiven Symptomen, aufgrund deren Beantwortung die Forschenden darüber entscheiden, ob eine depressive Symptomatik vorliegt oder eben nicht.

Wir wissen zwar nicht, was der König von Mazedonien Peridiccas II. auf dem PHQ-Fragebogen angekreuzt hätte. Dass ein Fachmann wie Hippokrates über viele hundert Kilometer aus Griechenland angefordert wurde, deutet darauf hin, dass sein Leiden groß war. Wahrscheinlich würde Peridiccas auf dem PHQ viele Punkte bekommen und von heutigen Gesundheitsexperten zu denjenigen gezählt werden, die schon um 400 vor Christus eine Depression hatten.

Psychologie ohne Geschichte

In meinem Studium wurde eine einzige Veranstaltung zur »Geschichte der Psychologie« angeboten. Pflicht war sie nicht. Im ersten Semester, dienstags von 8 bis 10 Uhr, bin ich zweimal hingegangen. Die Psychologie ist selbst noch ein junges Fach. Ihre Gründung wird meist auf 1879 datiert, als Wilhelm Wundt in Leipzig sein Labor zur experimentellen Erforschung psychologischer Phänomene einrichtete. Das Fach ist seither stolz darauf, dass es im Unterschied zu seinen Vorgängern nicht philosophisch spekuliert, sondern mit methodischer Strenge und aufwendigen statistischen Methoden Erkenntnisse generiert. Nach heutigen Vorstellungen wurde früher viel in Polstersesseln und an grünen Schreibtischen herumgesessen, um von dort aus Wahrheiten über die Seele zu verkünden, die einer experimentellen Überprüfung mit modernen Methoden keine fünf Minuten standhalten würden. So bedauerte einer der wenigen Psychologie-Historiker mit dem bezeichnenden Namen E. G. Boring (englisch für langweilig) einmal, die übliche Haltung gegenüber seiner Arbeit sei, dass ja so ziemlich jeder geschichtliche Texte schreiben könne, womit stets die Frage verbunden sei, ob er kein Talent für richtige Forschung habe.[14] Andere beklagten, wie ausgesprochen schwierig es sei, überhaupt Autoren für psychologiegeschichtliche Arbeiten zu finden.[15] Und das, was diese dann produzierten, lese sich dann häufig wie etwas, was »Wissenschaftler in

Eile« so nebenher dahinschludern.[16] Und deshalb geht es vielen so wie mir im ersten Semester. All die frühen »Urväter« der Psychologie wie Platon, Augustinus und Galton, sie interessierten mich nicht besonders. Ich wollte keine Geschichten aus der Geschichte, ich wollte die neuesten Fakten!

Dass der Blick in die Geschichte der Depression Erstaunliches offenbart, fiel deshalb zuerst auch keinem Psychiater oder Psychologen auf, sondern zwei Sozialwissenschaftlern: Allan Horwitz und Jerome Wakefield.[17] Sie haben sich die Geschichte der Depression genau angeschaut und sind sich seither sicher: Die moderne Einordnung des Königs Peridiccas unter die Depressiven würde Kopfschütteln bei Hippokrates hervorrufen. Für ihn, sagen Horwitz und Wakefield, seien die Schwere und die Anzahl der depressiven Symptome nicht ausschlaggebend für eine Diagnose gewesen. Wie kann das sein, wenn er doch als Urvater der modernen Medizin gilt? Welche Sortiermaschine benutzte Hippokrates?

Willi – ein Fall für die Psychiatrie?

Um das zu klären, betrachten wir zunächst einen zweiten Fall, für den man nicht in die Antike zurückgehen muss, sondern nur etwas mehr als fünfzig Jahre. Denken Sie sich einen Verkäufer, nennen wir ihn Willi, der mit dem Auto im halben Land unterwegs ist, um seine Waren anzupreisen. Doch trotz all der vielen Arbeit hat er nicht viel erreicht. Seine Familie leidet keinen Hunger, aber sie hat Schulden. Willi, der sehr daran glaubt, dass man sein Leben durch Anstrengung in die eigene Hand nehmen kann, zweifelt deshalb an sich. Was macht er nur falsch? Zwei Söhne hat er. Mit dem einen besteht wenig Kontakt. Der andere hat herausgefunden, dass Willi einst eine Affäre und die Mutter betrogen hatte. Seitdem verachtet er den Vater, und die beiden streiten oft. Weil Willi mit fortschreitendem Alter die vielen Geschäftsreisen nicht mehr erträgt, spricht er bei seinem Chef vor, um sich in den Innendienst versetzen zu lassen. Doch statt wie erhofft eine ruhigere Stelle zu bekommen, wird er entlassen. Willi verzweifelt. Weil er seiner Familie einen letzten Dienst erweisen will, überlegt er, sich mit seinem Auto umzubringen und es wie einen Unfall aussehen zu lassen. So könnte die Familie wenigstens noch die Gelder der Versicherung kassieren. Tatsächlich begeht er am Ende Suizid. Ein trauriger Fall.

Das dachten 1999 auch zwei Psychiater, denen diese Fallgeschichte vorgelegt wurde. »Manisch-depressiv«, lautete ihre Diagnose. Die *New York Times*, die darüber berichtete, weil eine Broadway-Produktion Willis Geschichte nachzeichnete, titelte: »Get that man some Prozac!«, dieser Mann solle dringend Antidepressiva nehmen.[18] Das sah allerdings jemand, der diesen Fall mit Sicherheit noch besser kannte als die beiden dazu befragten Psychiater, vollkommen anders. Arthur Miller, Autor, Dramatiker und Pulitzer-Preisträger, kannte Willi in- und auswendig. Er hat ihn sich nämlich ausgedacht.

Willi, der in Millers 1949 erschienenem Stück *Tod eines Handlungsreisenden* Willy Loman heißt, sei »kein Depressiver«, erklärte er der *New York Times*. »Er ist vom Leben gebeugt. Es gibt gesellschaftliche Gründe dafür, warum er da ist, wo er ist.« Willy Loman, hielt Miller den Psychiatern entgegen, litt nicht an einer Krankheit, sondern an seinem Leben. Der Handlungsreisende verzweifelte nicht an einer Depression, sondern am amerikanischen Traum. Jeder hat sein Schicksal selbst in der Hand, verspricht dieser Traum. Und Loman gab auf, weil dieser Traum, an den er fest geglaubt hatte, sich für ihn nicht erfüllte.

Wer hat nun recht? Die Psychiater, deren klinischer Blick einen psychisch Kranken sieht? Oder Arthur Miller, der Schriftsteller, der seine Figur für ein Opfer gesellschaftlicher Umstände hält?

Jetzt könnte man salomonisch urteilen, dass beide ein wenig

recht haben. Miller, wenn er darauf hinweist, wie die Gesellschaft ein Klima erzeugt, an dem Menschen zerbrechen. Und die Psychiater, die ihm darin wahrscheinlich sogar zustimmen würden, aber darüber hinaus sagen: Gesellschaftliche Probleme betreffen uns ja alle. Dennoch haben nicht alle solche Probleme damit wie Willy Loman. Dass es Loman so hart erwischt hat, liegt daran, dass in ihm die Anlage zu einer Depression schlummerte, die durch die fortgesetzten beruflichen und privaten Fehlschläge zum Ausbruch kam.

Oder man sieht den Dissens zwischen Willys Schöpfer Arthur Miller und den ihn begutachtenden Psychiatern als Folge eines wissenschaftlichen Fortschritts. Dann hätte Miller, ohne es damals bei der Abfassung seines Stücks wissen zu können, einen Kranken und dessen Krankheit beschrieben. Willy Loman ist dann einer von vielen, deren Diagnose Depression 1949, als Miller sein Stück schrieb, von nur geringer Bedeutung war. Dann wäre die Uneinigkeit zwischen Autor und Doktor die Folge eines fortschreitenden, kulturellen Bewusstseins, das aktuell seine Vollendung darin findet, dass immer mehr Menschen in der Lage sind, die eigentliche Krankheit hinter Willys Leiden zu erkennen. Und das Gleiche würde dann auch für die Einschätzung des Königs Peridiccas durch Hippokrates gelten: Hippokrates mag zwar ein Pionier seines Faches gewesen sein. Aber über die Jahrtausende haben wir gelernt, dass auch Menschen, die Hippokrates noch nicht für depressiv gehalten hätte, es in Wirklichkeit doch sind.

Wie aus Leidenden Kranke werden

Aus Sicht der Sozialwissenschaftler Horwitz und Wakefield übersehen diese Überlegungen einen zentralen Punkt. Zwischen Hippokrates und Miller auf der einen Seite und den Psychiatern, die heute ihre Diagnosen stellen, auf der anderen, liegt ihrer Analyse nach mehr als ein Zeitraum von sechzig oder sogar 2500 Jahren. Verantwortlich für den Disput zwischen diesen beiden Fraktionen ist demnach kein Wissenszuwachs in der Psychiatrie über die Jahrhunderte, sondern ein tiefgreifender Umbruch, der an einem ganz konkreten Datum geschieht: Im Jahr 1980 erscheint ein Buch, das mit einer jahrtausendealten Tradition des Denkens über Depressionen bricht. Es ist das DSM-III, die zu diesem Zeitpunkt neueste Auflage des Diagnosekatalogs DSM. Darin beschreiben die Psychiater die Kriterien, nach denen man eine Depression diagnostiziert, vollkommen neu – und streichen dabei unter anderem ein Wort, das für unser Denken über Depressionen entscheidend ist: »reaktiv«. Reaktiv, das bedeutet: als Reaktion auf die Umstände. Wenn für das Leiden ein guter Grund zu finden war, dann galt das bis 1980 nicht als Depression. Nur wenn für die Traurigkeit kein äußerer Anlass zu finden war, wurde bis zu diesem Zeitpunkt eine Depression diagnostiziert. Doch mit einem Schlag wurde all das, was der depressiven Symptomatik vorausgegangen war, uninteressant. Damit hatten die Psychiater die Sortiermaschine neu eingestellt.

Bei Hippokrates hätten sie damit wohl für Kopfschütteln gesorgt. Als der bei König Peridiccas II. in Mazedonien eintraf, erfuhr er, dass dessen Vater kürzlich verstorben war. Dazu kam, dass Peridiccas unglücklich in eine der Konkubinen seines Vaters verliebt war, dies aber geheim hielt. Die aus solch einem Verhältnis resultierenden Verstrickungen erschienen selbst für einen König zu prekär. Hippokrates jedoch verschrieb keines der damals üblichen Heilmittel für Melancholie, wie Honigwasser, Bilsenkraut oder das Abführmittel Helleborus.[19] Stattdessen schlug er dem König vor, sich zu seiner Liebe zu bekennen und die Konkubine für sich zu gewinnen. Peridiccas war aus Sicht des Hippokrates nicht psychisch krank, sondern schlicht unglücklich – und die Therapie, die er verordnete, war Liebe.

Eine Pyramide, die auf dem Kopf steht

»Die melancholischen Nöte variieren, gibt es doch die verschiedensten Arten falscher Einbildung«, schreibt Galen, der wohl bedeutendste Arzt des Mittelalters, und zitiert im nächsten Satz sein großes Vorbild: »Ihnen allen gemein scheint jedoch eines zu sein, dass schon vor langem von Hippokrates gesagt wurde: ›Wenn Furcht und Kleinmuth lange anhalten, so ist dies ein Anzeichen der Melancholie.‹« Galen fährt fort: »Denn sie alle verzweifeln *ohne Grund*. Und würde man sie danach fragen, würden sie nicht angeben können, wovon sie so beladen sind.«[20] Für Galen galt wie für Hippokrates: Er vergab die Diagnose nur, wenn er keinen guten Grund für das Leiden fand. Melancholie war eine Krankheit nur ohne Anlass! Mit Erscheinen des DSM-III galt das nicht mehr.

Auf ein Blatt zeichne ich eine Pyramide. Ich drehe das Blatt um, so dass die Pyramide jetzt auf dem Kopf steht, mit der Spitze nach unten. Die Spitze, das ist die Depressionsdiagnose. Den Rest der Pyramide bilden ihre immer breiteren Schichten, bis hinauf zu ihrer Basis, die auf meinem umgedrehten Zettel ganz oben ist: Das ist die Forschung zum Vorkommen der Depression, das sind die statistischen Erhebungen im europäischen EHIS-Projekt, die MRTs und PETs, die wir vom Kopf anfertigen, die Methoden zu ihrer Behandlung. Ist die Spitze, auf der die Pyramide ruht, schlecht gemacht, dann gerät die ganze Konstruktion ins Kippen.[21] Das Fundament der Depressionsdiagnose war einmal, dass sie eine Krankheit war, die »nicht-reaktiv« war. Ändert man das, dann ruhen Forschung, Analyse und Behandlung auf etwas auf, das einen systematischen Fehler enthält. All die Symptome, die wir früher als Zeichen von Trauer, Niedergeschlagenheit und Frustration angesehen hätten, wie sie das Leben immer wieder mit sich bringt, werden plötzlich mit dem Konzept einer sehr schweren, psychischen Krankheit vermischt.

Depressionen sind aus dieser Sicht solche schweren Krankheiten. Da sind sich viele mit den frühen Psychiatern einig. Sie wären möglicherweise aber überrascht, was ein weiterer der bis heute hochgeschätzten Urväter der Psychiatrie, Emil Kraepelin, 1913 unter einem *leichten* Verlauf von Depression verstand. Hier ein Teil der Symptome, die er aufzählt:

> »Die leichtesten Formen der Depressionszustände sind gekennzeichnet durch das Auftreten einer einfachen psychischen Hemmung (…). Dem Kranken wird das Denken schwer (…). Er vermag nicht mehr aufzufassen, dem Gedankengange eines Buches, eines Gespräches zu folgen, (…) er hat kein Gedächtnis, beherrscht die ihm sonst geläufigen Kenntnisse nicht mehr, muss sich auf einfache Dinge lange besinnen (…), findet keine Worte, kann die Sätze nicht richtig zusammenfügen. (…) Selbst die alltäglichsten Verrichtungen, die Hausarbeiten, das Aufstehen, Ankleiden, Waschen, werden nur mit der größten Mühe erledigt. Das Leben erscheint ihm zwecklos; er kommt sich überflüssig vor auf der Welt, kann sich nicht mehr halten; ihm steigt der Gedanke auf, sich das Leben zu nehmen, ohne dass er weiß warum. Er hat das Gefühl, als ob etwas in ihm gesprungen sei, fürchtet verrückt, wahnsinnig, paralytisch zu werden; es geht dem Ende zu. Beim Spazierengehen bleibt er in der Haustüre oder an der nächsten Ecke stehen, unschlüssig, wohin er sich wenden soll.«[22]

Und das war noch die milde Form! Außerdem hielt Kraepelin Depressionen für sehr selten. Er hätte genauso wie Hippokrates darüber gestaunt, dass nach moderner Diagnostik wohl mindestens 128 000 antike Griechen so schwer krank gewesen sein müssen. Und dass aktuell fast 10 Prozent der Deutschen dasselbe Leiden haben sollen, wäre für ihn vermutlich unvorstellbar gewesen.

Wie zu Beginn des Kapitels geschildert, war Frau Rickert nach längerer Zeit wieder zu mir in die Praxis gekommen. Sie hatte die Freude am Zusammensein mit den Freunden ihres Mannes verloren. Sie fühlte sich schlapp und schläfrig. Natürlich habe ich sie gefragt, ob es einen Anlass für ihre Beschwerden gebe. Ihre Antwort verrate ich im nächsten Kapitel. Entscheidend an dieser Stelle ist: Für die moderne Diagnostik ist es unerheblich, was mir Frau Rickert geantwortet hat. Aus Sicht der Psychiatrie seit dem Jahr 1980 hat sie eine »Major Depression« – unabhängig davon, ob es einen Anlass gibt oder nicht. Was glauben Sie? Hat sie wirklich eine nur leichte Form der schweren Krankheit, die Kraepelin beschreibt? Oder hat sie möglicherweise mehr mit Peridiccas II., König von Mazedonien, gemeinsam, der sich aus gutem Grund nicht zu seinen Staatsgeschäften aufraffen konnte?

Ein kurzes Wort wie »reaktiv« zu streichen, ist auf den ersten Blick eine nur kleine Veränderung.[23] Möglicherweise prägt aber diese kleine Veränderung unser heutiges Verständnis von psychischer Krankheit stärker als sämtliche Arbeiten, die zum Beispiel der wohl bekannteste Psychotherapeut aller Zeiten, Sigmund Freud, veröffentlicht hat. Mit einem Federstrich beschreiben die Zahlen, die wir fast täglich in den Medien über das Auftreten von Depressionen hören, einen wilden Mischmasch, der zu einem kleinen Teil aus Melancholie besteht und dazu vielerlei Beschwernisse beinhaltet, die zum Alltag dazugehören. Wie kam man nur auf die Idee, diesen entscheidenden Unterschied fortan zu ignorieren? Die Antwort hat mit einer großen Krise in der Psychiatrie zu tun. Und mit den Ideen eines Mannes, der in dieser Krise eine Notlösung fand, die normale Traurigkeit zum Verschwinden brachte.

Robert Spitzer

Robert Spitzer machte sich Ende der 1970er Jahre daran, die psychiatrische Diagnostik zu revolutionieren. Anders als der Psychoanalytiker Freud, der viele seiner Einsichten aus der Arbeit mit seinen Patientinnen und Patienten und seiner Selbstanalyse ableitete, hatte der US-amerikanische Psychiater von Anfang an vor, nicht über sich zu reden, sondern die Symptome für sich selbst sprechen zu lassen. Es sollten nicht seine Theorien und Erfahrungen sein, die darüber entschieden, was psychisch krank war und was nicht. Stattdessen wollte er schlicht beobachten, wie psychische Krankheiten sich zeigten, also welche Symptome man auch wirklich beobachten konnte. Eine gängige psychoanalytische Theorie behauptete etwa, Depressive würden einen Hass, den sie eigentlich gegen andere hegten, gegen sich selbst richten. Aus Spitzers Sicht war eine Diagnose auf dieser Grundlage schlechte Wissenschaft. Gute Wissenschaft war es hingegen zu beobachten, dass ein Depressiver schlecht schlief, seinen Appetit und seine Freude verlor oder immer weniger tat. Über fehlplatzierten Selbsthass musste man spekulieren. Die Symptome konnte man dagegen wirklich sehen oder sie zumindest erfragen.

Vorausgegangen waren dem mehrere Tiefschläge für sein Fach. Mehrere Studien hatten große Zweifel an der Fähigkeit von Psychiatern geweckt, korrekte Diagnosen stellen zu können. Im Jahr 1971 hatten Forscher 450 Psychiatern aus Großbritannien und den USA Videobänder gezeigt, auf denen Patienten von ihren Symptomen berichteten. Obwohl die Fachleute alle dieselben Gespräche zu sehen bekamen, gelangten sie immer wieder zu massiv unterschiedlichen Einschätzungen. Die amerikanischen Psychiater tendierten zum Beispiel dazu, Patienten für schizophren zu halten, die von den Briten eher als depressiv, neurotisch oder persönlichkeitsgestört diagnostiziert wurden. Und es kam noch schlimmer: Nicht nur waren sich die Fachleute bezüglich der Diagnosen uneinig, sie nahmen an ein und derselben Person nicht einmal die gleichen Symptome wahr: Patient F beispielsweise, dreißig Jahre alt, alleinstehend, war schon mehrfach in eine Psychiatrie eingewiesen worden. Einmal hatte er eine Lähmung in seinem Arm, für die es keine organische Erklärung gab. Sein Hauptproblem aber waren seine Stimmungsschwankungen, die er allzu oft mit Alkohol und Drogen bekämpfte. Die Psychiater, denen die mit diesem Patienten aufgenommenen Gespräche gezeigt wurden, kamen auch hier zu ganz unterschiedlichen Schlussfolgerungen: 67 Prozent der Amerikaner fanden, Patient F habe »Wahnvorstellungen«, 63 Prozent entdeckten »Gefühle von Passivität« und 58 Prozent bemerkten eine »Denkstörung«. Nur 12, 8 bzw. 5 Prozent der Briten sahen das jeweils genauso.[24]

Eine einzelne Studie verursacht noch keine Krise, aber diese fügte sich in ein schon lange bestehendes Unbehagen an der Psychiatrie ein, das spätestens seit der Pionierarbeit des Psychologen Philipp Ash bestand. Der hatte 1949 für seine Doktorarbeit beobachtet, wie erstaunlich selten drei Psychiater in ihren Diagnosen miteinander übereinstimmten.[25] Eine weitere Studie aus dem Jahr 1971 mit großen Gruppen von US-amerikanischen, britischen und skandinavischen Psychiatern ergab, dass die Amerikaner Schizophrenie diagnostizierten, wo die Europäer Depressionen und paranoide Psychosen sahen, die Skandinavier psychogene Psychosen notierten, wo der Rest der Welt Neurosen erkannte, und zuletzt die Amerikaner gemeinsam mit den Schweden »zerebrale Arteriosklerose« feststellten, wo die Briten, Norweger und Dänen Affektive (also Gefühls-)Störungen fanden.[26] Was für ein Durcheinander!

Als Spitzer sich Gedanken über diese wenig zuverlässige Diagnostik machte, fand er die Schuld bei Freud. Dessen unscharfe Konzepte wie »unbewusste Konflikte«, »depressive Reaktionen« oder »Psychoneurosen«, meinte er, seien Schuld daran, dass sich Psychiater so häufig uneinig seien, wenn es um die Beurteilung ein und desselben Patienten gehe.[27] »Schon als Kind sortierte ich gerne Dinge«, sagte Spitzer über sich.[28] Da lag es nur nahe, dass auch das neue DSM, das er entwarf, aus vielen Listen, Klassifikationen und Bestimmungen bestehen sollte. Spitzer mochte so etwas. »Das DSM-III sieht sehr wissenschaftlich aus«, meinte er einmal. »Wenn man es aufschlägt, denkt man sofort, dass die was wissen.«[29]

Er schuf ein Werk, das Ordnung in die Diagnostik bringen sollte. Spitzer, der neben seiner Selbstanalyse kaum eigene Erfahrungen als Psychotherapeut gemacht hatte, hielt diese Unerfahrenheit für einen Vorteil. Einmal lud er einen bekannten Experten ein, der ihm die Symptome der Schizophrenie schildern sollte. »[Spitzer] tippte meine Antworten schnellfeuerartig in den ersten Desktop-Computer, den ich je gesehen hatte«, erzählte dieser später. »Während er das tat, murmelte er ›zu streng … zu spitzfindig … zu kompliziert‹.«[30] Das DSM sollte künftig Missverständnisse, wie sie zwischen den Diagnostikern in der Vergangenheit entstanden waren, verhindern. Alles sollte eindeutig sein. Alles sollte jederzeit für jedermann nachvollziehbar werden.

Was würden Sie sagen, wie lang muss jemand depressiv sein, bevor wir davon sprechen sollten, dass er »Depressionen« im Sinne einer Krankheit hat? Einen Monat? Zwei Monate? Ein halbes Jahr? Ein ganzes? »Das kommt darauf an«, werden Sie vielleicht antworten, »je nachdem was passiert ist, kann es kürzer oder länger dauern.« Doch wenn man wie Spitzer gerne Dinge ordnet, ist das nicht eindeutig genug. Unterschiedliche Psychiater könnten die Zeit, die es braucht, um zum Beispiel über den Verlust des Arbeitsplatzes hinwegzukommen, unterschiedlich lang einschätzen. Es musste ein klares Kriterium dafür her, ab welchem Zeitpunkt aus »lang« »zu lang« wird. Am Ende entschieden er und seine Co-Autoren sich für zwei Wochen.[31] Ab jetzt galt jeder, der länger als vierzehn Tage depressive Symptome zeigte, als psychisch krank, unabhängig davon, was vorher passiert war.[32] So hatte Spitzer für Ordnung gesorgt. Und dabei die vielen feinen Unterscheidungen, die wir treffen, wenn wir im Alltag unser Befinden und unsere Erlebnisse beurteilen, zugunsten der Eindeutigkeit ausgeschlossen.

Allan und Jerry

In ihrem Buch »The Loss of Sadness« (Der Verlust der Traurigkeit) listen die Sozialwissenschaftler Horwitz und Wakefield typische Lebenssituationen auf, in denen Menschen alle Kriterien einer depressiven Störung erfüllen: Trennung, Jobverlust, soziale Erniedrigung, schwere körperliche Krankheiten, finanzielle Verluste, Zurückweisung in der Liebe, den Tod eines nahen Angehörigen. Alles Gelegenheiten, bei denen man vor Erscheinen des DSM-III gesagt hätte: »Ja, das wird jetzt eine sehr schwere Zeit, da ist jemand, auf den wir achtgeben müssen, aber es wird auch irgendwann vorübergehen.« Ich lese Seite um Seite in dem Buch der Soziologen. Es wirkt alles sehr einleuchtend. Depression und Traurigkeit, sagen sie, haben dieselben Symptome. Wenn es einen guten Grund für die Symptomatik gebe, dann handle es sich meist um ganz normale Gefühle und Verhaltensweisen, so belastend diese auch sein mögen. Irgendwann im Laufe der Lektüre drängt sich mir eine Frage auf, auf die ich keine Antwort finde: Wie sind wir nur allesamt in eine Situation geraten, in der jemand seitenlang dafür argumentieren muss, dass es ganz normal ist, sehr, sehr traurig und betroffen zu sein, leer und antriebslos zu werden, wenn jemand stirbt, wenn man abgelehnt wird oder vor dem finanziellen Ruin steht?

Ich beschließe, die beiden das selbst zu fragen. Ich verfasse eine E-Mail und bin mir dabei nicht sicher, ob ich jemals eine Antwort erhalten werde. Beide sind durch ihre Arbeiten sehr bekannt geworden. Obwohl er selbst kein Psychiater ist, wird Jerome Wakefield in Fachkreisen mit seiner Kritik an einer weiteren Änderung an den Diagnosekatalogen zitiert. Weil sich normale Trauer und Depression so schwer auseinanderhalten lassen, hatte auch Robert Spitzer 1980 zunächst eine Ausnahme gemacht: Wenn jemand gestorben sei, den man sehr geliebt habe, dann sei das nur selten eine Depression, egal wie schwer die Symptome seien. Zwei bis drei Monate gab er den Trauernden zu deren Überwindung, gestand dabei aber zu, dass es in bestimmten Fällen auch länger dauern konnte.[33] Das wurde später Stück für Stück wieder zurückgenommen. Als 1994 der Nachfolger DSM-IV erschien, wurde »gesunde« Trauer auf zwei Monate beschränkt. Im Nach-Nachfolger, dem DSM-5 von 2013, wurde diese sogenannte »Trauerklausel« ganz gestrichen. Jetzt galt für Trauernde das Gleiche wie für alle anderen Menschen mit depressiven Symptomen. Mehr als zwei Wochen waren automatisch krankhaft. Vielen war das unheimlich. Sie fragten sich: Ist es nicht eher ein Zeichen psychischer *Gesundheit*, wenn man nach dem Tod eines geliebten Menschen auch nach zwei Wochen noch trauert? Jerome Wakefield ist derjenige, der häufig als Mahner vor dieser überzogenen Trauerdiagnostik herangezogen wird.[34] Wie viel Zeit würde ein so bedeutender Wissenschaftler für mich haben?

Die erste Reaktion erhalte ich von Allan Horwitz, eine Stunde nachdem ich meine E-Mail abgeschickt habe: »Klar, ich würde gerne mit Ihnen sprechen. Ich kann es flexibel einrichten.« Zwei E-Mails weiter sind aus den eminenten Professoren Horwitz und Wakefield meine zukünftigen Gesprächspartner Allan und Jerry geworden. Donnerstag 21 Uhr sitze ich vor meinem Computer, da ist es an der Ostküste der USA, wo die beiden leben und arbeiten, 15 Uhr nachmittags. Allan ist pünktlich da. Er sitzt in seinem Wohnzimmer, untermalt vom Brummen einer Klimaanlage, im Hintergrund hängt der Druck eines Stilllebens von Cézanne. Er ist zweiundsiebzig Jahre alt und trägt ein ärmelloses T-Shirt. »Unglaublich heiß heute in New Jersey«, erklärt er. Ein paar Minuten später sitzt auch Jerry in seiner

Universität in New York vor dem Computer, schwarzes Hemd, dickrandige, schwarze Akademikerbrille. Sie verstehen sich offensichtlich gut. Allan macht witzige Einwürfe, Jerry ist der Vielredner. Diese Rollenverteilung ist den beiden offenbar bewusst, denn Jerry beginnt fast jede Antwort mit: »Ich glaube Allan wird mir zustimmen, dass …« Sie haben sich in einem akademischen Programm zur Erforschung mentaler Gesundheit kennengelernt und wollten beide gleichzeitig ein Buch über Depressionen schreiben. Weil sie sich von Anfang an mochten, beschlossen sie, eines gemeinsam zu verfassen, um Arbeit zu sparen. »Und lief die Zusammenarbeit reibungslos oder gab es auch größere Auseinandersetzungen, die Sie klären mussten?«, frage ich. »Ich könnte mich an keine erinnern, Allan, Du?« – »Nicht in Bezug auf die Inhalte, eher hinsichtlich unserer Arbeitsweisen.« Sofort sprudelt Jerry los: »Da gab es diesen einen Tag, da ging es um einen Abgabetermin, um den ich mir Sorgen machte. Und ich war in Allans Büro, und er sagte: ›Ich kann mich nicht erinnern, dass ich in meinem ganzen Leben jemals einen Abgabetermin versäumt hätte.‹ Und ich antwortete ihm: ›Wie interessant! Ich kann mich nicht erinnern, dass ich in meinem ganzen Leben jemals einen Abgabetermin eingehalten hätte!‹«

Schließlich komme ich dazu, meine Frage nach der Ausbreitung der Depressionsdiagnose zu stellen. Ich kann das aus der Perspektive von Robert Spitzer nachvollziehen. Da ging es um Einigkeit bezüglich der Diagnostik. »Aber was ist mit der Öffentlichkeit?«, frage ich die beiden. »Warum haben die Menschen den Psychiatern nicht gesagt: Lasst mich in Ruhe! Mein Partner ist gerade gestorben, meine Traurigkeit ist ganz normal.«

»Genau das ist das Paradox«, beginnt Jerry. »Einerseits: Ich gehe zu Partys. Und da treffe ich auf Leute, die nichts über Psychiatrie wissen. Und dann spreche ich manchmal über meine Arbeit und erkläre denen, was die Kriterien für Depression sind. Und dann schauen die mich an, als wäre ich verrückt: ›Wie kann irgendjemand so etwas glauben? Wenn jemand seine Arbeit verliert und dann für ein paar Wochen im Bett liegt und sich miserabel fühlt, das soll eine klinische Depression sein?‹ Aber andererseits: Sobald die Medizin irgendeine Theorie aufstellt, sind die Menschen erstaunlich ›aufgeschlossen‹ und benutzen das für ihre eigenen Zwecke. Ich schreibe gerade einen historischen Text über den Feldzug, der im 18. und 19. Jahrhundert gegen die Masturbation geführt wurde. In jenen Tagen kamen die Menschen zu ihren Ärzten und baten um chirurgische Eingriffe, damit sie nicht mehr masturbieren müssen! Allen Ernstes! Und wir reden hier darüber, dass der gesunde Menschenverstand den Bach runtergeht. Die Sache ist so: Sobald es einmal so eine Sichtweise gibt, dann gibt es auch sozialen Druck. Was ich von jungen Leuten höre, ist, dass es eine Menge Druck gibt. Wenn du dich an deinem Arbeitsplatz in deinem Start-up schlecht und nicht so produktiv fühlst, dann holst du dir besser ein Antidepressivum oder sprichst mit jemandem darüber. Da gibt es ganz wenig Toleranz für emotionale Schwankungen, weil alle immerzu produktiv sein müssen. Also akzeptieren die Menschen diese Kategorien. Wir sind nicht plötzlich alle krank, aber viele Menschen kommen jetzt in die Praxen und sagen: Ich habe eine klinische Depression.«

Der psychiatrische Fachbegriff »Depression«, so sehen das die beiden, ist ein Angebot der Psychiatrie an die Menschen, mit dem sie ihre Leiden besser verstehen können. Und dieses Angebot wurde in den letzten Jahren immer häufiger angenommen. »Für welche tatsächlichen Probleme auch immer die Menschen sich in Behandlung begaben«, schreibt Allan in einem seiner Texte, »das Behandlungssystem fing an, sie als ›Depressionen‹ zu bezeichnen – und zunehmend taten das auch die Patienten selbst.«[35]

Was mir Allan und Jerry erzählen, ist nicht unbedingt das, was man zumeist in der Zeitung über psychische Erkrankungen liest. Wir gehen normalerweise davon aus, dass es die Krankheiten, unter denen wir leiden, auch wirklich gibt. Wenn ein

Arzt uns sagt, dass wir Diabetes haben, dann fragt er nicht nach, ob wir das genauso sehen. Es ist egal, was wir – oder auch er ganz persönlich – von Diabetes halten. Und wenn wir Diabetes ab jetzt »Triagammes« nennen würden, wäre das ebenfalls egal. Es würde an der Krankheit nichts ändern. Allan und Jerry sehen das für Depressionen anders. Sie sagen, dass es einen Unterschied macht, welche Worte man auf dem Gebiet des Psychischen wählt. Es hat Folgen, wenn Fachleute sagen: »So, das ist jetzt eine Krankheit«, und ob die Menschen, die das hören, es glauben. Wenn man Symptome, die es schon immer gab, immer öfter »krankhaft« nennt, dann werden Depressionsdiagnosen zunehmen.

Frau K. wird depressiv

Als ich darüber nachdenke, wie das praktisch vor sich gehen soll, fällt mir eine alte Geschichte ein, die ich erlebt habe, als ich ganz neu in Berlin angekommen war. Die Kassenärztliche Vereinigung lädt dort jedes Jahr zu einem Informationstag. Die verschiedenen Arztgruppen stellen sich vor und zeigen, was sie können. Blutdruckmessen etwa, Hautkrebsscreening gratis, Messung der Sehstärke – was in aller Schnelle eben so möglich ist. Wer sich persönlich engagieren möchte, kann zu dieser Gelegenheit etwas beitragen. Also hatte ich mich in diesem Jahr mit an einen Stand gestellt, den die Psychotherapeuten aufgebaut hatten. Wir verteilten Informationsmaterialien, und einige meiner Kolleginnen und Kollegen gaben Kostproben ihrer Arbeit. Stündlich gab es Entspannungsgruppen und die Gelegenheit zu »psychologischer Kurzberatung«: zehn Minuten mit einem Psychotherapeuten ganz für sich allein. Die durchführende Kollegin war schon älter und sehr erfahren. Ihre Fragen waren gezielt, ihr Kopfnicken erfolgte routiniert und lud zum Sprechen ein. Und es funktionierte. Die Menschen, die zu ihr kamen, begannen zu reden. Über sich und das, was sie bedrückte. Und der Kopf der Therapeutin bewegte sich dazu, als würde er im Takt einer schon oft gehörten Melodie mitwippen.

Frau K. zum Beispiel war damals dreiundvierzig Jahre alt. Es fiel auf, wie funktional sie auftrat. Zu funktional. Zu grau. Grau fühle sie sich auch, sagte sie. Sie hatte einen Sohn, der sie stark in Anspruch nahm, und einen Mann, der viel Zeit auf der Arbeit verbrachte. Ihrem Leben fehlte es an Abwechslung, an Freude, an Farbe. Niedergeschlagen sei sie häufig in letzter Zeit, und sie wisse nicht, wie sie etwas daran ändern könne. Sie schlafe schlecht und habe keine Lust auf die Hausarbeit. An dieser Stelle schluckte sie und verstummte. Der Kopf der Therapeutin hatte aufgehört zu wippen. In der Stille klang Frau K.'s Geschichte nach. Im Hin und Her der Konversation war es jetzt an der Therapeutin fortzufahren: »Das, was Sie da erzählen, klingt mir aber nach einer richtigen, klinischen Depression.« Frau K. begann zu weinen. Ja, so etwas habe sie sich schon gedacht. Gebe es denn Hilfe? Die Therapeutin lächelte. Natürlich gebe es Hilfe, gut erprobte, wissenschaftlich gesicherte Methoden der Verhaltenstherapie zum Beispiel. Und ergänzend dazu Medikamente. Die zehn Minuten waren vorbei. Ob sie schon über professionelle Hilfe nachgedacht habe? Frau K. ließ sich noch eine Liste mit Telefonnummern geben. Als sie sich verabschiedete, lächelte auch sie. Sie bedankte sich. Endlich einmal habe sie jemand richtig verstanden.

In dieser kurzen Sequenz tauscht Frau K. innerhalb von zehn Minuten ihre sämtlichen alten Probleme gegen ein einzelnes neues. Sie geht in die Kurzberatung mit einem faulen Sohn, einem abwesenden Mann und der Trauer über ihr Leben. In kürzester Zeit tauscht sie all diese Probleme gegen ein einziges, völlig andersartiges: Depression. Sie ist jetzt psychisch krank. Genau wie so viele andere im Land.

Ich frage mich, was Frau K. gewinnt, wenn sie ihre – schweren – Alltagsprobleme mit Mann und Kind gegen ein – mindestens ebenso schweres – psychisches Problem tauscht? Sie geht mit einem Begriff, der »Depression«, aus der Kurzberatung, der ihrem Leiden einen neuen Namen gibt. Wachsen dadurch ihre Möglichkeiten zur Bewältigung ihrer Schwierigkeiten oder werden sie dadurch kleiner? In Frau K.'s Fall macht der Depressionsbegriff aus einem Familienproblem eine individuelle Störung. Ach, wäre Frau K. nur psychisch gesund, dann gäbe es auch kein Problem mit Mann und Kind und Haushalt!

In dem Moment, als die Therapeutin ihre Diagnose ausgesprochen hat – und diese von Frau K. akzeptiert wird –, verändert sich etwas Entscheidendes. Alles konzentriert sich jetzt auf Frau K. und darauf, dass mit ihr etwas nicht in Ordnung ist. Frau K. wird wahrscheinlich nicht damit beginnen, Gespräche mit ihrer Familie zu führen, sondern erst einmal Tabletten einnehmen. Die Arbeit an ihr selbst wird in das Zentrum rücken und die Beschäftigung mit dem, was ihrem Leid vorausgegangen war, wird eine Nebenrolle spielen.

Corona-Depression

Während ich dies schreibe, beginnt die Corona-Pandemie. Die Infektionszahlen steigen, zunächst weiß man nichts Genaues über die Wege der Infektion und darüber, was man tun muss, um sich zu schützen. Maske, ja oder nein? Schulen schließen? Konzerte und Fußballspiele verbieten? Und schon bald meldet sich das diagnostische Frühwarnsystem der Psychiatrie. Das *Royal College of Psychiatry*, in Großbritannien die tonangebende Psychiaterorganisation, warnt: Mit der Infektionswelle würden auch unsere psychologischen Beratungsstellen überflutet werden. Das Virus greife nicht nur unsere Lunge an, sondern auch unsere Psyche![36] Viel zu viele Menschen hätten viel zu viel Angst vor der Pandemie und ihren Folgen, heißt es. Sie alle gelten, weil sie sich sorgen, als psychisch krank. Das *Census Bureau* der Vereinigten Staaten – so etwas wie hier das Statistische Bundesamt – hält ein paar Wochen nach Beginn der Pandemie ein Drittel aller US-Amerikaner für entweder depressiv und/oder angstgestört. Doppelt so viele wie im Vergleich zu früheren Erhebungen![37] Schaut man in die Daten, auf die die Amerikaner ihre Aussagen stützen, dann haben sie offenbar noch weniger Zeit und Geld für die regelmäßigen Erhebungen zur psychischen Gesundheit ihrer Bevölkerung als die Europäer. In ihren Untersuchungen stellen die Europäer immerhin acht Fragen nach depressiven Symptomen. Statt acht reichen den Amerikanern zwei Fragen, um eine Diagnose zu stellen: »Hatten Sie in den letzten beiden Wochen wenig Interesse oder Freude an Ihren Aktivitäten?« und »Haben Sie sich in den letzten beiden Wochen bedrückt, depressiv oder hoffnungslos gefühlt?« Wer dies für mehr als die Hälfte der Tage bejaht, gilt als krank. Unabhängig von den Umständen. Inmitten einer Pandemie, die eine echte Bedrohung darstellt und das Leben massiv einschränkt.

Per E-Mail flattert mir die Anfrage einer großen deutschen Krankenkasse ins Haus. Um gerade auch jüngere Kunden anzulocken, lässt man dort von einer Medienagentur einen Podcast produzieren, in dem es um die »sozialen Probleme der Gesellschaft« geht, »für die wir zugleich der Grund und die Lösung« sein sollen. Sie wollen mit mir in Corona-Zeiten über die »psychischen Hintergründe in so einer Ausnahmesituation reden«. Grundsätzlich bin ich interessiert. Im Vorgespräch mit Moderator André[38] am nächsten Tag sind wir sofort beim Du. Und er hat sehr klare Vorstellungen davon, was ich im Podcast zu erzählen habe: »Du kannst ja erläutern, was in einer solchen Situation im Gehirn passiert. Was das Angstzentrum und die Amygdala mit uns machen, so dass die Leute völlig überreagieren. Anschließend ist noch Zeit dafür, drei Entspannungsübungen anzuleiten. Kannst Du Dir das vorstellen?« Nein, André, kann ich nicht. Ich finde die Reaktion der meisten Leute nämlich ziemlich angemessen. »Ich finde, das geht am Kern des Problems vorbei«, sage ich. André ist zwar nicht von der Pandemie überfordert, aber offensichtlich mit mir. »Aber worüber sollten wir denn sonst reden?«, fragt er verwundert.

Dabei könnten die Daten aus den USA auch als Ausdruck einer – je nach persönlicher Lage – vollkommen angemessenen Reaktion gedeutet werden: Von denjenigen, die mehr als 150 000 Dollar im Jahr verdienen, berichteten nur 6 Prozent von unkontrollierbaren Sorgen. Während diejenigen, die weniger als 25 000 Dollar verdienten, dies zu 28 Prozent taten. Die Ärmsten haben eben auch in Zeiten von Corona mehr Anlass zur Beunruhigung. Es fehlt an beruflicher Sicherheit, an Kinderbetreuung und an genügend Platz in der eigenen Wohnung, um einander aus dem Weg zu gehen. Wir hätten statt über psychische Störungen auch über eine soziale und ökonomische Krise sprechen können.[39] Stattdessen fordern im Anschluss Psychotherapeuten und Patientenorganisationen eine sofortige Verbesserung der psychiatrischen und psychologischen Versorgung. Eine sicher hilfreiche Maßnahme, solange man dabei im Blick behält, dass die Auslöser der psychischen Krise sehr real und nicht einem persönlichen Defizit der Betroffenen geschuldet sind. Das ist es, was Allan und Jerry an der modernen Depressionsdiagnose so schwierig finden. Der Blick auf die Symptome lässt das Leben, unter dem wir manchmal sehr stark zu leiden haben, aus dem Fokus verschwinden.

Trotzdem bleibt mir ein Zweifel: Allan und Jerry beschäftigen sich seit langem mit Psychiatrie und Psychologie. Aber sie sind letztendlich fachfremd. Vielleicht haben sie einfach etwas falsch verstanden, und ich bin den beiden freundlichen, älteren Herren auf den Leim gegangen. Kann es wirklich sein, dass eine so kleine Änderung an den Depressionskriterien solche Auswirkungen auf unsere Sicht der Depression und unseren Umgang mit Menschen hat, die leiden?

Ich brauche einen weiteren Gewährsmann für die Idee, dass Depressionen heute anders verstanden werden als noch bei den alten Griechen. Und wer käme dafür besser in Frage als einer, der in Fachkreisen zu solchen Fragen ständig zitiert wird? Jemand, der Statistiken wälzt und sich mit der psychiatrischen Versorgung perfekt auskennt. Dieser Jemand ist in Deutschland der Sozialwissenschaftler Dirk Richter.

Dr. Dirk Richter

Wie in so vielen Fällen bei der Recherche für dieses Buch, renne ich auch bei ihm offene Türen ein. Dr. Richter, zuständig für statistische Analysen an der Berner Fachhochschule, hat sofort Zeit für mich. In »Schreibklausur« sei er gerade, antwortet er mir auf meine Interviewanfrage, und daher gut verfügbar. Wir treffen uns per Zoom, und ich erhasche einen kleinen Einblick in sein Arbeitszimmer. Im Hintergrund stehen Billyregale, randvoll mit Büchern. Er trägt, obwohl er zu Hause und aktuell ohne Lehrverpflichtungen ist, ein gestärktes weißes Hemd. Ein Zeitlimit für unser Gespräch setzt er mir nicht, denn was er mir erklären will, ist kompliziert. Nur wolle seine Frau später noch mit ihm Kaffee trinken.

»Wenn ich Sie als Kronzeugen für die Entwicklung von psychischen Störungen in der Bevölkerung bezeichne, liege ich dann richtig?«, frage ich. Er nennt noch zwei, drei andere Namen, aber grundsätzlich ist er mit diesem Titel einverstanden. Also bin ich hier an der richtigen Stelle, um meine Fragen zu stellen: »Wie macht man das?«, setze ich an. »Wie prüft man, ob psychische Störungen, und konkret Depressionen, zugenommen haben oder eben nicht?« Man dürfe nicht danach schauen, ob die Leute sich mit ihren Problemen häufiger an Ärzte wenden, beginnt er, auch wenn es unbestritten mehr geworden seien. Stattdessen müsse man danach schauen, wie groß die psychische Belastung in der Bevölkerung tatsächlich ist. Wie viele Symptome gab es schon in Zeiten, in denen sich noch kaum jemand damit zum Arzt traute? Schon im nächsten Satz klingt er ein wenig wie Allan und Jerry: »Wenn man sich mit dem tatsächlichen Vorkommen von psychischen Störungen auseinandersetzt, dann ist das Problem ja in der Psychiatrie, dass sich die diagnostischen Kriterien über die Jahrzehnte deutlich verändert haben.«

Man solle nicht Äpfel mit Birnen vergleichen, heißt es oft. Erst recht sollte man sie nicht in Statistiken zusammenrechnen. Dirk Richter hat es sich in seiner Arbeit zur Aufgabe gemacht, dass genau so etwas nicht passiert. Deswegen ist seine Arbeit für die Wissenschaft so wichtig. Er sorgt dafür, dass in den Zahlen nur das zusammenkommt, was auch zusammengehört. Deswegen betrachtet er nur Studien aus der neuesten Zeit. Was davor gemacht wurde, interessiert ihn kaum, weil sich die diagnostischen Kriterien fortwährend verändert haben. »Es ist unzulässig, das Vorkommen mit unterschiedlichen Kriterien zu messen«, betont er. »Nur wenn beim Messen die Kriterien stabil geblieben sind, dann können wir sehen, ob sich etwas verändert hat oder nicht.«

Folge ich Allan und Jerry, gab es vor allem eine große Änderung des Maßstabs: 1980 wurden plötzlich die Anlässe, aus denen man depressiv wurde, zur Nebensache. »Ich habe gestern mit Allan Horwitz und Jerome Wakefield gesprochen«, erzähle ich Dirk Richter, »die würden Ihnen erst mal zustimmen. Die Symptome sind über die Jahrzehnte gleich geblieben. Nur seit 1980 nennen wir sie vermehrt auch Depressionen. Steigen also die Diagnosezahlen, weil wir mehr Depressionen *erkennen*? Oder steigen die Depressionsdiagnosen, weil wir Leiden anders *benennen*?« Das ist die zentrale Änderung, die Allan und Jerry so wichtig finden: Aus »normalem« Leid, wird »krankhaftes«. Dirk Richter widerspricht diesem Teil der Darstellung nicht. Deshalb vergleicht er ja nur Studien, die nach der großen Veränderung der Depressionskriterien nach 1980 durchgeführt wurden. Dass jegliche Art von depressiven Symptomen jetzt unabhängig von ihrem Anlass automatisch Depressionen heißen, ist allerdings anscheinend kein größeres Problem für ihn: »Ist das ein Unterschied? Wo soll man denn mit seinen Problemen sonst hingehen?« Anders als Allan und Jerry findet Dirk Richter, dass es eine gute Sache ist, diese Symptome zu den Depressionen zu zählen, egal was ihnen vorausgegangen sein mag. Denn so könne man denjenigen, die leiden, einen Ort anbieten, an dem sie ein offenes Ohr finden. Auch dann, wenn sie aus gutem Grund leiden.

Vom Schatten ins Licht: Wie hilft man depressiven Menschen?

Mein innerer Kritiker meldet sich zu Wort: »Viele Menschen mit Depressionen sind dankbar, dass ihr Leiden endlich als Krankheit anerkannt wird. Sie haben zu oft gehört, dass sie sich nur anstellen, dass sie mal Sport machen sollen, dass sie einfach nur auf andere Gedanken kommen müssen«, gibt er zu bedenken. »Wenn Deine neuen Freunde Allan und Jerry jetzt der Meinung sind, die wenigsten von diesen Menschen seien wirklich krank, dann nehmen sie ihnen genau das, wofür sie in ihrer Familie und bei ihren Freunden, bei ihren Ärzten und Arbeitgebern lange gekämpft haben: die Anerkennung ihres Leids und das Recht auf Unterstützung. Zudem klingt es fast so, als würdest Du meinen, viele derjenigen, die zu Dir in die Praxis kommen, bräuchten eigentlich gar nicht dort zu sein, weil sie ja eben ›nur traurig‹ sind. Als würden sie sich da was einreden.«

Das scheinen mir stichhaltige Einwände zu sein. Doch diesmal finde ich schnell ein Gegenargument: »Ja, Du hast schon recht«, antworte ich dem Kritiker, »viele werden in ihrem Leid nicht ernst genommen. Doch ist es nicht ebenfalls eine Entwertung des Leidens, wenn man den Menschen zu dessen Bewältigung lediglich Tabletten anbietet? Dass all die Gefühle und Hindernisse, die man verspürt, lediglich einer Krankheit und einem ins Stolpern geratenen Gehirn entspringen sollen, kann ebenfalls sehr verunsichernd sein. Welchen ihrer Gefühle sollen die Betroffenen dann noch vertrauen?« Der Soziologe David Karp hat darüber mit vielen depressiven Menschen gesprochen und die Gefühlslage seiner Gesprächspartner so zusammengefasst: Wenn sie etwas erleben, fragen sie sich immer wieder: Ist das jetzt wegen der Krankheit oder der Medikamente oder bin das einfach »ich«?[40]

Auch Jerry wäre mit dem Einwand des Kritikers nicht einverstanden: »Ich bin überhaupt nicht dagegen«, hatte er gesagt, »jedem zu helfen, der Hilfe braucht. Aber es ist nicht besonders gut, wenn man das mit Hilfe einer medizinischen Kategorie erreicht, die nahelegt, dass im Inneren derjenigen, die Hilfe brauchen, etwas nicht in Ordnung ist. Sobald man anfängt zu glauben, dass die Krankheit mit hoher Wahrscheinlichkeit immer wieder auftritt, liegt es nahe, eine medikamentöse Behandlung weiterzuführen, selbst dann noch, wenn die Person sich augenscheinlich längst erholt hat.« Eine Studie stellte entsprechend fest, dass diejenigen, die davon ausgingen, dass ihre Depression das Ergebnis eines chemischen Ungleichgewichts sei, selbst dann noch zögerten, ihre Antidepressiva wieder abzusetzen, wenn ihre Ärzte ihnen dazu rieten.[41] Wenn fast jeder Artikel in einem Fachbuch die Krankheit als potenziell chronisch einordnet, dann wird jede neue Traurigkeit zu einem Alarmsignal. Die Depression kommt wieder zurück! Ich bin noch immer krank!

»Schau«, entgegne ich meinem inneren Kritiker, »wenn Menschen wiederholt verzweifelt sind, dann könnte das ja jedes Mal einen guten Grund haben. Einmal stirbt jemand, ein anderes Mal verliert man den Job. Zu einer dritten Gelegenheit stellt man fest, dass man in der eigenen Familie nicht geschätzt wird.

Das ist nicht automatisch immer die gleiche Krankheit. Wenn ich dreimal im Jahr erkältet bin, dann ist das ja auch nicht jedes Mal derselbe Schnupfen. Trotzdem brauche ich vielleicht jedes Mal Hilfe.«

Auch Allan und Jerry wollen die Probleme der Menschen nicht kleinreden, im Gegenteil. Sie finden: Das, worunter du leidest, ist so schwerwiegend, dass es kein Wunder ist, dass du damit solche Schwierigkeiten hast. Darüber sollte geredet werden und nicht über deinen Hirnstoffwechsel. Schweres Leid automatisch als krankhaft anzusehen, könnte ein Teil der Depressions-Falle sein. Durch diese Art der Beschreibung werden all die Teile unseres Lebens, die bedrückend, ja, niederschmetternd sind, zu einem Charaktermangel oder einem Unfall unserer Hirnchemie. Vielleicht wäre es stattdessen manchmal besser zu sagen: Du stehst vor Herausforderungen, die du nicht allein bewältigen kannst. Jerry formulierte es so: »Ich glaube, für jeden, der in unserer verrückten, aufgesplitterten Gesellschaft unter Druck steht, wäre es sehr gut, wenn es einen Ort gäbe, an den sie oder er sich im Notfall wenden kann.«

Ein solcher Ort kann eine psychotherapeutische Praxis sein. Es ist gut, dass es diesen Ort gibt, auch wenn man keine Depression im Sinne von Hippokrates hat, sondern echte Lebensprobleme. Vielleicht müssen wir erst wieder lernen, diese Lebensprobleme ernst zu nehmen. So wie auch Frau Rickert und ich das im Folgenden versuchen. Dann erweitern sich unsere Möglichkeiten, mit ihnen umzugehen und vom Schatten wieder ins Licht zu kommen.

KAPITEL 3

Gespräche gegen das Dunkel: Die Psychotherapie der Depression

»And just saying it could even make it happen.«

Kate Bush, Cloudbusting

Die Definitionen von Depression ändern sich, das wurde im vorangegangenen Kapitel deutlich. Wir werden weiter forschen, heißt es oft, und dadurch Stück für Stück besser fassen können, was Depressionen wirklich sind. Doch während wir gemeinsam warten, stehen wir vor einem Problem. Auch wenn sich die messbare Menge depressiver Symptome in der Bevölkerung über die letzten Jahrzehnte nicht nachweislich verändert hat, klopfen doch immer mehr Menschen bei den Praxen an. Mit den Diagnosezahlen sind auch die Arztbesuche und Therapieanfragen angestiegen, genauso wie die Anzahl und Länge der Krankschreibungen und psychisch bedingten Frühverrentungen.

Es muss jetzt etwas getan werden, nicht erst in der Zukunft. Inzwischen gibt es viele verschiedene, psychotherapeutische Behandlungsansätze – einen davon, die Kognitive Verhaltenstherapie, praktiziere ich selbst. Ich möchte Sie einladen, mir im Folgenden bei der Arbeit über die Schulter zu schauen. »Reden hilft«, sagt man, und die Psychotherapeuten haben diese Form der Hilfe zu ihrem ersten Arbeitsmittel gemacht. Wäre die Depression eine Krankheit des Körpers wie jede andere auch, wäre der Erfolg dieser »Redekur« allerdings etwas rätselhaft. Warum wirkt sie bei Depressionen, während dies bei anderen Krankheiten wie Tuberkulose oder Krebs offensichtlich nicht der Fall ist?

Es wird im Folgenden auch darum gehen, wie Betroffene um

Worte ringen, um das eigene Leid verständlich zu machen. Sehr anschaulich ist hier einer der meistgelesenen Berichte über Depression, die autobiographische Erzählung von Matt Haig, die ich hier immer wieder einfließen lasse. Auch ein Gespräch aus meiner eigenen Praxis schildere ich etwas ausführlicher, das mit meiner Klientin Frau Rickert. Selbstverständlich habe ich ihren Namen und diverse biographische Daten und Umstände geändert.

Depression als Krankheit, die unabhängig von unserem Leben betrachtet wird, erscheint wie ein »Ding«, das uns überfällt. Wir können uns dann nur durch Medikamente und professionelle Therapie zur Wehr setzen. Das macht uns hilflos. Psychotherapeuten investieren viel Zeit, um mit ihren Klienten wieder eine »menschlichere« Sicht auf ihr Leiden zu entwickeln. Dadurch eröffnen sich Möglichkeiten, das Leid aus der eigenen Geschichte heraus zu verstehen. Und mit therapeutischer Unterstützung selbst etwas daran zu verändern.

Auf ein Wort: Wie erkennt und erklärt man seine Depression?

Sollten Sie selbst unter Depressionen leiden, dann interessieren Sie sich vielleicht nicht so sehr für den akademischen Streit um Worte wie »reaktiv« und »klinisch«. Welches Hormon genau nun bei Depressionen ins Ungleichgewicht geraten ist, ist Ihnen womöglich gleichgültig. »Wie man Depressionen nennt und zählt, betrifft mich nicht«, werden Sie sagen. »Ich will nur, dass die Welt für mich wieder in Ordnung kommt. Ich bin depressiv und will es nicht mehr sein.«

Immer wieder werde ich gefragt, wie man Depressionen bewältigt. Wie wird man depressiv, und wie wird man Depressionen wieder los? Wie verhindern Angehörige, dass sie selbst depressiv werden? Alles berechtigte Fragen. So wie auch jene, die mir Frau Tauch bei ihrem Besuch in meiner Praxis gestellt hatte: »Wie werden Sie mich denn nun behandeln?« Also, was kann ich für Sie tun? Schließlich bin ich ja der Fachmann. Gestatten Sie mir einen kleinen Umweg, bevor ich die Frage beantworte.

Ich sitze an meinem Schreibtisch und will herausfinden, ob ich selbst depressiv bin. Ich googele »Depressionstest online«. Eines der ersten Ergebnisse ist ein Test der Schön Klinik. Das Unternehmen wirbt für seine Dienste, indem es den Fokus hervorhebt, »mit dem wir auf Ihre individuellen Bedürfnisse eingehen«. Der Test ist kurz, neun Fragen zu meinem Befinden über den Zeitraum der letzten zwei Wochen (Robert Spitzer und sein exaktes Zeitkriterium lassen grüßen). Gelistet sind eine Reihe von Symptomen, die vermutlich jeder mehr oder weniger gut kennt. So schlafe ich nicht an jedem Tag gleich gut. Auch fällt es mir manchmal schwer, mich aufzuraffen, um zur Praxis zu fahren oder mich an den Schreibtisch zu setzen. Also muss ich bei Fragen, in denen es um »wenig Interesse an meinen Tätigkeiten«, um Energielosigkeit oder Schlafprobleme geht, die Antwort »An einzelnen Tagen« auswählen. Dagegen bin ich mir sicher, dass meine Sprache nicht verlangsamt ist, dass ich weder »ruhelos« noch »zappelig« bin und dass ich keine Gedanken habe, lieber tot zu sein. »Überhaupt nicht«, wähle ich aus. Ich klicke auf »weiter«. Die Schön Klinik teilt mir mit, dass ich »erste, leichte Anzeichen der Krankheit Depression« zeige. Dennoch kein Grund zur Sorge, meint der Begleittext. Vermutlich klinge das von alleine wieder ab. Puh, da hab ich wohl noch mal Glück gehabt! Zwei Wochen später mache ich den Test erneut. Meine Energielosigkeit aus den Vorwochen hat sich verflüchtigt, und ich behaupte dieses Mal, zwei Wochen lang ohne jeden Selbstzweifel ausgekommen zu sein. Der Test gibt jetzt Entwarnung: »Ihre Angaben zeigen keine Anzeichen der Krankheit ›Depression‹.«[1] Ich bin nun offiziell wieder zu hundert Prozent gesund.

Viele Kolleginnen und Kollegen sind mit dieser Form der

Bestimmung von krank und gesund nicht besonders glücklich. Ferndiagnosen werden meist grundsätzlich abgelehnt; auch auf der Website der Schön Klinik wird dazu geraten, bei Fortbestehen der Symptome mit einem Arzt zu sprechen. Allerdings erhalten viele Patienten nach weniger als drei Minuten im Behandlungszimmer ihres Hausarztes ein Rezept für eine Packung Pillen.[2] Wenn wir lediglich unsere Symptome zählen, als gelte es, beim Depressionsbingo die richtigen Zahlen zusammenzubekommen, dann fehlt uns etwas. Was wir beklagen, wird zu Symptomen, und die richtige Menge an Symptomen wird zur Krankheit. Wir beginnen dann, uns im Kreis zu drehen: Woher wissen wir, dass wir Depressionen haben? Weil wir die Symptome haben. Warum haben wir die Symptome? Weil wir Depressionen haben.

Erinnern Sie sich noch an die britischen Forscher, die anhand von Interneteinträgen nachvollzogen, wie betroffene Menschen über ihre eigenen Depressionen sprechen?[3] Alle in die Untersuchung einbezogenen Blogger (es waren diejenigen, die bei einer Google-Suche nach »Depressionsblogs« oben in der Ergebnisliste erschienen) vertraten das biologische Modell der Depression. Alle glaubten, dass die Depression eine Krankheit des Gehirns sei, die durch ein chemisches Ungleichgewicht ausgelöst wird. Zugleich vertraten sie alle auch ein zweites Konzept von Depression. Eines, bei dem sie viel stärker selbst an ihrem Wohlergehen beteiligt sind. Und bei dem es darum geht, im Leben Veränderungen vorzunehmen. Sie schrieben immer wieder, dass sie versuchten, »zurück ans Steuer zu kommen«, dass sie eine »Wahl« hätten, dass sie sich ihrem Unglück »heroisch entgegenstellten« und dass sie dies – zu Recht, wie ich meine – für ein Zeichen von Charakterstärke hielten. Obwohl sie sich als Opfer ihrer Hirnchemie sahen, sahen sie doch auch Einflussmöglichkeiten. Einer schrieb sogar: »Ich bestimme, welche chemischen Prozesse in meinem Gehirn ablaufen.« Die Forscher nannten die Ansichten der Blogger, die sich auf das Gehirn und körperliche

Vorgänge bezogen, die »medizinische Sichtweise« der Depression. Die Beiträge dagegen, die eigene Einflussmöglichkeiten auf Erleben und Wohlbefinden hervorhoben, tauften sie die »moralische Sichtweise« der Depression. Diese Perspektive lässt eine Depression als aus eigener Kraft überwindbar erscheinen. Sie überträgt den Betroffenen aber auch einen Teil der Verantwortung zumindest für die Bewältigung der Depression.

Dämonen, Löwen und schwarze Hunde

Die meisten Klienten bringen nicht nur ihre Symptomatik mit in meine Praxis. Sie wollen auch eine Geschichte darüber erzählen, wie es dazu kam, dass es ihnen so schlecht geht: Wer daran beteiligt war, von wem oder was sie im Leben mehr erwartet hatten (von ihren Eltern und Freunden, von ihrer Arbeit oder von sich selbst), wovon sie enttäuscht wurden. Und sie möchten wissen, wie sie sich am eigenen Schopf wieder aus dem Schlamassel ziehen können, in den sie geraten sind.

Die Zuverlässigkeit von Diagnosen, wie wir sie bei Robert Spitzer und seinen Checklisten kennengelernt haben, sind für die meisten Klienten nur am Rande wichtig. Genauso wie die Frage, ob sie exakt dieselbe Krankheit haben, die auch einen anderen plagt. Ihr Hauptanliegen ist, dass es ihnen besser gehen soll und dass sie sich selbst besser verstehen. Sie wünschen sich, dass ich in der Therapie individuell auf sie eingehe. Dass ich mir anhöre, was sie zu sagen haben. Sie wollen mit mir ins Gespräch kommen und dabei ausloten, was sie für sich selbst tun könnten. Also habe ich auch Frau Rickert, die ehemalige »Partylöwin«, die nach Jahren wieder depressive Symptome zeigte, nach ihrer Geschichte gefragt.

»Also, Frau Rickert, es sieht so aus, als seien dem Partylöwen in letzter Zeit die Krallen gestutzt worden. Haben Sie eine Idee, wie es dazu gekommen ist?« – Frau Rickert fällt zunächst nichts ein. Sie betont, wie gut ihre Kinder geraten sind, dass die Zusammenarbeit mit den neuen Kollegen wirklich nett sei, wie schön das Zusammensein mit ihrem Mann sei. Eher sei es umgekehrt. Sie sei zunehmend eine Belastung für die anderen. Ihr geht es wie so vielen, die in meine Praxis kommen. Einen richtigen Anlass für ihre Beschwerden findet sie nicht. Wenn sie bereits eine gute Geschichte hätte, müsste sie nicht mit mir sprechen. Wenn sie wüsste, was in ihrer Situation hilfreich und was eher hinderlich ist, dann bräuchte sie mich nicht. In der einen oder anderen Form sagen fast alle meine Klienten zu mir: »Ich verstehe mich selbst nicht mehr.« Für viele ist der Wendepunkt jener Moment, in dem sie zu dem Schluss kommen, dass es nicht die Situation ist, die zu ihrem Leiden führt, sondern dass mit ihnen selbst etwas nicht stimmt.[4] So wie Frau Rickert das fröhliche Zusammensein mit anderen Menschen nicht mehr genießen kann, so berichteten auch die Interviewpartner des Soziologen David Karp davon, wie sie plötzlich die Freude an dem verloren, was ihnen zu anderen Zeiten wichtig und wertvoll erschienen war: »Endgültig fertig gemacht hat mich, als sich die Blätter im Herbst verfärbten und mir das gleichgültig war«, erzählte ihm eine einunddreißig Jahre alte Frau. »Ich schaute auf diesen riesigen, flammenden Ahornbaum und dachte: ›Da steht er, ein Ahornbaum. Er strahlt und ist rot.‹ Und nichts in mir rührte sich.«[5]

Frau Rickert weiß nicht mehr, was mit ihr los ist. Es geht ihr dabei ähnlich wie vielen anderen, mit denen ich in meiner Praxis gesprochen habe oder die Bücher über ihre Depressionen verfasst haben. Depression ist, wie der Buchautor Matt Haig geschrieben hat, »selbst für diejenigen, die darunter leiden, ein Mysterium«.[6] Matts Buch »Ziemlich gute Gründe, am Leben zu bleiben« ist in jeder Hinsicht lesenswert. Er beschreibt darin seine Entwicklung von einem sorglosen jungen Mann, der mit 24 seine Zeit vorwiegend mit Partys auf Ibiza verbringt, zu jemandem, der nach einem Martyrium aus Depression und Angst langsam wieder lernt, mit seinem Leben zurechtzukommen. »Ich war – jedenfalls nach Ibiza-Maßstäben – kein Typ für Drogen«, beginnt er. »Ich hatte es eher mit Alkohol. Ich [...] war ein Student, der seine Zeit auf der Insel damit verbrachte, an der frischen Luft Tickets zu verkaufen und dabei seichte Schmöker zu lesen.«[7] Seine Leidensgeschichte beginnt ein paar Meter vor einer Villa – »der schönste Platz, an dem ich je gewohnt habe« –, in der seine Freundin auf ihn wartet. Keine zwanzig Schritte von einem Kliff entfernt, mit der bestmöglichen Aussicht auf das glitzernde Mittelmeer. Sein Plan: einundzwanzig Schritte geradeaus zu machen, um alles zu beenden. Doch er zögert – und entscheidet sich dagegen. Aus Liebe, wie er sagt, Liebe zu denen, die ihn lieben: Vater, Mutter, Schwester, Freundin.[8] Seine Gedanken, seine Qualen und seinen später zunehmend sicheren Umgang mit seinem Leiden schildert Matt in aller Offenheit. Beim Lesen kommt man ihm dadurch sehr nahe. Er ist, das wird auf jeder Seite offensichtlich, ein sympathischer Typ.

Wie so viele andere leidet er darunter, dass sein Leiden »unsichtbar« ist.[9] Viele Menschen in seinem Umfeld können deshalb nur schwer nachvollziehen, wie es ihm geht. Zwei Seiten lang listet er Dinge auf, für die er bereits mehr Mitgefühl erhalten hat als für seine Depressionen, darunter ein gebrochener Zeh, eine Magenverstimmung und schlechte Rezensionen auf Amazon.[10] Trost findet er in der langen Liste Prominenter, die ebenfalls als depressiv gelten, darunter Winston Churchill, Angelina Jolie, Stephen King, Wolfgang Amadeus Mozart und Robbie Williams.

Matts Buch erreichte Platz eins der Bestsellerliste in Großbritannien und hielt sich 46 Wochen lang in den Top 10. Er hatte offensichtlich einen Nerv getroffen. Beworben wird es heute mit einem Satz der Schauspielerin Joanna Lumley, die das Buch als »kleines Meisterwerk« lobt, »das sogar Leben retten kann«. Dadurch, dass er als Schriftsteller anschaulich macht, wie er sich fühlt, fühlen viele sich weniger allein. Schon das kann am Leben halten.

Ein Ort für das Leid – der Ursprung einer Depression

Matt hat für sein Buch viel recherchiert und dabei festgestellt, dass die bisherigen Antworten auf die Frage, was Depressionen ausmacht, unvollständig und vorläufig sind. Dass die Serotonin-Hypothese zur Erklärung der Depression nicht taugt, weiß er. Die Lösung, glaubt er, muss dennoch irgendwo in unseren Gehirnen versteckt sein. Sie versagen möglicherweise ihren Dienst, meint er, seitdem unser Leben durch dauernden Medienkonsum, E-Mail-Flut und ständige Begegnungen mit fremden Menschen immer hektischer geworden ist.[11] Solange aber die Neurowissenschaft eine Wissenschaft sei, die noch in den Kinderschuhen steckt, bleibe uns nur, uns selbst zuzuhören: »Mangels anerkannter Wahrheiten sind wir unser eigenes bestes Laboratorium.«[12] Weil die Wissenschaft keine klaren Antworten auf die Frage bereithält, was eine Depression genau ausmacht, untersucht er sich selbst. »Depression ist …«, beginnt er eine lange Liste, »ein innerer Krieg«, »ein schwarzer Hund«, »ein schwarzes Loch«, »ein Dampfdruckkocher«, »ein Gefängnis«, »ein innerer Teufel«, »ein unsichtbares Feuer«.[13]

Ich schaue in weitere Bücher, in denen depressive Menschen ihr Erleben beschreiben. »Depression ist eine Krankheit, die fast vollkommen unbegreiflich für diejenigen ist, die sie selbst nicht kennen«, schreibt der amerikanische Autor Andrew Solomon. Sein Buch »The Noonday Demon« (zu Deutsch etwa: Der Mittagsdämon) hat 2001 einen der beiden renommiertesten Literaturpreise gewonnen, die in den USA vergeben werden: den National Book Award. Für den anderen begehrten Preis, den Pulitzer Award, war es Finalist. Auch Solomon verwirft schon auf den ersten Seiten die Serotonin-Hypothese. »Eine Reihe von Metaphern – Kletterpflanzen, Bäume, Steilküsten – sind die einzige Weise, in der man über diese Erfahrung sprechen kann.«[14] Sein eigenes Leiden vergleicht er mit dem eines Baums, der komplett von Efeu überwuchert wird, so dass man kaum mehr erkennt, welche Blätter die eigenen sind und welche zu dem Parasiten gehören. Seine Lösung sind unter anderem Antidepressiva, auch wenn er ihren genauen Wirkmechanismus für ungeklärt hält: »Medikamente hacken sich durch den Efeu.«[15]

Der Hamburger Autor Benjamin Maack wollte der Sache noch näher kommen. Unter dem Titel »Wenn das noch geht, dann kann es nicht so schlimm sein« hat er Texte veröffentlicht, die er während seiner Zeit in der Psychiatrie geschrieben hat. Seinem Eindruck nach kommen selbst die Erfahrungsberichte Depressiver dem eigentlichen Leid nicht nahe genug: »Wenn eine schwere psychische Krise vorbei ist, dann macht der Kopf etwas richtig Tolles. Er verpackt alles, was man erlebt hat – die ausscherenden Emotionen, die Schwärze, das Wütende, die Selbstverachtung –, in kleine Anekdoten, die beinahe witzig, zumindest aber doch abgeschlossen und logisch klingen.« Deshalb, erklärte er in einem Interview, sei sein Buch bruchstückhaft. Abschnittsweise passiere sehr wenig oder immer das Gleiche, eben weil genau dies das Depressionserlebnis ausmache. Dann wieder finden sich mitunter komplett leere Seiten. Behalten hat Benjamin Maack nur die Vergleiche, die aus seiner Sicht der Sache am nächsten kommen: »Mein Blut fühlt sich an wie Säure« etwa. Oder dass auf seiner Brust eine »Gehwegplatte« liege. Offenbar hat nicht nur die Wissenschaft Schwierigkeiten zu erfassen, was Depressionen sind, sondern auch die Betroffenen selbst: »[S]elbst wenn Betroffene zu Wort kommen«, so Maack, »dann reden dort eigentlich immer nur Ex-Depressive. Sie haben schlüssige Geschichten zu erzählen, können einen Anfang der Krankheit benennen und beschreiben eine Mitte, wo es schlimm war, und dann ein Ende, wo sie sich selbst erklären, wie sie diese Krankheit besiegt haben oder wie sie heute damit umgehen.«[16]

Robert Spitzer hatte 1980 dafür gesorgt, dass wir mit Blick auf Depressionen nicht länger über die Anlässe nachdenken, warum es uns schlecht geht. Wenn das ganze ›Drumherum‹ aus Prinzip nicht mehr betrachtet wird, dann muss das Leiden aus uns selbst heraus kommen und aus dem Körper. Die Betroffenen suchen nach dem Entstehungsort ihres Leidens – und finden ihn in sich selbst. »Es begann mit einem Gedanken«, schreibt Matt Haig, »etwas ging schief. [...] Und dann, eine Sekunde später oder so, war da dieses seltsame Gefühl in meinem Kopf. Irgendein biologischer Vorgang im hinteren Teil meines Schädels, nicht weit über meinem Nacken. Das Kleinhirn.«[17] Anschließend wird das eigene Erleben unter die Lupe genommen. Aber es ist verdammt schwer, Depressionen in Worte zu fassen, also greift auch Matt zu Metaphern und Bildern: »eine Glasglocke«, »ein Virus im Betriebssystem deines Geistes«, »eine Echokammer«, »ein lebenslanger Kampf«.[18]

Der Erfolg dieser Bücher zeigt, wie groß das Bedürfnis ist, sich dem Phänomen Depression anzunähern. Weil die Wissenschaft bisher keine klaren Antworten auf die Fragen nach Ursache und Wesen von Depressionen angeboten hat, beschreiben diese Autoren das Phänomen literarisch. Und es gibt auch Zweige der Psychologie, die sich dafür interessieren, wie Menschen selbst über ihre Leiden sprechen. Weil Psychologie, wenn sie relevant sein will, sich immer dafür interessieren muss, wie Menschen sich sehen und wie sie über sich und ihr Leben denken.[19] Deswegen habe ich mit einem dieser Experten Kontakt aufgenommen – einem, der für seine Auseinandersetzung mit der Sprache bekannt ist, die wir verwenden, wenn wir über uns und unsere psychischen Probleme sprechen.

Kenneth Gergen und die Leere hinter den Symptomen

Als wir uns per Skype treffen, sitzt Kenneth Gergen vor einer gut gefüllten Bücherwand in seinem Haus in Swarthmore, einem winzigen Ort in der Nähe von Philadelphia. Swarthmore beherbergt auch ein kleines, aber feines College, das in manchen Jahren in den akademischen Bestenlisten noch vor den weltberühmten Universitäten Cambridge und Oxford landet. Dort hat der Sozialpsychologe viele Jahre lang gewirkt. Er zählt zu den fünfzig einflussreichsten Psychologen der Welt.[20] Heute ist er fünfundachtzig Jahre alt und noch immer sehr gefragt. Zuletzt unterrichtete er auf Einladung der Nanjing-Universität in China. Er ist ein »Best Ager«, lehnt lässig in seinem Drehstuhl und hat ein breites Lächeln im Gesicht. Man merkt gleich, dass er gern mit Menschen spricht. Vielleicht hat Gergen deswegen zwischenmenschliche Beziehungen auch zum zentralen Thema seiner Arbeit gemacht. Und er hat sich genau angeschaut, was passiert, wenn sich Menschen als Therapeut und Klient begegnen. »Im Umgang mit Klienten in Psychotherapie nutzen wir das, was wir ›Symptome‹ nennen«, beginnt er. »Schon dadurch, dass wir etwas Symptom nennen, denken wir, dass hinter diesen Symptomen etwas in uns ist. Sie sind Symptome *von* etwas. Aber es gibt keine Wege, zu diesem ›von etwas‹ zu kommen. Es gibt kein Mittel, die Symptome in etwas zu übersetzen, was sie wirklich sind.«

Das erklärt für Gergen, warum sowohl die Wissenschaft als auch die Betroffenen selbst solche Schwierigkeiten haben, wenn sie erklären sollen, was Depressionen wirklich sind. Ein Arzt schließt zum Beispiel von Fieber und Schnupfen auf einen nachweisbaren Krankheitserreger, auf eine Ursache hinter den Symptomen. Das funktioniert in der Medizin, nicht aber in der Psychologie. Anders als in der Medizin sind hier die Symptome selbst die »Krankheit«. Es ist unmöglich, hinter die Symptome zu schauen, es gibt ja keinen Bluttest für Depressionen.[21] Schlaflosigkeit, Niedergeschlagenheit und Appetitverlust zusammen mit anderen Symptomen als »Depression« zu bezeichnen, gibt dieser Symptomsammlung nur einen neuen Namen. »Wenn man all die Symptome wegließe, würde dann etwas übrig bleiben?«, fragt sich Gergen seit langem. »Wir würden nichts haben, wonach wir suchen könnten, und der betreffenden Person wäre es egal. [Und etwas zu übersehen] würde auch keinen frühen Tod bedeuten, wie das bei einer körperlichen Krankheit vielleicht der Fall wäre.«[22] Jede und jeder Depressive, heißt es deshalb immer wieder, erlebe dieses Leiden anders. Das »Etwas« Depression lässt sich nicht für alle einheitlich fassen.

Um die Größe ihres Leids zu veranschaulichen, nehmen daher einige der Blogger, deren Depressionsberichte von britischen Forschern untersucht wurden, einen Umweg. Sie geben regelmäßig an, wie hoch das von ihnen eingenommene Antidepressivum dosiert ist. Sie haben die Hoffnung, ihr Leid dadurch mit dem anderer vergleichbar zu machen. Schaut, scheinen sie zu sagen, mir geht es sehr schlecht! Ich bin genau 100 Milligramm schwer erkrankt.

Offensichtlich ist es äußerst schwer, »schlüssige Geschichten« über Depressionen zu erzählen. Im Folgenden möchte ich verdeutlichen, wie in einer Psychotherapie das »unfassbare« Leid einer Depression im Laufe der Gespräche einer Veränderung zugänglicher wird.

Anfang, Mitte und Ende unserer Depressionsgeschichten

Als Psychotherapeut stehe ich immer auf einer Wippe. Auf der einen Seite ist all das Leid, das die Klienten in die Therapie führt. Auf der anderen Seite muss ich für Veränderung werben. Kippe ich zur ersten Seite, verstehe ich sehr gut, wie es den Menschen geht. Ich kann dann mit den Klienten darüber reden, was der schwarze Hund mit ihnen anstellt, was in den Abgründen lauert, vor denen sie stehen, und nachvollziehen, wie ihr Körper im Leid zu verbrennen scheint. Aber wenn das alles ist, was ich tue, dann bleibt im Leben der Klienten möglicherweise alles, wie es ist. Ich muss auch Veränderungsmöglichkeiten mit ihnen finden. Kippe ich dabei zu sehr auf die Veränderungsseite, fühlen sich meine Klienten zu Recht unverstanden und lehnen die Angebote, gemeinsam an einer Verbesserung zu arbeiten, ab. Deswegen ist es oft der erste Schritt zur Veränderung, das Leid in Worte zu fassen. »Früher oder später«, schreibt Kenneth Gergen in seinem Buch »Therapeutische Wirklichkeiten«, »muss der Therapeut auf die Geschichte [des Klienten] reagieren, und was immer dann weiter in der Therapie passiert, hängt davon ab, wie mit dieser Geschichte umgegangen wird.«[23] Meine Aufgabe zu Beginn einer Therapie besteht deshalb oftmals darin, gemeinsam mit meinen Klienten aus den »Bruchstücken« ihrer Erlebnisse eine Geschichte zu machen – mit Anfang, Mitte und Ende. Wenn das gut läuft, dann werden die Klienten zu den Helden ihrer eigenen Erfolgsgeschichte. Und diese Geschichte wird dann damit enden, dass sie ihr Leid überwunden oder zumindest gebändigt haben.

Auch Frau Rickert hatte ihr Leid mit Hilfe eines Bildes beschrieben. Wie schlecht es ihr geht, war ihr bewusst geworden, als sie das Partylöwen-Käppi fand, das sie früher oft zum Feiern aufgesetzt hatte. Das umschreibt ihr Leid, steht es doch für das, was ihr verlorengegangen ist. Weil es in der Psychotherapie auf jedes Wort ankommt, beschäftige ich mich mit dem Bild der »Partylöwin«. Wie deren Krallen gestutzt wurden, konnte Frau Rickert mir nicht erläutern. Aber vielleicht kann sie mir erklären, was sie als »Partylöwin« ausmacht? »Die Partylöwin hätte sich mit den Freunden meines Mannes zusammengesetzt und mitgefeiert«, beginnt sie. »Wir hätten viel gelacht. An guten Tagen kann ich eine Gesellschaft unterhalten. In den letzten Wochen möchte ich am liebsten den ganzen Tag weinen.« – »Was bräuchte es denn, um die Partylöwin wieder hervorzulocken?«, frage ich, vielleicht etwas zu optimistisch. »Das kann ich mir gar nicht vorstellen. Die Partylöwin hat lauter lustige Sachen im Kopf. Ich bin in letzter Zeit dagegen nur mit düsteren Sachen beschäftigt.« – »Düstere Sachen?« – »Ja«, antwortet Frau Rickert, »in ein paar Wochen beginnt doch mein Prozess.« Und damit fängt ihre Geschichte an.

Auch die Geschichte von Matt Haig hat möglicherweise einen Anfang, der nicht nur mit seinem Gehirn, sondern auch mit seinem Leben zu tun hat. Matt betont in seinem Buch »Ziemlich gute Gründe, am Leben zu bleiben«, wie schön alles um ihn herum ist – das schillernde Mittelmeer, die schicke Villa, die netten Leute, die gute Beziehung, die tollen Partys. Damit verweist er darauf, dass es für sein Leiden keinen echten Anlass gibt. Ein falscher Gedanke, eine Fehlfunktion im Gehirn ist alles, was es braucht – der Faden, der ihn mit seinem alten Leben verbindet, reißt, und sein altes Ich ist tot. Haig schreibt auch, er sei nie in einer Verhaltenstherapie gewesen. Doch er hat seinen eigenen Weg gefunden, mit seinem Leiden umzugehen.

Natürlich weiß ich nicht, ob ich als Therapeut ihm hätte helfen können. Ob wir, hätte er je den Fuß in meine Praxis gesetzt, ins Gespräch gekommen wären. Aber ich hätte bei einer solchen Begegnung versucht, mit ihm einen roten Faden in seinen Erlebnissen zu finden, der sein scheinbar so grundlos über ihn gekommenes Leid etwas verständlicher gemacht hätte. Beim Blättern in seinem Buch finde ich Hinweise, denen wir hätten nachgehen können.

Matt ist etwas anders als die Leute, mit denen er in seiner Heimat in Großbritannien zu tun hat. »Mit meinen politisch linken Mittelklasse-Eltern in einer rechtslastigen Arbeiterstadt fühlte ich mich wie ein Außenseiter«, erklärt er.[24] Auf einem Schulausflug wird er zum Gespött der Klasse, als er mitten in der Nacht schlafwandelt und seine Mitschüler lauthals warnt: »Die Kühe kommen!« Das trägt ihm den Spitznamen »Psycho« ein.[25] Die Leute, mit denen er in seiner Heimat zu tun hat, sprechen viel über Fußball, ein Thema, das ihn, der seine Nase gern in Bücher steckt, kaum interessiert. Was für ein Kontrast zu seiner Zeit auf Ibiza, wo er nette Menschen findet, mit denen er sich wohlfühlt!

Im Buch ist Matt sehr darum bemüht, zu erläutern, was seine Krankheit ausmacht, »dunkel und hoffnungslos und einsam« ist sie, »ein absoluter Alptraum«, »ein verdammter Schmerz«. Dadurch wird zu einem Nebenschauplatz, was er im Kapitel »Der Tag, an dem ich verstarb« berichtet: »Ich lebte in Spanien – in einem der ruhigeren und schöneren Winkel auf der Insel Ibiza. Es war September. In zwei Wochen musste ich zurück nach London und in die Wirklichkeit. Nach sechs Jahren des Studentenlebens und mit Gelegenheitsjobs. Ich hatte das Erwachsenenleben so lange ich konnte vor mir hergeschoben, und es dräute über mir wie eine Wolke.«[26] Was ihn nach Ibiza tatsächlich erwartet, ahnt er schon. Es wird ein sinnloser Job in einer Werbeagentur sein, mit Leuten wie denen in seinem früheren Leben. Die schmutzige Witze reißen, über Fußball reden und darüber, wie sie es ihren Freundinnen besorgen.[27]

Wenn man das eigene Leiden eine Depression nennt, sagt Ken Gergen, dann begibt man sich fast zwangsläufig auf die Suche nach einer organischen Ursache. »Wir können heute nicht mehr einfach ›niedergeschlagen‹ oder ›daneben‹ sein. Wenn jemand in Deine Praxis kommt und sagt: ›Meine Frau hat mich verlassen. Ich trinke sehr viel und will nicht mehr arbeiten. Ich habe Depressionen‹«, dann sei der nächste Schritt schon vorgebahnt, meint er. Der Behandler wird sagen: »Kein Problem, wir haben hier genau das Richtige für Sie: Medikamente.«[28] Nenne man das Leiden aber nicht Depression, sondern stattdessen »Rückzug aus widrigen Umständen«, fragt Gergen listig, wo und wonach würde man dann suchen?

Dass Matt für das Einsetzen seiner Depression keinen echten Auslöser finden kann, liegt möglicherweise daran, dass er nicht an der richtigen Stelle danach sucht. Es sind dann vielleicht weder sein Gehirn noch das schöne Leben auf Ibiza, die ihn krank gemacht haben (auch wenn er an einer Stelle bereut, dort zu viel Alkohol getrunken zu haben). Vielleicht ist es das wenig schöne Leben, das in England vor ihm liegt und ihm eine Heidenangst einjagt. Der Anlass liegt in der Zukunft. Und die Angst vor dieser Zukunft könnte der wahre Anfang seiner Geschichte sein.

Auch der Anlass von Frau Rickerts aktueller Episode ihrer »Major Depression« liegt noch vor ihr: »In ein paar Wochen beginnt doch mein Prozess«, hat sie mir erzählt. In ihrem alten Job wurde sie gemobbt, auch darüber hatten wir in ihrer ersten Therapie viel gesprochen. Inzwischen hat sie das verwunden. Jetzt, Jahre später, meldet sich diese Altlast wieder. Sie selbst war es, die geklagt hat. Es geht im Prozess um noch immer ausstehende Zahlungen für Überstunden. Und um den Vorwurf, sie habe einmal eine Packung Buntstifte mit nach Hause genommen. Eigentlich Kleinigkeiten. Aber es war ihr wichtig. Der Gerechtigkeit wegen. Um ihren Ruf auch in den Augen der alten Kollegen wiederherzustellen, die ihr damals so zugesetzt hatten. Die Kosten des Rechtsstreits wurden stetig höher, vor allem die Anwaltsrechnungen. Wenn sie nun verlieren würde und auch noch die Gerichtskosten selber zahlen müsste, sagt sie, »dann wird es wirklich knapp. Dann muss ich das kleine Haus, meine Höhle, eventuell verkaufen.« Dann würde sie die Sicherheit verlieren, die sie sich in den letzten Jahren erarbeitet hat.

Frau Rickert wird das im Gespräch jetzt immer deutlicher: Sie will nicht darüber nachdenken, was wohl sein wird, wenn sie ihr Geld und ihr Haus verliert. Ihr Bett ruft sie mit Sirenengesängen, weil es ihr Schlaf verspricht – und damit Ruhe vor den quälenden Gedanken an den bevorstehenden Prozess und seine möglichen Konsequenzen. Kein Wunder, dass es ihr schwerfällt, mit den Freunden ihres Mannes fröhlich zu sein. »Das war mir nicht ganz klar, bis ich es ausgesprochen habe«, sagt sie. Und auch ich wusste das nicht. Wir sind gemeinsam darauf gekommen, als ich ihr in der Annahme, ihre plötzliche Müdigkeit und Niedergeschlagenheit müsse auf irgendeiner Ebene Sinn haben, immer weiter Fragen gestellt habe.[29]

In Frau Rickerts Geschichte ist der Anfang noch relativ einfach auszumachen. Oftmals ist es deutlich schwieriger, den Anlass zu finden. Es muss auch nicht immer ein Ereignis sein, das uns droht oder hinter uns liegt. Manchmal sind es »innere« Ereignisse, ein Denkmuster, das durch eher geringfügige Anlässe getriggert wird: Wir werden nicht zu einem Geburtstag eingeladen, unser letzter Flirt meldet sich nach dem ersten Date nicht mehr, die Nachbarin guckt so komisch, wenn wir durch den Hausflur laufen … In der Verhaltenstherapie sprechen wir von »Schemata«, die durch diese an sich winzigen Ereignisse aktiviert werden und uns das Leben schwer machen. Alle gerade genannten Anlässe führen dann möglicherweise zu Gedanken wie: »Niemand mag mich. Immer ecke ich an. Ich werde am Ende allein sein.« Das kann zu lähmenden Grübelschleifen führen, deren Ursprung dann kaum mehr auffindbar ist. Aber wir können lernen, nach solchen Anlässen Ausschau zu halten. Und werden oftmals fündig werden. Der römische Arzt Galen, erzählten mir die Soziologen Allan und Jerry, »hatte einen Fall, in dem er versuchte herauszufinden, ob eine Patientin nur deswegen litt, weil sie in der Liebe zurückgewiesen wurde. Und sogar ein Experte wie Galen verließ sie am ersten Tag, ohne zu wissen, was es war.« Frau K., von der im vorherigen Kapitel die Rede war, bekam ihre Depressionsdiagnose auf dem Informationstag der Kassenärztlichen Vereinigung Berlin nach nur zehn Minuten. Hätte ich mit Frau Rickert ebenfalls so wenig Zeit gehabt, dann wäre der Anlass, nämlich der noch vor ihr liegende Prozess, vermutlich nie zur Sprache gekommen. Und in den knapp drei Minuten, die viele in der Praxis ihres Arztes über ihr Leid berichten dürfen, ist erst recht kein Raum für eine solche Suche. Wer sich schließlich so wie ich im Internet durch eine kurze Depressions-Checkliste klickt, der wird überhaupt nicht mehr nach Anlässen, sondern ausschließlich nach Symptomen gefragt. Dabei stehen diese Anlässe fast immer am Anfang unserer Geschichten. Und sie bieten den Ansatz für die Veränderungsarbeit, die wir als Klienten und Therapeuten miteinander leisten können. Es ist deshalb ein wichtiger Einstieg in die psychotherapeutische Arbeit, gemeinsam nach möglichen Anlässen für das augenblickliche Leid Ausschau zu halten. Ist dieser gefunden, kann die Depressionsgeschichte weitergehen. Wir nähern uns ihrer Mitte, also der Suche nach den Möglichkeiten, sie zu bewältigen.

Die Zehn-Stühle-Übung

Als die Klientin das Sprechzimmer ihres Therapeuten betritt, sieht es dort anders aus als sonst. Zehn Stühle stehen eng aneinander und bilden eine lange Reihe, so als sollte gleich eine Runde »Reise nach Jerusalem« gespielt werden. Psychotherapeut Steffen Fliegel erklärt der Klientin, die heute zu ihm gekommen ist, dass die Stühle für mögliche Gründe ihrer Probleme aufgestellt wurden. »Ich werde jetzt nacheinander hinter diese zehn Stühle gehen und Ihnen einen möglichen Grund Ihrer Probleme beschreiben, Sie schreiben den Namen des Grunds bitte auf eine Karte.« Falls der Klientin etwas aus ihrem Leben einfällt, das zu diesem Grund passt, kann sie sich dazu Notizen machen. »Dann werden wir danach damit arbeiten«, kündigt Fliegel an. Die möglichen Gründe, die zu psychischen Problemen führen können und die Fliegel nun für jeden der Stühle benennt, lauten unter anderem »Lebenswelt«, »Gedanken« und »Gefühle«. Auch etwaige organische Ursachen beschreibt der Psychotherapeut, und zwar gleich beim ersten Stuhl: »Organisch würde heißen, Ihre Probleme sind angeboren, sie hängen damit zusammen, dass Sie bestimmte Medikamente nehmen, dass Sie eine organische Erkrankung haben …« Der Klientin fällt dazu sofort ihre Großmutter ein, die sehr ängstlich gewesen sei. Zur »Lebenswelt« benennt sie ihre kranke Mutter, die sie seit vielen Jahren pflegen muss. Beim Stuhl »Einstellungen« geht es darum, »wie Sie über die Welt denken, wie Sie über andere denken«, erläutert Fliegel weiter. »Wenn ein Mensch zum Beispiel sagen würde: ›Ich kriege nie etwas hin in meinem Leben‹, dann wäre das so eine Einstellung, die dieser Mensch mit sich trägt.«[30]

Steffen Fliegel hat die Institute der Deutschen Gesellschaft für Verhaltenstherapie, in denen auch ich meine Ausbildung absolviert habe, mit aufgebaut. 1973 oder 1974 ist er dort eingetreten, das weiß er selbst nicht mehr genau.[31] Jetzt zieht er sich langsam aus der Ausbildung zurück. 2019 verlieh ihm die Europäische Gesellschaft für Verhaltenstherapie den Preis für »Außergewöhnliche Beiträge zur Entwicklung und Verbreitung der Kognitiven Verhaltenstherapie«. 2018 hat er noch ein Lehrbuch herausgegeben, das jetzt in den Ausbildungsinstituten verwendet wird.[32] Das Besondere daran: Anders als fast alle anderen Lehrbücher für Psychotherapie ist es nicht nach Diagnosen geordnet, wie sie in Robert Spitzers Diagnosekatalog DSM zu finden sind. Als ich ihn darauf anspreche, erwidert er: »Ich würde jetzt mal ganz platt sagen, für die Verhaltenstherapie brauchen wir keine Diagnosen. Das Wort ›Depression‹ kommt vielleicht beim Patienten vor, oder wir sagen auch: Wir arbeiten jetzt an Ihrer Depression. Aber wir können auch sagen: Wir arbeiten an Ihren Problemen, wie wir sie jetzt gerade zusammen definiert haben.«

Sofort fällt mir Frau Tauch wieder ein, die von mir wissen wollte, wie ich ihre Depressionen behandeln werde: »Patienten kommen ja inzwischen häufiger mit einem Depressionskonzept, das sie aus den Medien kennen, in meine Praxis. Was sag ich dann, wenn mich jemand fragt: ›Wie behandeln Sie denn jetzt meine Depression?‹«, frage ich. Steffen Fliegel schlägt mir eine

Antwort vor, mit der Frau Tauch vielleicht zufriedener gewesen wäre: »Ich würde sagen: ›Die Frage ist völlig berechtigt, denn Sie wollen ja wissen, wie ich arbeite, um daran zu sehen, ob das, was ich Ihnen anbiete, für Sie hilfreich sein wird. Ich möchte erst mal genau wissen, wie Ihre Depression aussieht. Dazu werden wir uns anschauen, was Sie tun, was Sie denken und was Sie fühlen. Wie reagiert Ihr Körper und wie reagieren andere Menschen? Dann können wir das entweder Ihre Depression oder Ihr Problem nennen. Aber wir wissen dann auf jeden Fall beide, was darunter gefasst ist.‹«

Indem Steffen Fliegel zusammen mit seiner Klientin eine Depression in nachvollziehbare Bestandteile auflöst, tut er mehr, als sie zu beschreiben. Sie wird dadurch wieder handhabbar. Er will sich nicht durch Efeu hacken und keine »schwarzen Hunde« vertreiben. Er arbeitet mit seinen Klientinnen und Klienten an ihren Gedanken und Einstellungen und an ihrem Verhalten, weil dies Bereiche sind, auf die er und seine Klienten Einfluss nehmen können.[33] Niemals jedoch verändert Steffen Fliegel die »Depressionen« seiner Klienten. Wie sollte das auch gehen? »Ich mache die positive Erfahrung, dass die Klienten manchmal erleichtert sind, wenn das Wort Depression wegfällt«, sagt er. »›Depression‹ ist ja nicht greifbar. Durch die Zehn-Stühle-Übung wird das alles einleuchtend. Depression wird auf alltägliche Begriffe zurückgeführt, verstehbar gemacht.« Dabei können der Therapeut und seine Klienten symbolisch immer wieder auf anderen Stühlen Platz nehmen, um die Problematik aus immer neuen Blickwinkeln zu betrachten. So lange, bis eine für die Klienten befriedigende Lösung gefunden ist.

Ein Plädoyer für Vielfalt

»Wenn die einzige Entscheidung zwischen [den Antidepressiva] Paxil und Zoloft besteht«, schreibt der Psychotherapeut Gray Greenberg in einem Buch, in dem er auch seine eigenen depressiven Phasen schildert, »dann sollte man sich ernsthaft fragen, ob man überhaupt eine echte Wahl hat.«[34] Anschließend richtet er sich direkt an seine Leidensgenossen: »Nenn Deinen Kummer eine Krankheit oder anders. Nimm Tabletten oder lass es. Geh damit zu einem Therapeuten oder auch nicht. Aber wofür auch immer Du Dich entscheidest, wenn das Leben Dich in die Knie zwingt, wozu es mit Sicherheit einmal kommen wird, (...) belass es nicht dabei zu sagen, Dein Gehirn sei krank. Du kannst Deine eigene Geschichte über Deine Leiden erzählen, und ich habe die Vermutung, dass sie besser sein wird als diejenige, die die Depressionsärzte für Dich bereithalten.«[35]

Mein innerer Kritiker meldet sich zu Wort und erklärt mir: »Viele, die wie die von Dir zitierten Autoren um ein Verständnis ihres Erlebens ringen, werden sich doch etwas dabei gedacht haben, wenn sie Depressionen als Krankheiten ihres Gehirns ansehen. Unter dem Hashtag *#notjustsad* schreiben Betroffene auf Twitter über ihr Leiden. Sie setzen sich dafür ein, dass ihr Leiden nicht als ›schlechte Phase‹ abgetan wird, sondern als echte Krankheit angesehen werden muss.« Der Kritiker trifft einen der für mich schwierigsten Punkte: Es ist eine Sache, den Fachkollegen nachzuweisen, dass sie ein medizinisches Modell der Depression vertreten, welches sie durch Forschung nicht belegen können. Es ist etwas anderes, diejenigen, die unmittelbar betroffen sind, davon abzubringen, sich als körperlich krank anzusehen. Meine Angebote sind ja auch nur eine mögliche Perspektive auf Depressionen. Warum sollten sie für die Klienten automatisch besser sein als eine biomedizinische Sicht?

Der Kritiker hat recht. Wie das Leiden zu verstehen ist, das Klienten in eine psychotherapeutische Praxis bringt, sollte nicht allein unter Fachleuten ausgehandelt werden. Wir können das gemeinsam mit unseren Klienten tun. Ich kann Einladungen aussprechen, gemeinsam Sichtweisen auszuprobieren, von denen ich hoffe oder aus der Forschung weiß, dass sie hilfreich sein könnten. Welche dieser Einladungen angenommen werden, liegt nicht in meiner Hand. Die Klientin, die in der Zehn-Stühle-Übung mit Steffen Fliegel über ihr Leiden spricht, entscheidet deshalb selbst, auf welche dieser Stühle sie sich setzen will. Gleich der erste Stuhl steht für »organische Gründe«, und sie greift dieses Angebot auf, als sie auf eine mögliche Vererbung ihres Leids durch die überängstliche Großmutter hinweist. Über Depressionen kann man – ganz unabhängig von der Studienlage – auf biologische Weise sprechen, dies wird ja auch ständig getan. In vielen Fällen wird eine solche Beschreibung das Stigma reduzieren, unter dem die Betroffenen leiden. Ein biologisches Modell der Depression erleichtert es manchen, sich weniger schuldig an ihrem Zustand zu fühlen. Für manche Angehörige wird es einfacher, mit den Betroffenen den Kontakt zu halten, wenn sie ihn oder sie als »krank« ansehen. Eine biologische Konzeption hilft manchmal dabei, der Umwelt verständlicher zu machen, wie sehr man leidet und dass man darum vielen Erwartungen nicht entsprechen kann. Für andere aber mag das Gegenteil der Fall sein.[36] Als Therapeut sollte ich im Blick behalten, ob diese Geschichte für meine Klienten in ihrer spezifischen Situation hilfreich ist.

Beschreibt man wie Steffen Fliegel Depressionen als etwas, das unter anderem mit Verhalten, Gefühlen und Einstellungen zu tun hat, dann wird man versuchen, genau daran etwas zu ändern. Was kann ich tun, wie kann ich mein Denken verändern, um mich anders zu fühlen?, lautet dann die Frage. Jeder in der Therapie benannte Grund für Depressionen weist auch auf Möglichkeiten hin, etwas zu verändern. Wir können dann versuchen, unsere Gedanken besser zu verstehen, unsere Lebenswelt zu verändern oder beispielsweise an Überbleibseln aus unserer Vergangenheit zu arbeiten, die in der Zehn-Stühle-Übung »Relikte« heißen. Und es gibt noch viele weitere Wege, auf denen man zu Veränderungen kommen kann.

Therapieland

Ich sitze in einem High-Tech-Tonstudio im ehemaligen RIAS-Funkhaus in Berlin-Schöneberg. Inzwischen sendet aus diesen Räumen der Deutschlandfunk Kultur. Vor meiner Nase steht ein teures Mikrophon, das von einer Art Spuckfilter geschützt wird, der aber in Wirklichkeit »Plopp-Schutz« heißt. Wenn man beim Sprechen schlagartig ausatmet, verursacht das ein ploppendes Geräusch, und genau das soll das dünne, schwarze Netz zwischen meinem Mund und dem Mikro verhindern. Wir sind dabei, die dritte Folge des Podcasts *Therapieland* aufzunehmen. Den griffigen Namen hat sich die Redakteurin Pia Rauschenberger ausgedacht. Sie ist Psychologin und Journalistin und sammelt Therapiegeschichten, über die wir im Podcast sprechen.

Dass ich überhaupt dabei bin, ist Zufall. Eines Tages fragte mich ein befreundeter Journalist, der Pia kannte, ob ich ihr kurz etwas über Diagnosen und Normalität erzählen könne. Dabei ging es nur um ein Hintergrundgespräch für eine Folge. Am Telefon verstanden Pia und ich uns sofort prima. Am Ende des Gesprächs fragte sie mich, ob ich nicht einmal in den Sender kommen wolle, sie suche noch einen Experten als Dauergast für den Podcast. Jetzt sitzt sie mir gegenüber, zusammen mit Emily Ulbricht, die das Podcast-Machen in den USA gelernt hat und aufpasst, dass wir nicht zu sehr ins Fachsimpeln geraten. Das ist unsere Standardkonstellation. Aber heute gibt es weitere Gäste.

Pia und Emily haben eine Überraschung geplant und blinzeln sich immer wieder verschwörerisch zu. Die Aufnahme startet, und während ich vorgestellt werde, erschallt unerwartet und dröhnend laut eine Fanfare. Plötzlich schwant mir, worauf all dies hinausläuft. »Das ist nicht Euer Ernst!«, entfährt es mir. Gut, dass es den Plopp-Schutz gibt! Pia und Emily wollen, dass wir wie Gladiatoren in der Arena gegeneinander antreten. Möge die bessere Therapieschule gewinnen!

Mit dabei ist heute Viktoria Preiß, sie vertritt die psychodynamischen Verfahren. Als Pia sie ankündigt, erklingt erneut der Tusch. Viktoria macht gerade zwei Ausbildungen gleichzeitig, eine in Psychoanalyse und eine in Tiefenpsychologie, beides Verfahren, die sich auf Ideen stützen, die Sigmund Freud entwickelt hat. Ein letztes Mal schmettern die Fanfaren für Katja Wrobel, sie ist systemische Therapeutin. Pia erläutert noch, dass sie damit nicht ihre Lieblingstherapieschulen eingeladen hat, sondern die vier Formen, die aktuell in Deutschland von den Krankenkassen bezahlt werden.

Je nach Zählweise gibt es unterschiedlich viele Therapieschulen, darunter die »Klassiker«, die jetzt im Podcast dabei sind. Aber auch solche Außenseiter wie Urschreitherapie oder »Re-Birthing« (zu Deutsch etwa: »neu geboren werden«). Bei Letzterem soll der heilsame Effekt angeblich dadurch zustande kommen, dass man das Trauma der Geburt neu durchlebt. Dabei ist es schon zu einem Todesfall gekommen, als sich ein junges Mädchen bei der Re-Inszenierung der eigenen Geburt durch eine eng gerollte Decke quetschen sollte, auf der auch noch vier Erwachsene saßen, und dabei erstickt ist. Solche Unfälle passieren bei den meisten Therapieformen natürlich äußerst selten. Die in Deutschland etablierten und zugelassenen Verfahren durchlaufen dafür lange Prüfprozesse und müssen durch Forschung belegte Wirksamkeitsnachweise erbringen.

Viktoria geht während ihrer Ausbildung selbst dreimal die Woche zur Psychoanalyse. »Die Idee ist, dass du in der Psychoanalyse und in der tiefenpsychologisch fundierten Therapie mit dir selbst als Instrument arbeitest«, erklärt sie uns. »Du gehst in Beziehung zum Patienten / zur Patientin und versuchst in der

Beziehung, sie, ihr Leid und ihre Symptomatik zu verstehen. Dafür muss ich auch mein eigenes Leid verstehen und wissen, was meine Achillesferse ist. Um meine eigenen Probleme nicht am Patienten auszulassen, muss ich mich selbst gut kennen.«

Katja war mit den an den Universitäten meist angebotenen verhaltenstherapeutischen Ansätzen unzufrieden, ihr fehlte dabei etwas. Deswegen hat sie sich für die Systemische Therapie entschieden. Die Systemische Therapie, sagt sie, »schaut nicht nur auf das Individuum, zum Beispiel das Kind in der Familie. Sie denkt die Beziehungen in der Familie mit, sie bedenkt die Kontexte mit«.

Als ich an der Reihe bin, stelle ich meinen Ansatz, die Kognitive Verhaltenstherapie kurz vor. »Ich glaube, die Verhaltenstherapie zeichnet aus, dass sie schon immer relativ konkret war. Wir haben immer gesagt, wir gucken auf bestimmte Verhaltensweisen, wir gucken auf bestimmte Gedanken, die wir haben. Wir gucken natürlich auch auf Gefühle. Und die Verhaltenstherapie ist ja tatsächlich in Abgrenzung zur Psychoanalyse entstanden. Bestimmte Annahmen hat sie eben nicht geteilt, kein Unterbewusstsein beispielsweise. Das hat sich im Laufe der Jahre aber immer weiter aufgeweicht. Die großen Kognitiven Verhaltenstherapeuten, die als Erste auf Gedanken geschaut haben, waren ursprünglich ja auch Psychoanalytiker.«

Indem Pia und Emily uns unter Fanfaren in die Arena schicken, um miteinander zu kämpfen, spielen sie auf den sogenannten »Therapieschulenstreit« an. Für psychische Probleme wie Depressionen gibt es oftmals nicht nur eine Herangehensweise, sondern mehrere. Aber es gibt zwischen diesen Verfahren auch Spannungen. Verhaltenstherapeuten, Psychodynamiker und Systemiker haben oft unterschiedliche Vorstellungen davon, was gut und wichtig für die Menschen ist. Das zeigt sich auch daran, wie die Klienten über sich und ihre Probleme nachdenken, nachdem sie eine entsprechende Therapie absolviert haben. Pia stellt dazu kurze Statements von Freunden vor, die ihr von ihren Therapieerfahrungen berichtet haben. Der eine erzählt, dass seine Therapeutin »versucht hat, den Ursprung in der Vergangenheit zu finden – woher meine Probleme rühren könnten«. Er war bei einer Tiefenpsychologin. Der andere berichtet: »Ich hab meinem Therapeuten erzählt, wie gerade die Lage bei mir ist, was ich mache, was mich bedrückt. Er hat das dann eingeordnet. Es ging relativ viel um Grundeinstellungen und Haltungen und wie man die in Frage stellt. Er hat auch viele Tipps gegeben für den Umgang mit Leuten.« Er war offensichtlich in einer Verhaltenstherapie, wie Steffen Fliegel und ich sie praktizieren. Katja, die Systemische Therapeutin, schildert dagegen, dass sie mit Vorschlägen und Tipps zurückhaltend ist. Bei ihr geht es eher darum »zu schauen, ob es eine andere Art der Wirklichkeitskonstruktion gibt. Gab es Ausnahmen, wo Du anderen Glaubenssätzen und Mustern gefolgt bist? Und eher dazu anzuregen, eigene Lösungen zu finden. Ich weiß ja nicht, was für die Person richtig ist, die ist ja ein Individuum.«

Vergangenheit, Gegenwart und Zukunft in der Psychotherapie

Man kann diese drei Therapierichtungen sehr grob danach einteilen, in welche Richtung der Zeit sie blicken. Tiefenpsychologen interessieren sich vorwiegend für Ereignisse in der Vergangenheit. »Was ist schon früh mit Dir passiert?«, wird zur zentralen Frage. Welche Spuren trägst Du bis heute in Dir? Das Ziel ist es, sich besser zu verstehen und dadurch einen anderen Umgang mit sich selbst zu ermöglichen. Dieser Ansatz wurde vom wohl bekanntesten aller Psychotherapeuten entwickelt, Sigmund Freud. Seine »Redekur«, die er selbst scherzhaft auch als »Schornsteinfegen« bezeichnete, geht auf die altgriechische Katharsis zurück: Die Idee, dass das Aussprechen und kontrollierte Ausleben innerer Konflikte zu ihrer Linderung beiträgt. Wenn Sie an »schlechten Tagen« in Ihre eigene Vergangenheit schauen, um sich besser zu verstehen, dann stehen Sie damit in der Tradition Freuds. So sind wir heute manchmal alle »kleine Psychoanalytiker«.

Verhaltenstherapeuten fokussieren sich auf die Gegenwart. Ja, sagen sie, alles hat seine Geschichte. Die Frage, die sie dann aber mehr interessiert, ist: »Was hält das Problem aktuell immer noch aufrecht?« Deswegen analysieren sie oft anhand eines konkreten Beispiels, was aktuell im Leben ihrer Patienten vor sich geht.

Ein Teil der systemischen Therapeuten fragt viel nach der Zukunft, also nach Zielen und wie wir uns das Leben vorstellen, sobald das Problem gelöst sein wird. Und einige Systemiker interessieren sich weniger für die Probleme, die die Klienten in die Therapie gebracht haben, als vielmehr für das Umfeld, in dem sich so ein Problem überhaupt entwickeln konnte. Warum etwa wurde ein Kind hyperaktiv und unaufmerksam? Und die Antwort liegt dann nicht in seiner Psyche, sondern etwa in der Rolle, die es in seiner Familie spielt. So könnte ein »schwieriges Kind« beispielsweise einen Dauerkonflikt zwischen den Eltern überdecken, indem es diesen die Möglichkeit gibt, auch einmal ein gemeinsames Ziel, hier also die Unterstützung des Kindes, zu verfolgen.

Am Ende haben Viktoria, Katja und ich das Therapieland im Zuge unseres »Schulenstreits« nicht abgebrannt. Wir haben uns ganz gut verstanden. Pia resümierte: »Wir können also festhalten: Rein wissenschaftlich betrachtet führen alle vier Therapieformen zum selben Ziel, zur Heilung. Aber wie lange es dauert und wie genau man dahin kommt, das unterscheidet sich dann eben. Vielleicht ist es also sehr gut, dass Patienten die Wahl haben.« Ich ergänze noch: »Ich glaube, die Frage des Verfahrens, das man wählt … das ist etwas, was oft unreflektiert passiert, das aber wirklich auch wichtig ist, weil es Folgen hat. Ich merke immer wieder, dass Klienten irgendwann – gerade auch wenn die Therapie gut ist – anfangen, sich mit den Augen des Therapeuten zu sehen. Man wird irgendwann anfangen, sich selber so zu verstehen, wie der Therapeut das auch macht. Man wird eine andere Art von Selbstverständnis entwickeln und möglicherweise ein anderes Leben führen.« Menschen, die erfolgreich eine Psychoanalyse gemacht haben, erzählen dann von einer »Aussöhnung mit sich selbst«, dass sie gelernt haben, »besser auf ihre Gefühle zu hören«. Wer erfolgreich eine verhaltenstherapeutische Konfrontationstherapie gemacht hat, wird vielleicht genau das Gegenteil berichten: Wie wichtig es war, eben nicht auf die eigenen Gefühle zu hören, die sie zum Beispiel denken ließen, außerhalb der Wohnung sei es viel zu gefährlich. Stattdessen: »Augen auf und durch! Nicht die Angst entscheidet, sondern ich!« Immer aber wird man sich im Laufe einer Psychotherapie verändern. Und das war ja auch von Anfang an die Absicht.

Als ich mit Kenneth Gergen, dem Sozialpsychologen und Sprachexperten aus Swarthmore, darüber spreche, sieht er das ähnlich: »Man sollte umsichtig wählen, wohin man geht«, meint er. »Und ich würde mir darüber Gedanken machen, welche Person ich in der Therapie werde. Ein Narrativer Therapeut [der mit seinen Klienten vor allem eine stimmige Geschichte ihres Leidens und seiner Bewältigung erzählen will] wird dich nicht so behandeln, als hättest du eine Krankheit, während ein Psychiater genau das tut. Ein Kurzzeittherapeut wird dir sagen, dass es schnell geht, während ein Psychoanalytiker sagen wird, dass es lange dauert. Man wird dich anders ansehen und anders behandeln, je nachdem in welcher Therapieform du bist.«

Das Urteil des Dodos

Die verschiedenen Therapieformen vertreten unterschiedliche Auffassungen vom guten Leben, sie stehen für unterschiedliche Werte. Deswegen sprechen die jeweiligen Therapeuten mit ihren

Klienten über unterschiedliche Dinge und finden unterschiedliche Dinge wichtig.[37] Auch in der Forschung werden sie oft in Konkurrenz zueinander gebracht, um sie auf ihre Wirksamkeit hin zu prüfen. So werden beispielsweise die Verhaltenstherapie und die Psychoanalyse miteinander verglichen, um herauszufinden, wer bei der Behandlung von Depressionen besser abschneidet. Ein andauernder Ringkampf um das beste Verfahren. »Wie streitende Geschwister«, die um Zuneigung und Aufmerksamkeit kämpfen, befanden zwei Forscher, die die Auseinandersetzung seit langem verfolgen.[38] Und am Ende dieser Auseinandersetzungen stand es dann oft: unentschieden. Das Ergebnis dieses Streits wird amüsanterweise mit einem Begriff zusammengefasst, der auf einen ausgestorbenen Vogel zurückgeht: dem Dodo-Verdikt. Der Dodo in »Alice im Wunderland« von Lewis Carroll erklärt am Ende eines mehr als chaotischen Rennens zwischen den Tieren: »Alle haben gewonnen und verdienen Preise.« Jedes hatte an einem selbstbestimmten Start nach Belieben zu laufen begonnen und nach eigenem Gusto wieder damit aufgehört. Das klingt chaotisch, ist aber offenbar hilfreich. Einer der aktuell einflussreichsten Psychotherapieforscher der Welt, der US-Amerikaner Bruce Wampold, hat deshalb postuliert, es komme in der Psychotherapie vor allem darauf an, dass Klienten und ihre Therapeuten sich über drei Dinge einig sind: Sie legen gemeinsam fest, was das Problem ist. Beide wissen, woran man den Erfolg der Therapie erkennt. Und sie ziehen gemeinsam an einem Strang, wenn es darum geht, das Problem zu lösen. Dann, sagt er, entsteht eine gute therapeutische Beziehung, die vermutlich auch von Erfolg gekrönt sein wird. Zumindest sagt er das für die gut beforschten Therapieverfahren, wie sie in Deutschland von den Krankenkassen bezahlt werden.[39]

Psychotherapie: Ein moralisches Angebot

»Wenn man sich die vergleichende Psychotherapieforschung anschaut, dann kommen wir doch immer wieder an den Punkt, an dem wir feststellen: Alles ist gleichermaßen effektiv. Ganz offensichtlich helfen die verschiedensten Dinge dabei, aus einer Depression herauszukommen«, sagt Dr. Tobias Teismann. Ich bin an den Anfang meiner Laufbahn als Psychologe zurückgekehrt, an die Ruhr-Universität Bochum. Tobias Teismann leitet hier inzwischen die Ausbildungsambulanz. Er ist derjenige, der angehende Psychotherapeuten an der Bochumer Uni auf ihre Arbeit vorbereitet. Zugleich ist er praktisch tätig. »Ganz wenig«, meint er bescheiden, »so sieben Patienten in der Woche.« Die Spezialthemen, zu denen er forscht und Bücher veröffentlicht, sind Depressionen und Suizidalität.[40] Jetzt sitzt er in seinem Büro, und mein Blick wandert immer wieder zu den weißen Platten über ihm, mit denen die Decke abgehängt ist und die schon während meiner Studienzeit typisch waren. Der Raum wirkt durch sie zu hell und steril.

Die Bauherren in den sechziger Jahren hatten an eine Universität der kurzen Wege gedacht. Alles an einem Ort: Vorlesungssäle, Mensa, Studentenheime. Bald nach ihrer Eröffnung zeigte sich, dass man ein lebendiges Studentenleben nicht am Reißbrett entwerfen kann. Die aus Zementplatten zusammengeschusterten Gebäude, die im Bezirk Querenburg aus dem Boden schossen, sollten an Ozeandampfer in einem grünen Wiesenmeer erinnern. Doch viele sahen vor allem Beton und gingen im Massenbetrieb der Universität unter. Sie saßen am Stadtrand, von wo kaum ein Bus ins Zentrum fuhr, in ihren schuhkartongroßen Einraum-Studi-Apartments fest und verloren die Lust am Studentenleben. Zudem eigneten sich die hohen Bauklötze mit ihren umlaufenden Balkonen gut für einen Sprung ins Nichts. Bochums Uni, geplant als ›Uni der Begegnung‹, kam als ›Selbstmord-Universität‹ in die Schlagzeilen. »13 Gebäude mit

Balkons, die niemand betritt. Fenster, die niemand putzt. Professoren, die keiner kennt. 19 600 Studenten, die niemand tröstet«, textete die Sendung *Zeitzeichen* im Westdeutschen Rundfunk.[41] Irgendwann reagierte die Universitätsverwaltung und etablierte in Uninähe ein Selbsthilfezentrum, die OASE, in der man auch psychologische Unterstützung erhalten konnte. Inzwischen fährt auch eine U-Bahn, die U35, minutenschnell in das Ausgeh- und Partyviertel »Bermuda-Dreieck«, wo viele jene Begegnungen finden, die frühere Studierende offensichtlich vermisst hatten. Es hat sich in Bochum viel zum Besseren gewendet. Und es gibt dort jetzt auch das ZPT, das Zentrum für Psychotherapie, das Tobias Teismann leitet und in dem Menschen in Krisen Hilfe erhalten können.

Steffen Fliegel hatte mit seiner Zehn-Stühle-Übung verschiedene Perspektiven angeboten, mit denen seine Klienten ihr Leid verstehen können. Tobias Teismann ist zu der Überzeugung gekommen, dass ihnen etwas gemeinsam ist: »Die Leute brauchen ein gutes Modell, um davon ausgehend weiterzuarbeiten. Ich gehe über die Ziele.« Er arbeitet mit seinen depressiven Klienten meist an dem, was diese während ihrer Krise erreichen wollen, und gibt ihnen dadurch die Möglichkeit, sich aktiv an ihrer Behandlung zu beteiligen. Dieses Angebot wird immer wieder angenommen und führt zu einem erfolgreichen Abschluss. »Ich muss den Leuten gar nicht sagen: ›Sie können etwas gegen die Depression tun.‹«, meint Teismann. »Ich kann immer daran arbeiten, was der nächste Schritt ist, um ihrem selbstbenannten Ziel näher zu kommen.« Da ist wieder diese Perspektive auf Depressionen, die die britischen Forschenden mit Blick auf die Blogs von Depressiven als »moralisch« bezeichnet haben: eine Sichtweise, in der es um eigene Schritte zur Bewältigung geht und die es möglich macht, selbst daran mitzuarbeiten, dass es besser wird.

Dazu haben Tobias Teismann und die Professorin Ulrike Willutzki von der Universität Witten/Herdecke eine Studie durchgeführt: Sie wollten mit einem Fokus allein darauf, was Menschen selbst tun können, auf eine Besserung von Depressionen hinarbeiten.[42] »Geht das überhaupt? Ist das eine Perspektive, für die depressive Menschen empfänglich sind? Ziehen die Patienten mit, wenn man auf die Stärken und positiven Erlebnisse fokussiert?«, fragten sich Teismann und Willutzki. Und sie fanden: »Das hat funktioniert. Das war gut.« Um die Patienten zur gemeinsamen Arbeit an ihrem Leid einzuladen, fragten die Therapeuten in der Studie die Klienten immer wieder Dinge wie: »Ist das die richtige Richtung?« – »Wie haben Sie es geschafft, eigene Wünsche und Bedürfnisse ernst zu nehmen?« – »Wann sind Sie gnädiger mit sich und anderen umgegangen?« Am Ende fanden sie: Wenn es gelang, mit den Patienten partnerschaftlich auf deren eigenen Ansätzen aufzubauen, war der Erfolg genauso groß wie bei anderen Therapieformen, die Depressionen erfolgreich behandelten. Sobald Therapeut und Klient gemeinsam etwas fanden, das die Klienten wirklich tun konnten, zeigten sich schnell Verbesserungen, auch wenn dabei keine komplexen medikamentösen und psychotherapeutischen Behandlungsstrategien verfolgt wurden.

»Wie kann das sein, wenn Depression doch als äußerst vielschichtige und schwerwiegende, zum Teil biologisch verursachte Krankheit angesehen wird?«, habe ich Tobias Teismann gefragt. Seine Antwort: »Ich bin null skeptisch an der Stelle, dass biologische Mechanismen für eine Depression hoch relevant sind. Wir haben aber überhaupt kein Verständnis davon, ob eine Depression durch biologisch veränderte Mechanismen verursacht wird. Ich würde die psychologischen Mechanismen selbst viel höher ansiedeln. Deswegen macht es Sinn, dass wir uns auf die psychologischen Anteile konzentrieren: Demoralisierung, fehlende Selbstakzeptanz, Hilflosigkeitserleben. Das sind die Aspekte, auf die wir fokussieren. Wir versuchen, den Leuten dabei zu helfen, eine neue Perspektive auf sich und ihre Möglichkeiten zu bekommen.«

Der Entschluss zu einer Psychotherapie wird meist erst dann gefällt, wenn die Betroffenen einen bestimmten Punkt überschreiten. Der Psychotherapieforscher Jerome Frank nannte diesen Punkt als Erster »Demoralisierung«, ein verzweifelter Zustand, in dem man nicht mehr weiterweiß.[43] Auch Tobias Teismann findet diesen Punkt für seine Arbeit mit depressiven Menschen wichtig. Denn es ist die Hilflosigkeit, die für viele depressive Menschen so zentral ist. Beim Depressiven, sagte mir einmal ein Psychiater, ist quasi »die Hoffnung kaputt«. Und gerade weil depressive Menschen glauben, sie seien außerstande, selbst etwas an ihrem Leid zu ändern, ist es umso wichtiger, das therapeutische Gespräch auf das zu lenken, was sie dennoch tun können. Es geht darum, eine Ausnahme von all dem Leid zu finden – sei sie auch noch so klein –, einen Moment, wo trotz allem etwas funktioniert hat, und anschließend darauf aufzubauen. Dadurch wird die Hoffnung »repariert«, und im Anschluss lindert sich das Depressive. Das ist es, was ich auch mit Frau Rickert versucht habe.

Im nächsten Abschnitt beschreibe ich die intensive, gemeinsame Suche nach einem für die Klientin geeigneten Ansatz zur Bewältigung ihrer Schwierigkeiten. Dabei schildere ich die vielen Anläufe und gelegentlichen Sackgassen eines Therapiegesprächs ausführlicher, als das sonst üblich ist, um zu verdeutlichen, welche Herausforderung dies für beide Beteiligten darstellt.

Reden hilft – ein Therapiegespräch

»Frau Rickert, was glauben Sie, wenn wir jetzt eine Weile miteinander geredet haben, was möchten Sie mit nach Hause nehmen, damit Sie besser mit den Sorgen um Ihren Prozess umgehen können?«[44] Frau Rickert kennt mich inzwischen recht gut, also nimmt sie sich viel Zeit. Sie weiß, dass ich keine schnellen Antworten auf eine so schwierige Frage erwarte. Daher schweigen wir erst einmal gemeinsam. Der US-amerikanische Therapeut Steve de Shazer hat einmal gesagt: »Ich bin ja dafür da, schwierige Fragen zu stellen.« In seinem Büro hing zudem ein Schild, auf dem stand: »Verwirrung ist unser bestes Produkt«. Eine gute Psychotherapie, meinte er, beginne damit, langgehegte Überzeugungen in Frage zu stellen, um auf diese Weise Raum für Veränderung zu schaffen.

»Ich muss eine Strategie finden, um mich zu wappnen, wenigstens zwischendurch zur Ruhe zu kommen«, sagt Frau Rickert. »Mich abzulenken hab ich schon probiert, das funktioniert nicht.« Besondere Sorgen macht ihr, dass der Richter in dem ihr bevorstehenden Prozess ja auch nur ein Mensch sei. »So gut kann mein Anwalt gar nicht sein, dass der Richter am Ende sieht, was wirklich passiert ist. Das ist außerhalb meiner Kontrolle. Worauf sollte ich mich vorbereiten? Und wie?« Meine Frage danach, was Frau Rickert sich jetzt von der Therapie erhofft, ist wieder zu mir zurückgekommen. Ich hatte sie, wie es auch Tobias Teismann mit seinen Klienten macht, darum gebeten, mir ein Ziel für unser heutiges Gespräch zu nennen. Depressive Menschen machen oft keine Pläne mehr. Sie sind in dem gefangen, was gerade passiert. So wie Frau Rickert, die sich kurz mit der Idee beschäftigt, dass sie sich von dem Problem ablenken könnte, und doch wieder an den Ausgangspunkt zurückkehrt: Die Dinge sind außer Kontrolle.

Der Arzt Galen hatte mehr als einen vollen Tag gebraucht, um herauszufinden, warum seine Patientin traurig war. Und so sollte auch ich mehr als einmal fragen, welchen Ausweg aus ihrer jetzigen Misere Frau Rickert für denkbar hält. Allerdings muss ich mich vergewissern, ob eine psychologische Lösung überhaupt sinnvoll ist. Daher müssen wir zunächst klären, wie groß ihre Motivation ist, sich dem Stress auszusetzen, den die vor ihr liegende rechtliche Auseinandersetzung bedeutet. »Eigentlich sagen Sie gerade, dass Sie den Prozess gar nicht führen können, denn das Risiko zu verlieren ist zu groß.« – »Ja, aber ich muss es machen. Ich kann das nicht auf sich beruhen lassen.« – »Sie haben sich entschieden.« – »Ich hab mich entschieden. Es geht mir gar nicht so sehr um das Geld. Aber das alles so stehen zu lassen, wie das damals gelaufen ist … Das geht so dermaßen gegen mein Gefühl von Gerechtigkeit. Das kann ich nicht so stehen lassen. Ich muss das jetzt durchziehen.« – »Das ist es Ihnen wert? Dafür würden Sie den Stress auf sich nehmen?« Die Antwort kommt leise, aber entschieden. »Ja.« – »Und Sie stehen das durch?« – »Ja, muss ich ja.« – »Wenn Sie müssen, dann tun Sie das auch? Das kann ja noch Monate so gehen.« – »Ja, noch Monate.« – »Was machen wir dann, was müssen Sie von hier für die nächsten Monate mitnehmen?«

Auch wenn noch keine psychologische Intervention stattgefunden hat, wie sie in den Lehrbüchern steht – keine biographische Arbeit, keine »kognitive Umstrukturierung«, kein Entspannungstraining –, haben Frau Rickert und ich bereits daran gearbeitet, ihr Problem so zu beschreiben, dass sie selbst ein Teil der Lösung sein wird. Wir haben sichergestellt, dass sie den Weg vor Gericht unbedingt gehen will. Damit haben wir zugleich abgeklärt, dass es sich für sie lohnt, für ihre Gerechtigkeit zu kämpfen. Und es ist auch klargeworden, dass Frau Rickert bereit ist, neben den finanziellen auch die emotionalen Kosten ihrer Entscheidung zu tragen – zumindest bis zum Urteilsspruch. Wir können jetzt also weiter gemeinsam überlegen, wie sie die aufwühlende Zeit bis zum Prozess am besten überstehen kann.

»Ich brauch irgendwas, um wieder fröhlicher zu werden. Um das Leben, das ich habe, wenigstens zwischendurch wieder mal zu genießen, während ich darauf warte, dass etwas Schlimmes passiert – oder auch nicht.« – »Und meinen Sie, wir können darauf hinarbeiten, dass das mal wieder geht?« – »Das hoffe ich zumindest.«

Obwohl es zunächst danach aussah, als würden wir auf der Stelle treten, haben wir doch schon etwas erreicht. Die Demoralisierung und Hoffnungslosigkeit, die einen Kern depressiven Erlebens ausmachen, haben sich für den Moment etwas gemildert. Frau Rickert kann sich zumindest vorstellen, mit mir zusammen etwas zu bereden, das ihr helfen könnte. »Wenn Sie es mit meiner Unterstützung besser hinkriegen, was müssten wir machen?« – »Ja, vielleicht könnte ich bestimmte Sachen doch hinkriegen, ich weiß ja eigentlich, was ich machen müsste, aber allein kriegt man das manchmal nicht hin. Wenn man bestimmte Sachen geübt hat, dann kannst du sie abrufen, wenn du sie brauchst.« Hier kommt uns zugute, dass wir bereits in der Vergangenheit Strategien entwickelt haben, wie Frau Rickert sich unter Stress selbst helfen kann. Sie will jetzt mit mir daran arbeiten, diese zu reaktivieren, damit sie auch mit der jetzigen Situation besser zurechtkommt. – »Was meinen Sie, was müssten wir wieder üben, von den Dingen, die Sie eigentlich schon können?« In meiner Antwort betone ich nochmals, dass sie bereits früher etwas für sich tun konnte. Gleichzeitig versichere ich ihr, dass ich dabei für sie da sein werde. Frau Rickert wird jetzt ganz leise: »Da hab ich noch nicht konkret drüber nachgedacht.« – »Sie dürfen gerne eine Weile überlegen.« – Frau Rickert scheint zunächst abzuschweifen. Sie berichtet von einem Freund, der gerade seine Frau durch einen Unfall verloren hat. »Der hat vielleicht noch viel größere Probleme als ich«, meint sie. – »Ich finde ja toll, dass Sie trotz all dem, was Sie selbst belastet, noch den Kopf dafür haben, auch über die Sorgen anderer nachzudenken. Sind Sie so ein Mensch, der selbst in der Not noch an andere denkt?«

Mein letzter Einwurf läuft der oft gehörten Einschätzung zuwider, depressive Menschen müssten lernen, mehr an sich selbst zu denken, bevor sie anderen helfen könnten. Aus dieser Perspektive könnte meine Einsicht sogar als empathielos und kontraproduktiv gewertet werden. Andererseits bin ich tatsächlich beeindruckt, dass für Frau Rickert das Umfeld trotz all ihrer Sorgen nicht gleichgültig geworden ist. Es zeigt sich dann auch, dass sich hier ein weiteres Puzzlestück finden lässt, mit dem Frau Rickert ihrem Ziel, die Zeit bis zum Prozess gelegentlich auch unbeschwerter zu verbringen, näher kommen könnte: »Das ist zum einen eine Belastung für mich«, sagt sie, »weil mir das menschlich einfach so leidtut. Auf der anderen Seite gibt es mir auch ein bisschen Auftrieb. Ich kann etwas tun, und der Freund gibt mir das Gefühl, das ich eine Hilfe für ihn bin. Das ist gut für mich, den Eindruck zu haben, dass ich jemand anderem helfen kann. Einfach dadurch, dass ich für ihn da bin, ihm zuhöre. Ich kann gar nicht anders als zu sagen: Ich bin für Dich da.« Dadurch, dass Frau Rickert sich mit anderen Menschen, die leiden, solidarisch erklärt, findet sie auch bei sich wieder ein wenig Stärke: »Dabei ist mir für einen Moment wieder eingefallen, was ich in meinem Leben alles schon auf die Reihe gekriegt habe.« Frau Rickert listet jetzt auf, was sie alles schon erreicht hat: vier Kinder großgezogen, eine Scheidung überstanden, den Tod ihres Vaters verwunden. Ohne dass ich dies besonders betonen muss, wird sie sich der Ressourcen bewusster, über die sie verfügt, um mit »unmöglichen« Situationen fertig zu werden. »Ich hab das irgendwie auf die Reihe gekriegt, hab mir Hilfe geholt, hab Leute gefragt, die sich damit auskennen. Und hab es letztendlich auch geschafft.«

Frau Rickert hat schon viel in ihrem Leben überwunden. Der vor ihr liegende Prozess wird jetzt zu einer Herausforderung von vielen, für die sie durchaus gut gerüstet ist. Wir können also dazu übergehen zu überlegen, welche ihrer Fähigkeiten sie nutzen kann, um auch diese neueste Hürde zu überwinden. »Das ist eine Erinnerung daran, dass Sie …«, jetzt zögere ich selbst, denn ich will ihr nicht zu weit vorauseilen, »… dass Sie vielleicht stärker sind, als Sie sich in letzter Zeit manchmal fühlen?« – »Ja, genau. Es gab Zeiten, da war ich wirklich gut drauf, da habe ich mein Leben gut im Griff gehabt, konnte es genießen.

Da wären mir die aktuellen Belastungen wie Kleinigkeiten vorgekommen. Es sind halt aktuell sehr viele Kleinigkeiten.« – »Die türmen sich zu einem Berg.« – »Ja, das ist ja das Paradoxe: Ich weiß es ja. Das ist mir lange nicht in den Sinn gekommen, aber so ganz kurz ist es mal wieder aufgeflammt. Wenn man einmal etwas gelernt hat, dann kann man das auch wieder abrufen. Wie beim Autofahren. Man muss nicht jedes Mal wieder neu überlegen. Du schaltest einfach.« – »Was meinen Sie denn, was wir mal wieder abrufen und üben müssten?« – Frau Rickert seufzt und schweigt. Wir sind jetzt in einer intensiven Arbeitsphase der Therapie. Sie überlegt, was der nächste richtige Schritt für sie sein könnte.

»Wenn es einem selber gutgeht, dann schafft man das. Mit *gesundem* Selbstvertrauen. Das habe ich ja auch meinen Kindern so beigebracht.« Wenn Frau Rickert das anderen beibringen kann, dann kann sie es vielleicht auch sich selbst wieder vergegenwärtigen: »Die haben das von Ihnen gelernt. Das scheint Ihre Philosophie zu sein.« – »Ich bin ja auch für andere oft ein guter Ratgeber. Das sagen mir meine Freunde auch immer wieder. Mir fehlt halt dieses Jahr mein ganz persönliches Ding, etwas, wo ich meine Batterie aufladen kann. Die Partys, zu denen ich sonst gegangen wäre, sind wegen Corona alle ausgefallen. Da wäre ich so komplett aus mir rausgegangen. Wo ich mich um niemanden kümmern muss, wenn ich für niemanden verantwortlich bin. Das ist so ein Gefühl von Freiheit, das mir so sehr fehlt.« Frau Rickert benennt jetzt etwas, das ihr möglicherweise helfen könnte, wieder zu alter Stärke zu finden: eine sorglose Zeit, in der sie den Kopf frei bekommt. Würde sie eine Weile nicht grübeln, könnte sie vielleicht zumindest die kleineren Probleme, wie den Umgang mit der Kollegin, gelassener betrachten. »Diese Euphorie, die ich dann mitnehme, die hält wirklich eine Weile an. Das kann ich dann sogar mit anderen teilen. Das macht mich richtig glücklich.«

»Das könnten Sie auch gerade wieder gut gebrauchen. Sie verstehen sich da selbst eigentlich ganz gut. Das, was Ihnen normalerweise Stärke gibt, das ist ja auch gerade gar nicht möglich?« Der soziale Kontakt, den Frau Rickert so sehr schätzt, ist massiv eingeschränkt. Auch wenn meine Frage auf eine unverrückbare Tatsache während der Pandemie hinzuweisen scheint, ermöglicht ihr diese Überlegung vielleicht doch, sich selbst mit mehr Verständnis zu begegnen. Daran anschließend können wir gemeinsam überlegen, ob nicht zumindest ein kleiner Teil dieser freudigen Entlastung dazu beitragen könnte, all dem mit etwas mehr Leichtigkeit zu begegnen. »Was machen wir denn für jemanden, der aktuell nicht zu den Dingen Zugang hat, die er für sein Wohlbefinden braucht?« – »Wenn ich das wüsste …«, antwortet Frau Rickert und schweigt wieder lange. Doch es ist kein resigniertes Schweigen. Sie nutzt die Zeit zum Überlegen. »Manchmal, wenn ich zur Arbeit laufe, dann nutz ich ja schon die Zeit und mach krachend laut mein Handy an. Die Musik gibt mir wirklich etwas.«

Jetzt hat Frau Rickert einen Faden in der Hand, den sie verfolgen will, um zumindest zu versuchen, wieder zu alter Stärke zu finden: »Vielleicht ist das ja eine Strategie. Wenn ich jede freie Minute nutze, um zumindest die Musik zu hören, die ich wirklich hören will. Das ist etwas, das mir wirklich was gibt. Da nehme ich mir zu selten die Zeit dafür. Das könnte ich auch zusammen mit meinem Mann wieder machen. Wir haben uns ja auch beim Tanzen kennengelernt. Früher haben wir auch zu Hause in der Wohnung mal für ein paar Minuten laut Musik gemacht, und dann singen und tanzen wir. Wir haben da einen sehr ähnlichen Geschmack.« Wir haben jetzt eine einfache Strategie gefunden, die Frau Rickert die Hoffnung gibt, die Dinge zumindest ein wenig so zu beeinflussen, dass es ihr besser geht. Immer wieder Momente zu suchen, in denen sie das, was ihr sonst Freude macht, erneut ausprobiert. Dabei auch gleich ihren Mann mit ins Boot zu holen und zusammen ein paar unbeschwerte Momente zu erleben, könnte ihr zusätzlich das Gefühl verschaffen, im Kampf vor Gericht nicht so allein zu sein.

Depressive Menschen verlieren oft die Freude an Dingen, die ihnen normalerweise Spaß machen. Entscheidend an dieser Stelle ist: Frau Rickert kann sich gut vorstellen, dass die Strategie, etwas zu tun, das ihr Freude bereitet, funktionieren könnte, selbst jetzt, wo sich die »Kleinigkeiten« vor ihr wie ein Berg türmen: »Das ist etwas, das mir wirklich was gibt. Manchmal fallen einem solche Dinge auch einfach nicht ein. Da kommst du dann gar nicht drauf.« – »Vielleicht können Sie das mehr zu einer Routine machen?« Frau Rickert nickt. »Sollen wir das mal verabreden? Sie probieren das aus? Sie versuchen regelmäßig, die Partylöwin hervorzulocken, auch dann wenn Sie es in dem Moment gar nicht brauchen, um daraus wieder eine Routine zu machen?«

Frau Rickert hatte davon gesprochen, dass die Dinge am besten automatisiert ablaufen sollten, wenn sie sie in der Not braucht. Es ist daher sinnvoll, ihre Idee zu einem festen Bestandteil ihres Tages zu machen. »Vielleicht müsste ich mir das wirklich in den Kalender eintragen. Vielleicht immer nach der Arbeit, wenn ich um 17 Uhr nach Hause komme.« Frau Rickert wirkt jetzt etwas optimistischer. Entscheidend ist, dass sie selbst die Idee entwickelt hat, wie sie aktiv dazu beitragen kann, den unausweichlichen Stress im Vorfeld des Prozesses erträglicher zu machen. Sie verfügt jetzt wieder über etwas, das depressiven Menschen oftmals fehlt. Etwas, das Tobias Teismann und Ulrike Willutzki »Ergebniserwartung« und »Kompetenzerwartung« nennen: die Idee, dass man durch eigenes Handeln etwas für sich erreichen kann.[45] Zugleich hat sie dazu eine Strategie gewählt, die in der verhaltenstherapeutischen Depressionstherapie als durch Forschung gut belegt und erfolgversprechend gilt: die »Planung positiver Aktivitäten« mit Hilfe eines »Wochenplans«. Wir haben etwas Kleines gefunden, das sie sich wirklich zutraut und das zudem von hoher persönlicher Bedeutung ist: Lebensfreude, Solidarität und Partnerschaft. Etwas besser gehe es ihr jetzt, sagt sie beim Rausgehen noch zu mir: »Reden hilft.«

Das Ende dieser Depressionsgeschichte

Wenn Frau Rickert, den Weg, den sie und ich begonnen haben, erfolgreich weitergeht, dann wird sich irgendwann die Frage nach der Beendigung der Therapie stellen. Wann ist dafür ein guter Zeitpunkt? Ein gutes Kriterium, wann eine Therapie beendet werden kann, ist die Remoralisierung der Klienten, also ihr Eindruck, die Dinge nun wieder selbst in die Hand nehmen zu können. Zum Schluss ist das Problem im Idealfall kein Problem mehr; die Geschichte der aktuellen Schwierigkeiten hat ein gutes Ende gefunden, ihre Depressionsgeschichte findet einen guten Ausgang. Sie wird zu einer Episode unter vielen im Leben: Ich habe, als ich nicht mehr weiterwusste, Unterstützung gefunden und mir helfen können.

Frau Rickerts Prozess wurde verschoben. Wir hatten daher noch viele weitere Gelegenheiten und Anlässe, um darüber zu reden, wie sie ihren Kampf um Gerechtigkeit fortsetzen konnte. Aus einigen wenigen Monaten wurden sehr viele, so dass wir unsere Strategie immer wieder angepasst haben.

Bekommen wir vom Arzt Antibiotika, dann meist mit dem Hinweis, wir sollten die ganze Packung einnehmen. Sonst überleben Reste der Erreger, und wir werden wieder krank. Doch psychische Probleme sind keine Infektionen. Der Entschluss zur Therapie entsteht aus dem Gefühl, Hilfe zu brauchen. Warum also sollte über das Ende der Therapie anders entschieden werden als über ihren Anfang? Manchmal frage ich deshalb meine Klienten direkt: »Was meinen Sie, was sich noch verändern müsste, damit Sie mich nicht mehr brauchen?« Die Klienten können oft selbst am besten bestimmen, wann sie ihr Leben wieder im Griff haben. Ein absolutes Ende für eine Therapie kann es jedoch nicht geben. Denn das Leben geht immer weiter. Manchmal meint es das Schicksal gut mit uns, dann kommen wir allein zurecht. Doch wenn etwas Schlimmes passiert, brauchen wir vielleicht erneute Hilfe. Die Depression ist deshalb nicht chronisch. Es ist lediglich das Leben, das weitergeht, an dem wir uns erfreuen, unter dem wir aber auch immer wieder leiden.

Ein Ort für das Leid – der Raum

Auf diese Weise haben schon viele Klientinnen und Klienten während ihrer Psychotherapie einen Ort für ihr Leid gefunden. Nicht in ihrem Körper, wo es als heimtückische Krankheit darauf wartet, immer wieder auszubrechen und sie zu quälen. Sondern im Gesprächsraum einer Praxis. Einem Raum, in dem wir gemeinsam versuchen, das Leid in Worte zu fassen. Worte, die zu seiner Bewältigung hilfreich sind. Vielleicht ist es auch das, was einen Besuch beim Psychotherapeuten so hilfreich macht. In Zeiten, in denen jeder für sich selbst sorgen soll, die Erfahrung zu machen, dass man in der Not nicht allein ist.

Mein Kritiker meldet sich noch einmal: »Du hast einen sehr leichten Fall beschrieben. Eine Frau, die Du lange kennst, die ein nachvollziehbares Problem hatte. Natürlich hattet Ihr schnell Erfolg. Psychiater und Psychologen in Krankenhäusern haben es aber mit ganz anderen Fällen zu tun. Menschen, die nicht mehr aus dem Bett kommen. Menschen, die sich ihr Leben lang mit Selbstzweifeln quälen, deren Stimmungsschwankungen weniger einem gemächlichen Gezeitenhub als vielmehr zerstörerischen Tsunamis gleichen. Die sind gar nicht in der Lage, mit Dir ins Gespräch zu kommen. Diese Menschen sind wirklich schwer krank.«

Es stimmt, die meisten Menschen, die zu mir in die Praxis kommen, haben die grundsätzliche Hoffnung, dass Gespräche für sie hilfreich sein könnten. Ein Teil meiner Arbeit als Psychotherapeut ist es, ihr Leid im Gespräch mit ihnen nachvollziehbar und handhabbar zu machen. Dass es Frau Rickert und mir rechtzeitig gelungen ist, einen Zugang zu finden, der es ihr ermöglicht hat, ihr Leid erträglicher zu machen, mag dazu beigetragen haben, dass die Dinge nicht eskaliert sind.

Der Psychotherapeut de Shazer hat einmal gesagt, die optimale Therapie bestehe aus einer Begrüßung, gemeinsamem Platznehmen, sofortigem Aufstehen und einer freundlichen Verabschiedung. Eine gute Therapie, meinte er, sei nicht unbedingt ein lebensverändernder Einschnitt. Wenn es gut laufe, unterstütze man die Klienten mit simplen Mitteln darin, ihr Leben wieder selbst in die Hand zu nehmen. Das in der Therapie Erarbeitete wird dann im Rückblick manchmal ein wenig trivial erscheinen. Und das ist auch gut so.

Aber es stimmt auch, dass es Menschen gibt, die nicht mehr an die Kraft solcher Gespräche glauben. Die schon so lange mit ihrem Leid zu kämpfen hatten, dass sie zunächst andere Maßnahmen brauchen, damit sie auf ein therapeutisches Gesprächsangebot überhaupt reagieren können. Manchmal ist das Leid so groß, dass es auch von zwei Menschen – Therapeut und Klient – gemeinsam nicht bewältigt werden kann. Dauerhaftes Leid kann sich verselbständigen und Menschen so schwer belasten, dass die einfachsten Dinge zur Qual werden. Deshalb ist es gut, dass Gespräche in einer psychotherapeutischen Praxis nicht das einzige Angebot sind, das wir ihnen machen können.

Tatsächlich soll es auch zumindest eine Form der Depression geben, die sich gänzlich aus körperlichen Faktoren heraus erklären lässt, die sogenannte »melancholische Depression«. Sind dies die schweren Fälle, um die wir uns eigentlich kümmern sollten, weil wir sonst, wie der Psychiater Manfred Lütz[46] in einem Bestseller nach dem anderen betont, irrigerweise »die Falschen behandeln«? Im nächsten Kapitel wird es darum gehen, die Erkenntnisse der Biologie zum Thema Depression einzuordnen. Und auch um die beste Behandlung für die schwersten Depressionsformen.

KAPITEL 4

Endstation Hirn: Die Biologie der Depression

> Es ist erstaunlich! Ich glaube, das DSM definiert die Dinge. Ich glaube, es bestimmt darüber, was Wirklichkeit wird.
>
> *Robert Spitzer* rückblickend über sein Werk[1]

Die Psychologie hat es schwerer als viele andere Wissenschaften. Die Psyche und ihre Erkrankungen sind nicht »greifbar« – im Wortsinne. Welche Form und Farbe hat zum Beispiel ein Gefühl? Oder die Psyche? Eine mittelschwere Depression? Und welches Gewicht? Schon die Fragen wirken seltsam. Wie sollte man bei der Vermessung vorgehen?

Geradezu skurril wirkt auf uns heute ein Experiment, das der Arzt Duncan McDougall im Jahr 1907 unternahm. Er legte sterbende Menschen auf eine Waage und stellte einen Gewichtsverlust von durchschnittlich 21 Gramm fest. Sein Schluss: Das musste dem Gewicht der Seele entsprechen, die im Augenblick des Todes zum Himmel aufgefahren war. »Es gibt eigentlich keine andere Möglichkeit, dies zu erklären«, meinte McDougall zur *New York Times*.[2] Spätere Kommentatoren führten den Gewichtsverlust freilich eher auf den Flüssigkeitsverlust zurück, der durch den für den Körper stressreichen Sterbeprozess ausgelöst worden war. Das Konzept einer messbaren Seele, so ist man sich inzwischen allseits einig, hat keinen Platz mehr in der wissenschaftlichen Beschäftigung mit dem Menschen.

Neben der Seele sind heutzutage noch weitere, früher zentrale Begriffe kaum noch von Interesse für die Forschung: darunter der Minderwertigkeitskomplex, die Neurasthenie oder die

Hysterie. Dagegen erregen Konzepte wie Burn-Out, Hochsensibilität und Misophonie (der Ekel vor den Geräuschen der Mitmenschen, wie zum Beispiel Schmatzen) aktuell große Aufmerksamkeit unter Wissenschaftlern und auch in der Öffentlichkeit. Kommende Generationen werden uns womöglich dafür belächeln.

Aber soll es wirklich von gerade beliebten Trends abhängen, wie wir über die Psyche und ihre Störungen nachdenken? Es ist nachvollziehbar, dass Psychologie und Psychiatrie nach einem objektiven Zugang zu ihrem Arbeitsgebiet suchen. Weil das Gehirn als Sitz der Psyche gilt, hoffen viele, dass vielleicht die Neurowissenschaften klären könnten, was im Kopf der Menschen vor sich geht. Vielleicht lässt sich dabei auch klären, was Depressionen wirklich sind?

Einige der bekanntesten und erfahrensten Psychiater haben jedoch damit begonnen, nicht länger zuerst das Gehirn, sondern Konzepte zu untersuchen. Im letzten Kapitel haben wir gesehen, wie es manchmal auf jedes Wort ankommt, wenn man sich dem Phänomen Depression annähert. Je nachdem, wie Klienten und Psychotherapeuten ein Problem formulieren, kommen sie zu unterschiedlichen Lösungsansätzen. Ganz Ähnliches gilt auch für die biologische Forschung zur Psyche. Auch sie ist von den Konzepten abhängig. Wenn sie bei der Arbeit die falschen Begriffe verwendet, produziert die Forschung sinnlose Befunde. Und das schadet möglicherweise auch denjenigen, die leiden.

Noch einmal Robert Spitzer

DSM, das steht für Diagnostisch-Statistisches Manual. Das klingt nach komplexen mathematischen Berechnungen, nach denen die Störungsbilder quasi ausgerechnet wurden. Warum liegt diese »magische« Grenze zur Vergabe einer Depressionsdiagnose bei fünf? Darauf angesprochen antwortete DSM-Autor Robert Spitzer: »Das war lediglich eine Übereinkunft. Als wir Therapeuten und Forscher (…) gefragt haben, kam dabei die zufällige Zahl fünf heraus.« – »Aber warum wurden es fünf und nicht vier? Und warum haben Sie sich nicht für sechs entschieden?« – »Weil vier nicht ausreichend erschien. Und sechs fanden wir zu viel.«[3]

Kritiker haben deshalb darauf hingewiesen, dass die einzige Statistik, die bei der Konzeption des Diagnosesystems erhoben wurde, die Abstimmung per Handzeichen war.[4] In einem weiteren Gespräch präzisierte Spitzer, was das für die im DSM enthaltenen Diagnosen bedeutete: »Änderungen entstehen dann, wenn (…) ein Haufen Leute das so will; man muss eine Lobby dafür haben. Man muss seine Truppen sammeln. [Es geht nicht darum], die Daten zu haben.« Als der Interviewer ungläubig zurückfragte, »es hat also gar nichts mit Wissenschaft und Forschung zu tun?«, nickte Spitzer.[5] Kein Wunder, dass viele mit diesen lakonischen Antworten unzufrieden waren. Der Psychiatriekritiker Tomas Szasz meinte schon früh, in der Psychiatrie würden Krankheiten nicht entdeckt, sondern »verkündet«.[6] Hatte er damit recht gehabt?

Das befürchtete 1998 auch der Neurogenetiker Steven Hyman, als er von den für das DSM Verantwortlichen darum gebeten wurde, die nächste Auflage des Diagnosekatalogs, das spätere DSM-5, mit staatlichen Mitteln zu finanzieren. Hyman war zu diesem Zeitpunkt Direktor des *National Institute of Mental Health*, kurz NIMH, in den USA so etwas wie ein Gesundheitsministerium speziell für die Psyche. »Es bereitete mir zunehmend Kopfzerbrechen, dass ich als Institutsdirektor Unsummen von Steuergeldern für Projekte abzeichnete, bei denen niemand sich die Frage stellte, ob es diese Diagnosekategorien überhaupt gab – zumal sie keine Belege dafür hatten«, erinnert Hyman seine Überlegungen zur Bewilligung weiterer Gelder für die psychiatrische Diagnostik.[7]

Melancholische Bibelstudien

In den Debatten, die um psychiatrische Diagnosen geführt werden, gelten Kritiker, die vom DSM als »Diagnosebibel« sprechen, oftmals als radikale Außenseiter. Sie verstünden nicht, wie die Diagnosen im DSM gemeint seien, heißt es dann. Sie würden diejenigen, die ernsthaft an der Weiterentwicklung der sicher noch verbesserungsbedürftigen psychiatrischen Kategorien arbeiteten, als »Gläubige« denunzieren.

Was viele vermutlich nicht wissen: Sogar Steven Mirin, medizinischer Direktor der Psychiatervereinigung APA, der die Gelder für das nächste DSM beantragt hatte, sagte einmal, Diagnosen wie »Depression« würden ausgerufen, als käme man wie Moses »mit den Zehn Geboten vom Berg Sinai« herabgestiegen. »Wir waren dazu verdammt, unsere Diagnosen auf Grundlage der Heiligen Schrift zu stellen«, grämte er sich. Was im DSM stand, so sah das Mirin, konnte man glauben oder man konnte es lassen. NIMH-Direktor Hyman ließ es und verweigerte das Geld.[8]

Mirin nahm das als Ansporn. Statt aufzugeben, setzten sich er und seine Mitstreiter das Ziel, »die Neurowissenschaften in die Diagnostik einzubringen«.[9] Es sollte nicht länger nach den Symptomen geurteilt werden, ob jemand psychisch krank war, sondern anhand echter körperlicher Faktoren, sogenannter Biomarker. Die Psychiatrie sollte auf ein ähnlich solides Fundament gestellt werden wie der Rest der Medizin, in der man Labortests hatte und klar belegbare, körperliche Veränderungen. Und eine erste Kandidatin, die dazu geeignet schien, war schnell gefunden: eine besonders schwere Form der Depression, die Melancholie.

Melancholie gilt heutzutage umgangssprachlich als Schwermut, als Wehmütigkeit, als Bekümmerung, nicht jedoch als psychische Krankheit. Kaum ein Chef würde uns für den Satz »Ich bin so melancholisch« ein paar freie Krankheitstage genehmigen. Aber »Melancholie« ist in Fachkreisen bis heute auch ein Begriff für Depressionen der schwersten Art. Eine Form der Depression, so dunkel und düster wie keine andere, mit fehlenden Gefühlen, ausbleibender Reaktion auf die Umwelt, Verlangsamung, Gedächtnisproblemen und häufig auch psychotischen Phasen, in denen die Betroffenen von ihrer Sündhaftigkeit und drohenden Vernichtung überzeugt sind. Und für die Melancholie schien es genau das zu geben, was die Wissenschaft sich für die revolutionierte psychiatrische Diagnostik erhoffte: einen echten Bluttest – so sah das zumindest die Crème de la Crème der Depressionsforscher.[10] Der sogenannte Dexamethason-Suppressionstest kann überhöhte Werte des Stresshormons Cortisol nachweisen. Überdies gab es für die Melancholie, so glaubten sie, auch eine ganz spezifische Behandlung, nämlich mit den älteren, trizyklischen Antidepressiva. Die neuere Generation der antidepressiven Serotonin-Wiederaufnahmehemmer wirke dagegen deutlich schlechter, Psychotherapie fast gar nicht. War das der Einstieg in eine neue Depressionsdiagnostik, die nicht länger einer »Bibel« folgt, sondern Spiegelbild der Wissenschaft ist?

Die Melancholie wurde schlussendlich nicht in das DSM-5 aufgenommen. Als die empörten Forscher nachhorchten, warum ihr Vorschlag nicht berücksichtigt worden war, erhielten sie zu ihrer Irritation die Antwort, die Melancholie habe es nicht in das Buch geschafft, *eben weil* es einen biologischen Test für sie gab. Was war passiert? Wie konnte dieser echte, biologische Nachweis, auf den die Psychiatrie doch so sehr hoffte, zum Ausschluss der Melancholie führen?

Große Erwartungen – gewaltige Ernüchterung

Im Jahr 2013 sollte das neurophysiologisch runderneuerte Werk erscheinen. Noch bevor es auf den Markt kam, äußerte sich der Liechtensteiner Neurowissenschaftler Felix Hasler in seinem Buch »Neuromythologie« sehr skeptisch zu diesem Unterfangen: »Die spezifischen Charakteristika psychiatrischer Störungen liegen noch immer völlig im Dunkeln«, warnte er.[11] Er sollte damit recht behalten.

Das ist so bemerkenswert, dass ich mich mit ihm in Verbindung setze. Hasler arbeitet an der Berlin School of Mind and Brain an der Humboldt-Universität in Berlin. Weil gerade wieder Corona-Kontaktbeschränkungen gelten, treffen wir uns per Zoom. Als er auf dem Monitor erscheint, hat Hasler einen Rollkragenpullover an, und seine Haare sind gründlich verwuschelt. Er trägt eine kleine, ovale Brille mit Metallfassung, durch die er freundlich in die Kamera blickt. Also, Felix Hasler, wie konnten Sie sich schon vor Erscheinen des neuen DSM so sicher sein, dass das mit den Biomarkern nicht klappt?

»Die zuständige DSM ›Task Force Biologische Marker‹ selbst hatte ja schon längere Zeit vor der Veröffentlichung bekannt gegeben, dass das nicht funktionieren wird. Einer der Gründe«, so Hasler, sei auch seine eigene Forschungstätigkeit gewesen. »Wenn man selbst neurowissenschaftliche Experimente macht, sieht man, wie ›tricky‹ es ist, eindeutige Ergebnisse zu erzielen. Auch bei Leuten, die gar keine psychischen Probleme haben, sind biologische Merkmale extrem variabel. Man kann anhand einer spezifischen Rezeptorverteilung, der Dichte eines Transporters oder der Größe der Amygdala im Einzelfall überhaupt nicht entscheiden, ob jemand zum Beispiel an einer Depression leidet. Und erst recht lässt sich daraus nicht prognostisch ableiten, ob jemand einmal depressiv werden wird.« – »Aber warum wurde das für das DSM-5 dennoch versucht? Das sind doch sehr etablierte Psychiater gewesen, die sind doch auch nicht dumm, sollte man meinen.« – »Die Idee war ja nicht schlecht – es hätte auch klappen können«, meint Hasler. »Das ist wie eine große Wette gewesen. Seit Mitte der achtziger Jahre hatte sich die wissenschaftliche Gemeinschaft zunehmend darauf verständigt, dass wir die Ursachen für psychische Störungen im Gehirn und in den Genen suchen müssen. Man wollte wie die richtige Medizin sein. Gleichzeitig hoffte man, dass eine biologische Erklärung für die Patienten entlastend sein würde. Aber es kam trotz Multimilliarden-Investitionen und gewaltigen Forschungsanstrengungen bis heute nichts klinisch Brauchbares heraus. Aber das ist wie so ein Supertanker. Wenn der erst einmal fährt, dann fährt der. Dann kann man nicht mehr so schnell den Kurs korrigieren.«

Als Steven Hymans Nachfolger, der nächste NIMH-Direktor Thomas Insel, das frisch erschienene DSM-5 dann aufschlug, fand er darin für keine einzige der beschriebenen Störungen eine organische Ursache beschrieben. In einer Pressemeldung zur Veröffentlichung klingt sogar einer der Hauptverantwortlichen, Psychiater David Kupfer, enttäuscht: »Wir erzählen unseren Patienten seit Jahrzehnten, dass wir auf Biomarker warten. Wir warten immer noch.«[12] Hunderte Studien von Tausenden Forschern, die dabei Millionen von Dollars verbrannt hatten, waren ohne Ergebnis geblieben. Und das war möglicherweise auch der Grund, warum es die Melancholie mit ihrer angeblich per Test nachweisbaren biologischen Grundlage nicht in das Werk geschafft hatte: Melancholie als einzige Störung, für die eine körperliche Ursache nachweisbar war, hätte den gesamten Rest des Buchs mit seinen 374 Diagnosen schlecht aussehen lassen, darunter sämtliche anderen Depressionsformen, die Ängste, Persönlichkeitsstörungen und solche »Schwergewichte« wie Psychosen und Schizophrenie. Es hätte umso deutlicher gemacht, dass die Entwicklung eines gleichwertigen Tests für alle anderen Diagnosen gescheitert war. Ein Psychiater, der an den Depressionsdiagnosen für das DSM-5 mitgearbeitet hatte, erläuterte es den enttäuschten Melancholieforschern: »Das ließ sich schwer verkaufen, weil es der einzige biologische Test für jedwede in Betracht gezogene Diagnose gewesen wäre.«[13] Die Truppen, die für die Melancholie in den Kampf gezogen waren, hatten sich zu Tode gesiegt. Ihr strahlender Erfolg hätte den Rest des Buchs allzu sehr überschattet.

Das DSM-5 war nicht, wie erhofft, ein Werk über die Biologie der gestörten Psyche geworden. Es war Bibel geblieben. Thomas Insels Enttäuschung war so groß, dass er allen Forschungsprojekten zu psychischen Störungen, die sich noch auf das DSM stützten, die Gelder strich.

Männer, die auf Hirnscans starren

Insel und seine neurowissenschaftlich orientierten Kollegen versuchten sich im Anschluss an einem anderen Ansatz. Sie verwarfen die bisherige Diagnostik komplett, es interessierte sie überhaupt nicht mehr, welche Diagnosen jemand erhält. Sie wollten nicht länger in Bücher wie das DSM schauen. Ihr Blick richtete sich direkt auf den Körper. Denn anders als Gedanken, Gefühle und ihre Störungen kann man das Gehirn sehen, anfassen, wiegen und vermessen. Das macht die Neurowissenschaften zu einem so attraktiven Partner, wenn es darum geht, die häufig schwer zu definierenden Instanzen des Seelenlebens zu konkretisieren – sie dingfest zu machen.

Die Psychiater wollten nicht länger den Umweg über die Beschwerden gehen, die die Patienten äußerten. Das Gehirn sollte für sich selbst sprechen. Sie untersuchten ihre Patienten deshalb jetzt mit allem, was die Neurowissenschaften an Methoden dazu bereithalten: MRT, fMRT, PET, CT, dazu Genanalysen usw. Vielleicht ließen sich dabei die wahren Ursachen finden, die hinter all dem liegen, was uns psychisch krank macht?

Sie schwärmten aus, als gelte es, ein noch unerforschtes Land zu erobern. Und sie schwärmten in alle Richtungen zugleich: Gene, Hirnstrukturen, Hirnschaltkreise. »Die Hoffnung dahinter ist«, erläutert mir Felix Hasler während unseres Zoom-Gesprächs, »dass die Dinge voneinander abgrenzbar sind: Wir müssen nur herausfinden, welches neuronale Netzwerk beispielsweise für Angst oder für Depressivität zuständig ist. Und sobald wir das gefunden haben, können wir darauf gezielt Einfluss nehmen.« Um das noch anschaulicher zu machen, gebraucht er ein eingängiges Bild: »Es ist«, sagt er, »wie beim berühmten Schweizer Taschenmesser. Es gibt hier eine kleine Schere, daneben eine Feile, hier ein großes und dort ein kleines Messerchen. So ähnlich stellen sich einige Forscher auch das Gehirn vor. Dass es verschiedene abgrenzbare Hirnregionen, Netzwerke oder Genkombinationen gibt, die für diese oder jene Befindlichkeit zuständig sind – und auch für deren Störung.«

Seit dieser Zeit wächst die Menge an Forschungsliteratur stetig. Es gibt Hirnregionen, die im Verdacht stehen, unter- oder überzureagieren. Schaltkreise, die zu stark oder zu gering aktiv sein sollen. Hasler bleibt allerdings bezüglich der Zukunftsaussichten dieses neuen Forschungsansatzes skeptisch: »Die Idee, dass im Gehirn verschiedene Neuronenverbände oder Areale ihre jeweils eigenen Funktionen haben, ist komplett falsch. Das weiß die Hirnforschung längst. Das Gehirn arbeitet schon eher wie ein Schauspieler. Je nachdem, welche Rolle gefordert ist, werden die gleichen Strukturen völlig anders eingesetzt.«

Die Psychiatrie benutzt zur Erklärung psychischer Störungen Methoden aus Nachbarwissenschaften, die sie oft nicht regelgerecht anwendet. So war es auch beim angeblich am besten belegten Befund zur Biologie der Depression, dem sogenannten Orchideen-Gen.

Das Orchideen-Gen

Könnte es nicht sein, dass die Neigung zu Depressionen schon angeboren ist? Einer der lange Zeit hoch gehandelten Kandidaten zur biologischen Erklärung von Depressionen heißt 5-HTTLPR. Was wie ein Kürzel aus dem Internet klingt, ist in Wirklichkeit der Name eines sogenannten »Transportergens«. Es ist mit dafür verantwortlich, wie ein bestimmter Botenstoff im Körper verteilt wird: das Serotonin, mittlerweile ein alter Bekannter für uns.

5-HTTLPR galt lange Zeit als *der* zentrale und gut gesicherte Baustein der Genetik der Depression. Ende der neunziger Jahre hatten Forschende festgestellt, dass viele Depressive eine besondere Spielart dieses Gens besaßen, die weniger »expressiv«, also weniger aktiv war. Das Gen steuert unter anderem die Gesichtswahrnehmung, regelt die Verbindung zwischen dem emotionalen und dem aufmerksamkeitssteuernden System in der Amygdala und wirkt zudem noch auf die sogenannte »Stressachse« im Gehirn ein. All das schien für die Entstehung von Depressionen hoch relevant zu sein. Zudem hieß es, es würde die Wirkung von Antidepressiva behindern. Schon bald stand 5-HTTLPR auch im Verdacht, die Reaktion auf Stress zu beeinflussen. Wegen der ihm zugeschriebenen vermittelnden Rolle bei der Verarbeitung von äußeren Anforderungen tauften die Medien 5-HTTLPR das »Orchideen-Gen«. Sie kamen auf diesen Namen, weil Orchideen empfindliche Pflanzen sind, die nur unter den richtigen Umständen zu voller Pracht erblühen können. Hatten diejenigen mit der »depressiven« Genvariante es von Geburt an schwerer, mit Stress umzugehen?

5-HTTLPR war so etwas wie das Fundament, auf dem der Rest der Depressionsforschung aufbauen konnte. Schon bald fanden sich überall relevante Wechselwirkungen: Zwischen 5-HTTLPR und Geschlecht, zwischen 5-HTTLPR und Erziehungsverhalten, zwischen 5-HTTLPR und Familienstrukturen. 5-HTTLPR hing anscheinend mit sehr, sehr vielen Dingen zusammen, die für die Entwicklung einer Depression bedeutsam waren.

2019 endete all das abrupt. In diesem Jahr erschien eine Studie, die Daten von 600 000 Menschen genauer unter die Lupe nahm, eine für die Forschung gigantische Anzahl.[14] Das Ergebnis: Nicht nur 5-HTTLPR, auch achtzehn weitere Gene, die als mögliche »Depressionsgene« gehandelt worden waren, hatten in Wahrheit keinerlei nachweisbaren Einfluss auf depressives Erleben. Wie war das möglich?

Ältere Studien hatten gefragt, ob depressive Menschen ganz bestimmte Gene hatten. Immer wieder hatte sich scheinbar ein statistischer Zusammenhang finden lassen. Der Depressionsforscher Michael Hengartner von der Zürcher Hochschule für Angewandte Wissenschaften erläutert mir, warum das fragwürdig war: »Es gab zuvor viele ganz, ganz kleine Einzelstudien mit weniger als fünfhundert Teilnehmern. Das ist für genetische Studien absurd klein. Keine einzige dieser Studien war dazu geeignet, diese angeblichen Zusammenhänge nachzuweisen. Diese neue Studie nutzte jetzt den größten jemals untersuchten Datenpool. Und da war einfach nichts. Nichts, nichts, nichts und nichts.« All die vorherigen Studien hatten schlicht statistisches Rauschen produziert, also Zufallsbefunde. Forschte man mit dafür geeigneten Methoden, lösten sich die angeblich gesicherten Befunde in Luft auf.

Die Entdecker, die im Reich von Ribonukleinsäure und Desoxyribonukleinsäure nach relevanten, genetischen Veränderungen gesucht hatten, waren einem Phantom nachgejagt. Den Zusammenhang zwischen Depression und 5-HTTLPR, der über zwanzig Jahre lang beschrieben und angeblich auch belegt worden war – es gab ihn einfach nicht. Der Psychiater Scott Alexander fasste den Stand der Dinge rückblickend so zusammen: »Das war nicht einfach nur ein Forschungsreisender, der aus dem Orient zurückgekehrt war und jetzt behauptete, dort gebe es Einhörner. Es handelte sich um einen Entdecker, der den Lebenszyklus von Einhörnern beschrieben hatte. Was sie fressen, all die verschiedenen Rassen von Einhörnern, welche Stücke des Einhornfleischs am besten schmecken. Und er hatte darüber hinaus noch in allen Details einen Ringkampf zwischen den Einhörnern und Bigfoot geschildert.«[15]

Dass überhaupt so viel Aufhebens um 5-HTTLPR gemacht worden war, vermutete Alexander, lag daran, dass es mit dem Transport unseres alten Bekannten Serotonin zu tun hatte. Eben weil schon lang gemutmaßt worden war, Serotonin sei für Depressionen mitverantwortlich, hatte sich an genau dieser Stelle ein gewaltiger, kostspieliger und schlussendlich ergebnisloser Forschungsbetrieb entwickelt: bei einem kürzeren, irgendwie unproduktiven Gen, das den Transport von Serotonin angeblich nicht ausreichend vorantrieb. Das Serotonin-Transportergen 5-HTTLPR verschwand genauso wieder in der Versenkung wie die Serotonin-Hypothese der Depression selbst (vgl. Kapitel eins).

Dieses Schicksal teilt 5-HTTLPR mit fast allen anderen Einzelbefunden zur Biologie der Depression.[16] Der hochangesehene Psychiater Allen Frances urteilt: »Die Klügsten unter uns haben unter Verwendung immer ausgeklügelterer Techniken die letzten vierzig Jahre damit zugebracht, von auf den ersten Blick aufsehenerregenden Befunden zu berichten, die von unmittelbar bevorstehenden Durchbrüchen künden. Sie hatten unrecht. Die meisten dieser Befunde lassen sich nicht wiederholen oder erweisen sich am Ende als trivial und nicht generalisierbar.«[17]

Es gibt, daran kann überhaupt kein Zweifel bestehen, depressive Menschen. Menschen, die sehr stark leiden. Mitunter so stark, dass sie nicht mehr leben wollen. Aber haben sie dann auch eine »Depression« im Sinne eines »Dinges«, das einer körperlichen Krankheit gleicht? Das fragte sich auch NIMH-Direktor Steven Hyman, nachdem er seine Leitungsfunktion am Institut aufgegeben hatte. Als er von der geplanten Überarbeitung des Diagnosewerks DSM hörte, dachte er sofort, es sei »vergebliche

Liebesmüh, biologische Kriterien für fiktive Kategorien zu entwickeln«.[18] Und er zitierte dabei nicht länger nur die forschenden Kollegen, sondern auch einen Philosophen. John Stuart Mill hatte im Jahr 1869 formuliert: »Es gibt einen starken Hang dazu, alles, was einen Namen trägt, für einen Gegenstand zu halten, so als hätte es eine unabhängige Existenz.«[19] Hyman schloss sich dem an. Das Wort Depression war ein Platzhalter gewesen, ein Konsens unter Fachleuten, mit dessen Hilfe es in Fachgesprächen zu möglichst wenig Missverständnissen kommen sollte. Warum, fragte sich Hyman, sollte im Gehirn eine Entsprechung für diese Übereinkunft zu finden sein?

Zwanzig Milliarden für einen Supertanker

2015 schied auch Hymans Nachfolger Thomas Insel als Direktor des NIMH aus. Gegenüber dem amerikanischen Magazin *Wired* sprach er anschließend offen über seine Zeit als wohl einflussreichster Psychiater der Welt: »Dreizehn Jahre lang habe ich mich im NIMH dafür eingesetzt, die neurowissenschaftlichen und genetischen Ursachen psychischer Störungen zu klären. Und wenn ich heute darauf zurückblicke, dann habe ich es geschafft, wirklich viele coole Artikel von coolen Wissenschaftlern zu veröffentlichen – zu enormen Kosten, ich glaube ungefähr zwanzig Milliarden Dollar. Ich fürchte, wir haben es dadurch nicht geschafft, Suizide zu reduzieren, Krankenhausaufenthalte zu verkürzen oder die Genesung der Millionen von Menschen zu beschleunigen, die psychisch krank sind. Dafür trage ich die Verantwortung.«[20]

Die Störungsbilder im DSM waren auch nach fünf Revisionen und der Mobilisierung gewaltiger finanzieller Ressourcen immer noch reine Konsenskategorien. So wie früher schon der Minderwertigkeitskomplex, die Hysterie und die Seele, wird möglicherweise auch der Begriff »Depression« wieder aus dem Fokus der Wissenschaft verschwinden.

Und auch um die Melancholie und ihre angeblich per Test nachweisbare biologische Grundlage ist es sehr still geworden. Depressionsforscher Hengartner weist darauf hin, dass sich der so vielversprechende Dexamethason-Suppressionstest, mit dem man sie angeblich im Blut nachweisen könne, in der Praxis nicht hat durchsetzen können.[21] Zudem sei es auch keineswegs sicher, dass sich diese Depressionsform bevorzugt nur unter Verwendung der älteren, trizyklischen Antidepressiva behandeln ließe. Psychotherapie wirke oftmals genauso gut.[22]

In meiner Praxis habe ich es selten mit sehr schwer depressiven Menschen zu tun. Sie schaffen den Weg dorthin erst gar nicht. Die meisten werden in der Psychiatrie mit einem viel breiter gefächerten Angebot behandelt, als ich es allein anbieten könnte. Deswegen habe ich mit jemandem gesprochen, der mit therapeutischen Gesprächen, die bei schwer depressiven Menschen nach Ansicht der Melancholieforscher angeblich nicht hilfreich sein können, durchaus gute Erfolge erzielt.

Depression und Suizid – Psychotherapie mit schwer depressiven Menschen

»Reden hilft«, hatte Frau Rickert zum Ende unseres Gesprächs im dritten Kapitel gesagt. Sie hatte durch unser Gespräch einige Ideen bekommen, wie sie zumindest manchmal den Kopf von dem vor ihr liegenden Prozess freibekommen konnte. Wenn wir miteinander ins Gespräch kommen, kann das einen Unterschied für unser Leben machen. Doch ist Reden auch in so schweren Krisen hilfreich? Solange Gespräche noch hilfreich sind, dann, so wird manchmal argumentiert, könne es keine »echte« oder zumindest keine schwere Depression gewesen sein.

Der Psychotherapeut und Depressionsforscher Martin Plöderl arbeitet in Salzburg in einer psychiatrischen Abteilung für Krisenintervention und Suizidprävention. In seiner Arbeit sieht er Menschen immer dann, wenn sie am absoluten Tiefpunkt ihres Lebens angekommen sind. Wenn sie sich das Leben nehmen wollen. »Wir gehen davon aus«, erzählt er mir, »dass der übliche medizinische Ansatz, in dem es darum geht, bei suizidalen Menschen, die zugrunde liegende Krankheit zu behandeln, nicht ausreicht.«

Ich will von ihm wissen, ob sich alle Depressiven früher oder später töten wollen. »Früher sagte man, Depression ist die ›Krankheit zum Tode‹«, erklärt mir Martin Plöderl. »Es hieß dann, Depressionen müssten schon aus diesem Grund unbedingt behandelt werden. Das so zu kommunizieren, ist absolut fahrlässig, gerade gegenüber depressiven Menschen, das erhöht ihre Verzweiflung. Und das war völlig übertrieben. Man muss sich bewusst machen, dass selbst bei Menschen, die wegen ihrer Depressionen in die Psychiatrie aufgenommen werden, sich mindestens 90 Prozent eben nicht das Leben nehmen.«

Die Menschen, mit denen Plöderl auf seiner Station Kriseninterventionen durchführt, sind nicht ausschließlich depressiv. Viele haben jedoch Diagnosen mit dem Zusatz »chronisch«, das heißt sie kämpfen schon lange mit ihren Problemen. Oftmals spielt auch Sucht eine Rolle. Oder sie haben schwerwiegende Lebensprobleme. Das zeigt, dass es nicht die »Krankheit Depression« ist, die die Menschen tötet. Ebenso wenig sind es die Umstände selbst, die automatisch zur Selbsttötung führen. Vielmehr ist Suizid eine Handlung, die von Menschen bewusst gewählt wird. Sie verfolgen damit eine Absicht: »Die Beendigung des Leidens«, erläutert Plöderl, »ist das Ziel. Man nimmt den Tod dafür in Kauf. Es ist nicht das Ziel zu sterben, sondern das Leiden zu beenden.«

In seiner Klinik gibt es vielerlei Angebote für diejenigen, die dort aufgenommen werden. Die meisten erhalten auch Medikamente. Alle bekommen nach ihrem stationären Aufenthalt die Empfehlung, eine Langzeittherapie zu machen. Zunächst sei es jedoch entscheidend, gemeinsam zu verstehen, warum der Patient nicht mehr leben wolle.

»Für einen Menschen ist so ein Gespräch eine gute Gelegenheit, überhaupt gehört zu werden«, sagt Plöderl. »Dadurch entsteht Beziehung und Vertrauen: ›Ich werde gehört, und das, was ich sage, wird ausgehalten. Ich werde nicht korrigiert und nicht bewertet.‹ Das ist die Basis, die vor jeder Veränderung in einer Psychotherapie steht. Für körperlichen Schmerz braucht man ein Medikament, ein Analgetikum. Für psychischen Schmerz brauchst du ein verständnisvolles Gegenüber.« Gerade in den schwersten Krisen kann es durchaus hilfreich sein, den Schmerz in Worte zu fassen: »Ich erlebe das im Gespräch als Beruhigung bei den Patienten, wenn man darüber redet, was mit dem Suizid erreicht werden soll. Wenn die Gründe für den Suizid wertfrei besprochen werden können, öffnet das oft erst die Tür für alternative Sichtweisen.« Bringt man diejenigen durch so ein Gespräch nicht erst auf Suizidgedanken oder verschlimmert sie noch? Martin Plöderl beobachtet in seiner Arbeit das Gegenteil: »Man fürchtet immer, man wecke schlafende Hunde«, erläutert er, »das ist ein leider noch immer verbreiteter Mythos, den wir in Fortbildungen zu korrigieren versuchen. Es ist nämlich vielmehr so, dass erst das offene Gespräch über Suizid den Druck löst und eine gute Beziehung herstellt.« Distanz zum Suizid entsteht dann, wenn wieder Nähe zu einem anderen Menschen gespürt wird.

Einer meiner eigenen Ausbilder, der Psychotherapeut Steve de Shazer, sagte zu seinen suizidalen Klienten häufig: »Sie haben sicherlich einen guten Grund dafür, sterben zu wollen?« Er nutzte das darauf folgende Gespräch dazu, mit ihnen über diese guten Gründe zu sprechen. Das eröffnete die Möglichkeit, gemeinsam zu erkunden, wie man auch ohne Suizid dafür sorgen könnte, dass sie ihr Leben weniger unerträglich finden, den »guten Grund« auf andere Weise zu beseitigen als durch Selbsttötung. Etwa eine missbräuchliche Beziehung zu beenden oder nach einer langen Geschichte des beruflichen Scheiterns gemeinsam mit dem Therapeuten zu versuchen, Erfolgserlebnisse in anderen Lebensbereichen zu finden, etwa beim Sport oder in der Familie. Manchmal erhielt er sogar ein »Nein« als Antwort auf seine Frage. Denn die meisten Menschen ringen sehr mit der Entscheidung zum Suizid. Nannten sie keine guten Gründe, dann konnte er mit ihnen im Anschluss über gute Gründe sprechen, am Leben zu bleiben.

Im dritten Kapitel über die Psychotherapie der Depression hatte ich die »gleichschwebende Aufmerksamkeit« für das Leid und die Veränderung mit einer Wippe verglichen. Ich muss die Balance zwischen Verständnis und Veränderung halten, also Hoffnung schüren, ohne das Leid zu negieren – die Wippe im Gleichgewicht halten. Diese zwei Seiten der psychotherapeutischen Rolle spiegeln sich manchmal in der verzweifelten Situation von Menschen, die ihren Lebensmut verloren haben. Einerseits wollen sie dem Leid um jeden Preis entkommen. Zugleich haben sie noch immer eine Idee davon, was das Leben lebenswert macht oder machen könnte. Mit ausreichend Fingerspitzengefühl kann man dies nutzen, um das Gespräch auf Alternativen zum Suizid zu lenken. »Ambivalenz ist ganz, ganz typisch für suizidal verzweifelte Menschen«, sagt auch Plöderl. »Wir sprechen das schon frank und frei im Erstgespräch an. Wir fragen standardmäßig: ›Was hält sie zurück‹? Wenn man das respektvoll fragt, ist das etwas, wodurch sich die Leute ernst genommen und abgeholt fühlen.«

Tobias Teismann, den wir schon als Experten für Depressionstherapie an der Ruhr-Universität Bochum kennengelernt hatten, hat sich zusammen mit seinem Kollegen Christoph Koban viele Gedanken gemacht, wie man mit dieser Ambivalenz am besten umgeht. Dazu haben die beiden ganz konkrete Ideen entwickelt, wie man das im Gespräch umsetzt. Sie empfehlen Formulierungen wie: »Der lebensmüde Teil von Ihnen, was möchte der genau sagen, erreichen und ausdrücken?« – »Und was sagt dazu der Teil, der weiterleben möchte?« – Oder auch kürzer: »Einerseits…. andererseits« oder »Sie möchten A und B …«.[23]

Man kann also auch mit Menschen in schwerwiegenden Krisen darüber ins Gespräch kommen, was in ihrem Leben wichtig ist und was sie tun könnten, um dies zu erreichen. Wieder einmal muss ich an die britischen Blogger denken, die trotz der Überzeugung, an einer biologischen Erkrankung zu leiden, zugleich immer auch Ideen hatten, wie sie sich selbst helfen könnten. Etwa indem sie ihren ganzen Mut zusammennahmen, um trotz aller Selbstzweifel jemanden anzusprechen, den sie attraktiv finden, oder ein selbstgemaltes Bild auszustellen.

Obwohl es depressiven Menschen zunächst oft sehr schwerfällt, solche Dinge in Angriff zu nehmen, kann es sinnvoll sein, dies anzusprechen. »Die meisten wissen ja, dass sie auf nichts Lust haben, aber dass es ihnen trotzdem besser geht, wenn sie Dinge tun, die ihnen normalerweise guttun«, sagt Martin Plöderl. »Das erscheint mir fast universell. Es ist gut, etwas zu tun, was den eigenen Werten entspricht. Es ist fast immer so, dass es nach einem Spaziergang in der Natur, dem Musikhören, dem gemeinsamen Essen besser geht, wenn das im Einklang mit den Werten der betreffenden Person steht.« Psychotherapeut de Shazer nannte Depression deshalb auch die »Tu-es-trotzdem-Krankheit«.

Gleichzeitig macht es wenig Sinn, jemanden nach dem Motto ›Das wird Dir guttun‹ zu etwas zu zwingen. »Der Klassiker ist: ›Reiß Dich mal etwas zusammen‹«, weiß Plöderl. Um nicht in die Falle zu laufen, es besser zu wissen als die Betroffenen, schlägt er folgenden Merksatz vor: »Ratschläge sind auch Schläge.« Ein typischer Hinweis, dass man den anderen eher berat-schlägt statt miteinander ins Gespräch zu kommen, seien »aber«-Sätze: »Ja, aber Du hast doch …«, »Ja, aber Du weißt doch …« – »Aber«, werfe ich ein, »bedeutet meist: ›Deine Antwort gefällt mir nicht. Du hättest etwas anderes sagen sollen.‹« – »Genau«, bestätigt Plöderl. »Ich muss mich ständig selbst ermahnen, das nicht zu tun.« Es gibt nicht unbedingt die »richtigen Fragen«, die man depressiven Menschen stellen sollte, und erst recht keine »richtigen Antworten«. Aber wenn man auch unerwartete, auf den ersten Blick ungewollte Antworten ernst nimmt und darauf eingeht, kommt es oft zu einem Austausch, der von den Beteiligten auch in schweren Krisen als hilfreich erlebt wird.

Die Depressions-Falle Teil drei

Dass Menschen ihre Leiden »Depressionen« nennen, ist vollkommen in Ordnung. Dass sie damit zu einem Arzt oder Psychologen gehen können, um dort Hilfe zu erhalten, ist genauso richtig. Aber wie die Soziologen Alan Horwitz und Jerome Wakefield finde ich es problematisch, dass diese Hilfe zusehends wie die Behandlung einer körperlichen Erkrankung verstanden wird. Martin Plöderl macht in seiner Arbeit Tag für Tag die Erfahrung, wie wichtig und hilfreich es ist, mit Menschen in ihren schwersten Krisen ins Gespräch zu kommen.

Die Erforschung des Gehirns hat sich dagegen bisher als Sackgasse erwiesen. Teile des Feldes versuchen umzusteuern. Der Sonderberichterstatter für Menschenrechte der Vereinten Nationen, der Psychiater Professor Dr. Dainius Puras, schreibt: »Es gibt nun unabweisbare Evidenz für das Versagen eines Systems, das sich zu einseitig auf das biomedizinische Modell […] verlässt, bei dem in erster Line exzessiv Psychopharmaka verschrieben werden.«[24] Ein anderer Teil der neurowissenschaftlichen Forschung zieht derweil unbeirrt weiter. Man bittet um etwas Geduld und glaubt nun an den großen Durchbruch im Jahr 2030. Nachdem sich bisher weder im Gehirn noch in den Chromosomen etwas Belastbares zur Entstehung und Behandlung von Depressionen hat finden lassen, sind es aktuell die Cytochrome – farbige Proteine, die die Zellatmung regulieren –, die dabei helfen sollen, wirksamere Medikamente zu finden.[25] Die Hoffnung richtet sich dabei auf die »neuen« Antidepressiva wie Esketamine und Steroide. Eigentlich sind auch das alte Bekannte, deren berauschende Wirkung kaum Neuigkeitswert für sich beanspruchen kann. Doch der »Supertanker« Neurowissenschaft bleibt auf Kurs. Offenbar erscheint er vielen auf dem Gebiet der Psychiatrie nach wie vor als »too big to fail«.

Blue Genes

Inzwischen werden depressive Menschen vermehrt auf ihr persönliches Genrisiko-Profil hin getestet. Obwohl der diagnostische Wert dieser Tests äußerst fragwürdig ist, hat das Testergebnis für die Betroffenen reale Folgen. Dazu führte der Forscher Mark Lebowitz ein Experiment durch. Er vermittelte depressiven Menschen, sie hätten »Blue Genes«, also »traurige Gene« mit einer Veranlagung zur Depression. Depressive Menschen neigen ohnehin dazu, sich vermehrt mit solchen negativen Informationen zu beschäftigen. Die Diagnose ihrer Blue Genes führte dazu, dass die Betroffenen noch weniger Hoffnung hatten, ihre Depressionen jemals wieder in den Griff zu bekommen.

Natürlich gibt es keine »traurigen, blauen Gene«. Den Befund, angeblich das Resultat eines Speicheltests, hatte Lebowitz einfach erfunden. Er wollte die psychologische Wirkung erforschen, die es hat, wenn Ärzte so über Depressionen sprechen, als wären diese genetisch bedingt. Den negativen Effekt auf diejenigen, die er zunächst von ihren angeblich traurigen Genen überzeugt hatte, konnte der Forscher anschließend nur dadurch ausgleichen, indem er ihnen einen Film vorführte, in dem gezeigt wurde, dass diese Gene ihr Schicksal doch nicht beeinflussen – etwa am Beispiel von eineiigen Zwillingen, die trotz ihrer identischen Gene nicht automatisch beide depressiv wurden.[26]

Lebowitz' Arbeit führt zu einer grundlegenden Frage: Gleicht am Ende die Erwartung, durch ein Medikament geheilt zu werden, lediglich die Hilflosigkeit aus, die entstanden ist, als wir hörten, dass wir durch Gehirn und Gene zum Leiden verurteilt sind? Wir heilen dann eine Krankheit, über deren biologische Befunde lediglich spekuliert wird – und machen uns nach dem aktuellen Stand der Dinge eventuell umsonst Sorgen um unsere Körperchemie. Je mehr Menschen wir dann über die angeblichen biologischen Auslöser der Depression aufklären, desto hilfloser werden sie sich fühlen, wenn sie selbst betroffen sind. Was sollen Psychotherapie und eigene Lösungsversuche noch bringen, müssen sie denken, wenn es eigentlich die Biologie ist, die den Depressions-Schalter umlegt? Tatsächlich profitieren diejenigen, die davon überzeugt sind, ihre Depression sei durch ein chemisches Ungleichgewicht oder fehlerhafte Gene ausgelöst, deutlich schlechter von Psychotherapie.[27] Das wäre ein Nullsummenspiel.

Ich brauche gar nicht erst meinen inneren Kritiker zu mobilisieren, um zu erkennen, dass ich mich mit diesen Gedanken weit aus dem Fenster lehne. Der Versuch, Depressionen mit Hilfe medizinischer Methoden zu erklären und zu behandeln, soll genauso viel schaden wie nutzen? Das klingt nach einer wirklich steilen These. Doch es gibt inzwischen Forschende, die sie ernsthaft in Betracht ziehen – und vielleicht sogar belegen können. Man findet solche Forschende nicht in irgendwelchen obskuren Ecken des Internets, sondern an derjenigen Institution, die als deutsche Behörde das Ziel verfolgt, »die Bevölkerung vor Krankheiten zu schützen und ihren Gesundheitszustand zu verbessern[28]: dem Robert-Koch-Institut in Berlin.

Das Behandlungsparadox

Mit dem Robert-Koch-Institut, kurz RKI, in Kontakt zu treten, ist nicht so einfach. Wenn man eine der Mitarbeiterinnen interviewen möchte, ist es nicht genug, eine E-Mail mit einer Gesprächsbitte zu versenden. Ist diejenige bereit, mit mir zu reden, muss sie ihrerseits ihre Vorgesetzte und die Pressestelle befragen. Dr. Julia Thom, Epidemiologin am RKI, will gerne mit mir sprechen, doch zunächst bittet sie mich, ihr das Thema meines Buchs vorab anzukündigen, so erfordere es das Reglement. Ich schicke ihr eine Notiz, die ich mir beim Lesen einer ihrer Arbeiten[29] gemacht hatte: »Beim Blick auf die neuesten Erkrankungszahlen kratzen sich die Forscher ratlos am Kopf. Irgendetwas stimmt nicht an der Erfolgsgeschichte der Behandlung psychischer Erkrankungen.« Darüber will ich mit ihr sprechen.

Wochen später ist endlich alles geklärt, und Julia Thom und ich können zusammenfinden. Sie will mir ein Rätsel erläutern, auf das sie und ihre Kollegen in den Daten gestoßen sind. Genauso wie Dr. Dirk Richter von der Fachhochschule Bern, den wir im zweiten Kapitel kennengelernt haben, ist das Robert-Koch-Institut davon überzeugt, dass die psychische Belastung der Bevölkerung über die letzten Jahrzehnte unverändert geblieben ist.[30] Zugleich begeben sich immer mehr Menschen in Behandlung. Die psychotherapeutische Versorgung wurde in Deutschland in den letzten Jahrzehnten massiv ausgebaut. Allein in den Jahren 2000 bis 2016 betrug der Anstieg bei den ambulant tätigen Psychotherapeuten in Deutschland beeindruckende 76 Prozent, von 13 496 auf 23 812.[31] Der rasante Anstieg der Verordnungen für Antidepressiva wurde bereits im ersten Kapitel dargestellt. Wenn bei gleichbleibender Belastung immer mehr Menschen behandelt werden, dann müsste der Krankenstand eigentlich sinken.

Ich zeichne eine Linie. Fast gerade und unbeirrt verläuft sie ohne große Schwankungen von links nach rechts über das Blatt.

Sie steht für die Menschen, die in Deutschland mit depressiven Symptomen leben. Unten zeichne ich Striche, die für die Jahrzehnte seit Beginn des 20. Jahrhunderts stehen: 1900, 1910, 1920 und immer so weiter bis ins Jahr 2020. Jetzt zeichne ich eine zweite Linie, die vom unteren Bildrand aus ansteigt. Im Jahr 1900 ist sie fast bei null, und sie bleibt auch lange Zeit relativ weit unten, bis ungefähr zum Abschnitt ab 1950. Jetzt beginnt sie immer steiler anzusteigen. Sie steht für all die Menschen, die inzwischen mit Psychotherapie und Psychopharmaka behandelt werden. Mit jedem Zentimeter, den die untere Linie der Behandelten ansteigt, müsste die Linie der Menschen mit depressiven Symptomen um einen Zentimeter abfallen. Zumindest wäre das zu erwarten. Doch das tut sie nicht.[32] Das ist das Behandlungsparadox: Wir behandeln immer mehr Menschen, doch die Menge depressiver Menschen bleibt immer gleich groß. Wie kann das sein?

Dr. Julia Thom

»Es gibt drei mögliche Erklärungsansätze für dieses Paradox«, setzt Julia Thom an. Auch sie treffe ich per Video. Sie an ihrem Arbeitsplatz im Robert-Koch-Institut zu besuchen, hätte weitere aufwendige Antragsverfahren bedeutet. Auf dem Bildschirm erscheint eine junge Frau mit Kurzhaarfrisur, einem hauchdünnen Ring im rechten Nasenflügel und einem asymmetrischen Headset, das nur ein Ohr abdeckt. Ich habe im Rahmen meiner Recherchen per Zoom im Hintergrund schon auf Bügelbretter geschaut, auf ein hastig gemachtes Bett und einmal in einen Kellerraum, in dem ein ausgedientes Keyboard die einzige Dekoration abgab. Julia Thom sitzt vor einer reinweißen Wand, trägt einen kaum dunkleren Pullover, von links ragt eine tiefgrüne Sukkulente in das Bild hinein. Es wirkt aufgeräumt, stylisch und ein bisschen futuristisch. Mit größter Präzision legt sie mir eine Stunde lang dar, wie man sich derart seltsame Daten erklären kann.

Zum einen könne es sein, dass Prävention und Versorgung psychischer Störungen in Deutschland nicht wie gewünscht funktionieren, beginnt sie. Viele Menschen mit Behandlungsbedarf werden nicht erreicht. Und wenn doch, dann werden viele nicht so behandelt, wie es die Leitlinien empfehlen. In diesem Fall hilft es natürlich nicht, dass es immer mehr therapeutische Angebote gibt. »Das kann aber nicht alle Personen betreffen. Zumindest einige Personen sollten doch profitieren, und für die sollten die Zahlen sinken.« Deswegen haben sie und ihre Kolleginnen und Kollegen nach weiteren Erklärungsansätzen gesucht. »Eine weitere Erklärung kommt eher aus der sozialwissenschaftlichen Ecke«, fährt Thom fort. Das Leben werde stressiger. Oder es treffe vor allem diejenigen, die sozial abgehängt und ausgeschlossen seien, die also eher zu wenig Anregung in ihrem Leben haben. Aber auch das überzeugt sie nicht vollständig: »Es wird dabei übersehen, was besser wird in der Gesellschaft. Es gibt zum Beispiel mehr Freiheiten, es gibt flexiblere Lebensformen.« Also suchten die Forschenden nach einer weiteren Erklärung. Und an dieser Stelle wird es spannend. Psychische Probleme haben definitionsgemäß einen psychischen Anteil. Es ist deshalb entscheidend, wie die Betroffenen über sich und ihre Probleme denken: »Menschen nutzen zunehmend psychologische Konzepte, um sich selber zu beschreiben«, erläutert sie. »Das scheint allerdings einen Beitrag dazu zu leisten, dass sie ihre psychische Gesundheit negativer einschätzen. Sie berichten zunehmend Symptome, die sie zuvor gar nicht wahrgenommen hätten.«

Die Bevölkerung über psychische Probleme aufzuklären, ohne dabei den Eindruck zu vermitteln, jedes größere Problem sei fast automatisch eine psychische Störung, ist eine Gratwanderung, die nur allzu leicht misslingt. Das erkannten die Forschenden am

Robert-Koch-Institut, als sie von den Folgen eines Aufklärungsprojekts hörten, dass am anderen Ende der Welt durchgeführt worden war.

Jenseits von Australien

Anfang der 2000er Jahre will auch Australien das Problem Depression in den Griff bekommen. Und man macht dort keine halben Sachen. Gleich mehrere staatliche Programme arbeiten daran, die Bevölkerung über psychische Krankheiten zu informieren. Es gibt verschiedene Initiativen, die dafür sorgen, den Betroffenen schnell eine Behandlung zukommen zu lassen. Beteiligt ist auch die Pharmaindustrie, die Fortbildungen für Ärzte organisiert. Ganz vorne mit dabei: die *beyondblue*-Initiative, eine Mental-Health-Organisation, die im Land so hochangesehen ist, dass inzwischen die ehemalige Premierministerin Julia Gillard den Vorsitz übernommen hat. *beyondblue* wendet sich unter anderem mit einer sehr professionellen Website an die Bevölkerung. Bunt und mit vielen Fotos von sympathisch wirkenden Menschen wird hier allgemeinverständlich aufgeklärt: »Wenn Traurigkeit ein Schnupfen ist, dann ist Depression eine schwere Grippe.«[33] *beyondblue* ist ein engagiertes Projekt. Seit dem Jahr 2000 wendet es sich auf diese niedrigschwellige Art an die Australier, gezielt auch an Minderheiten wie die LGBTQIA+-Community oder Aborigines. Zugleich befragten Forschende in einer großangelegten Untersuchung immer wieder die Bevölkerung. Wie gut weiß Australien über Depressionen Bescheid? Und wie entwickeln sich parallel dazu die Erkrankungszahlen?

Im Jahr 2010 ist es so weit. Eine Studie wird beendet, die davon berichten soll, welche Fortschritte man inzwischen durch die Aufklärungs- und Behandlungsinitiative gemacht hat. »Idealerweise«, schreiben die Studienautoren, »reduziert eine solche an die Bevölkerung gerichtete Gesundheitsinitiative den Krankenstand und verbessert die Gesundheit.«[34] Tatsächlich war es gelungen, die Bevölkerung über die Erscheinungsformen, Risiken und Behandlungsformen von Depressionen immer besser aufzuklären. Das war schon mal ein Erfolg.

Leider erbrachte dieser Erfolg nicht die Ergebnisse, auf die man gehofft hatte. Im Gegenteil. Der Anteil depressiver Menschen war im gleichen Zeitraum von 6,8 auf 10,3 Prozent gestiegen. Und das, wunderten sich die Forschenden, »in einer Zeit, in der vielfältige populäre und wissenschaftliche Aufklärungsprojekte zur Erkennung und Behandlung von Depressionen durchgeführt wurden«.[35] Doch damit nicht genug. Es waren ausgerechnet diejenigen, die von den Aufklärungsprogrammen gut erreicht worden waren, die besonders häufig zu Depressionen neigten. »Tatsächlich deuten die Daten dieser Studie darauf hin«, schrieben die konsternierten Autoren, »dass verbesserte Kenntnisse über Depressionen die Situation verschlimmern.«[36] Je länger man auf den Seiten von *beyondblue* gesurft hatte, so könnte man schließen, desto größer wurde nicht nur die Wahrscheinlichkeit, depressive Symptome an sich zu *entdecken*. Es stieg auch die Wahrscheinlichkeit, daraufhin tatsächlich depressiv zu *werden*. So wenig wie möglich über psychische Krankheiten zu wissen, erwies sich laut der Studie dagegen als »bedeutsamer Schutzfaktor vor Depressionen«.[37]

Die Epidemiologin Thom mahnt deshalb, die über Depressionen verbreiteten Informationen müssten differenzierter werden: »Einige Personen benötigen tatsächlich Hinweise, welche Hilfsangebote es gibt. Andere brauchen aber eher die Beruhigung, dass ihre Niedergeschlagenheit wieder weggeht. Man kann das nicht mit der Gießkanne machen«, fährt sie fort, »und einfach ein Plakat an jede Bushaltestelle hängen.«

Der Looping-Effekt

Man sagt, wer als einziges Werkzeug einen Hammer hat, wird jedes Problem für einen Nagel halten. Wer also an jeder Bushaltestelle liest, jedes Unglück sei krankhaft, erkennt bald in allem die Symptome einer Depression. Wenn Fachleute die ganze Welt unentwegt darüber in Kenntnis setzen, dass bestimmte Empfindungen Zeichen einer psychischen Krankheit sein sollen, kommt es zu etwas, das die Epidemiologen »Looping-Effekt« nennen.[38] In diesem Looping wird der Begriff der Depression so lange zwischen den Betroffenen und den Behandlern hin- und hergespielt, bis die Krankheit allgegenwärtig zu sein scheint.

So funktioniert der Looping: Leidende Menschen stellen sich bei einem Arzt vor, der ihre Symptome als »klinische Depression« bezeichnet. Das klingt sehr wissenschaftlich. Man hat eben nicht einfach eine »schlechte Phase«, sondern all die Frustration, der Ärger und die Schwere, die man zuvor gespürt hat, sind Zeichen einer Krankheit!

Der Betroffene verwirft jetzt seine eigenen Ideen zur Ursache des Problems und geht zu einem Spezialisten, der die Symptome ebenfalls als Depression bezeichnet. Im Anschluss erhält er eine hochspezialisierte Behandlung: Psychotherapie, Psychopharmaka oder beides.

Oder die Betroffene googelt und findet dabei zahlreiche Berichte über Depressionen: Sie ist nicht allein, zugleich lernt sie weitere Beschwerden kennen, die zu einer Depression dazugehören. Hatte sie nicht schon früher ähnlich schlechte Phasen? War das nicht schon damals ein erstes Anzeichen ihrer Depression? Je häufiger der Looping durchlaufen wird, desto mehr Menschen sind mit dem Konzept der Depression vertraut. Es braucht keinen Arzt mehr, der zuerst von Depressionen spricht. Das Konzept ist in aller Munde, jeder kann mitreden. Die Menschen kommen jetzt in die ärztlichen Praxen und erklären von sich aus, dass sie Depressionen haben. Die Ärzte lernen ihrerseits daraus, das Depressionen anscheinend eine sehr weitverbreitete Krankheit sind. Der Looping ist vollendet und kann von neuem beginnen. In der nächsten Umdrehung warnen die ersten Experten vor einem »Tsunami psychischer Störungen, der zu einer Staatskrise führen könnte«,[39] Depressionen werden zur »Volkskrankheit« und immer so weiter …

Depression wird auf diese Weise zu einem immer festeren Bestandteil unseres Gefühlshaushalts. Jedes Lächeln, so sieht das jedenfalls die britische Psychiaterin Rebecca Lawrence, steht unter dem Verdacht, eine Depression zu maskieren. Der Eindruck, es gehe bergauf, findet Lawrence, komme häufig zu früh.[40] Auch auf der Website www.depressionsfalle.de heißt es: »Depressionen verlaufen meist in Schüben: Phasen von Niedergeschlagenheit und Traurigkeit wechseln mit Phasen, in denen alles Okay *scheint.*«[41] Verlassen kann man sich als Depressiver anscheinend nur auf negative Gefühle. So sorgt der Looping dafür, dass man das ganze Leben durch die depressive Brille betrachtet. Und der Korridor »gesunder« Gefühle wird stetig schmaler.

Thom und ihre Kollegen beobachten die »erhöhte Bereitschaft, (Lebens-)Probleme in psychologischen Termini zu konzeptualisieren und zu kommunizieren«.[42] Sprich: Die Leidenden *haben* kein Problem (in der Schule, auf der Arbeit, in der Liebe), sie *sind* ein Problem. Wären ihre Psyche, ihr Gehirn und ihre Gene in Ordnung, könnten sie mit allen Herausforderungen prima umgehen.

Herr Müller: Wie wir verlernten, unsere Lebensprobleme ernst zu nehmen

Durch den Gedanken, an einer Depression erkrankt zu sein, verändert sich die Perspektive auf das eigene Leid und Leben. Statt zu versuchen, die Probleme zu lösen, denen sie in ihrem Leben begegnen, verstehen sich die Betroffenen zunehmend selbst als Ursprung der Misere. Sie sind psychisch krank. Nicht nur mit ihren Genen und ihrem Gehirn ist etwas schiefgelaufen, sondern mit ihrer Persönlichkeit – möglicherweise schon früh. So ähnlich sah das jedenfalls Herr Müller, der vor einiger Zeit zu einem Erstgespräch bei mir war.

Herr Müller ist Ende fünfzig, und er hatte lange Zeit das, was heutzutage selten geworden ist: einen festen Arbeitsplatz, an dem er seit über dreißig Jahren ganz gerne arbeitet. Er setzt in einer großen Firma komplizierte Elektrogeräte zusammen, eine Tätigkeit, die Aufmerksamkeit und Geschick erfordert, und die ihm auch nach all den Jahren nicht allzu langweilig geworden ist. Bis zur Rente will er eigentlich noch durchhalten. Er wirkt ruhig und freundlich, fast schüchtern. Niemand, mit dem man sich schnell streitet.

Dann kam die neue Chefin. Er kann es sich selbst nicht recht erklären, aber zwischen den beiden bestand sofort eine spürbare Spannung. Spitze Bemerkungen wurden ausgetauscht. Zwar habe er selbst zumeist geschwiegen, manchmal sei ihm aber doch etwas »herausgerutscht«, »um das nicht so stehen zu lassen, was diese Dame den lieben langen Tag so von sich gibt«. Danach habe das Mobbing begonnen. Als langjähriger Mitarbeiter hatte er das Privileg genossen, keine Wechselschichten machen zu müssen. »Von 6 bis 14 Uhr, das war immer meine Arbeitszeit.« Jetzt sprangen die Zeiten hin und her: Frühschicht, Spätschicht, mitunter sogar eine Nachtschicht. Das hat ihn gestört, »aber so war das nun mal«. Da habe er noch mitgemacht. Dann waren es plötzlich auch die Wochenenden. »Ich habe der Dame gesagt, dass das nicht geht. Weil meine Frau unter der Woche in einer anderen Stadt arbeitet. Wir haben nur die Zeit am Wochenende. Sonst sehen wir uns überhaupt nicht mehr.« Doch die Chefin blieb eisern. Zweimal im Monat hieß es fortan: Samstag und Sonntag Dienst. Da sei für ihn »innerlich Schluss« gewesen. Er habe sich beim nächsthöheren Vorgesetzten beschwert, dann beim Betriebsrat. Die Reaktion sei »komplette Gleichgültigkeit« gewesen. Ein paar Kollegen hätten ihn ermutigt durchzuhalten, doch irgendwann sei es nicht mehr weitergegangen. Jeden Tag quäle er sich aus dem Bett. »Von morgens bis abends bin ich hundemüde«, erzählt er. Er habe den Appetit verloren. Fünfzehn Kilo habe er in den letzten Monaten abgenommen. Selbst seine Modelleisenbahn, »mein einziges Hobby«, bereite ihm keine Freude mehr. Und auch die wenigen verbleibenden Tage am Wochenende mit seiner Frau könnten sie kaum noch nutzen. Er sei auch dann »einfach nur deprimiert«. Das habe er auch seinem Hausarzt erzählt. Der habe ihm dringend dazu geraten, einen Psychotherapeuten aufzusuchen, »bevor ich richtig krank werde«.

Solidarisch verpflichte ich mich, Herrn Müller gegen die fordernde Chefin und den gleichgültigen Betriebsrat beizustehen. Ich finde es bemerkenswert, wie lange er durchgehalten hat. Es sei kein Wunder, sage ich, dass er zurzeit vollkommen niedergeschlagen sei. Wir könnten gemeinsam überlegen, welche Wege ihm innerhalb der Firma noch offenstehen, um für ihn vertretbare Arbeitszeiten zu erreichen. Ich biete an, mit ihm die weiteren Gespräche mit der Chefin, dem Vorgesetzten und dem Betriebsrat vorzubereiten. Für seine Freizeit will ich mit ihm planen, wie er wieder entspannen und einen Ausgleich zu der belastend gewordenen Arbeit finden kann. Herr Müller freut sich über mein Verständnis, zugleich ist er nicht vollständig überzeugt. Er will noch mit einem zweiten Kollegen reden, bevor er sich für eine Therapie entscheidet. Das empfehle ich ohnehin allen Klienten, die in meine Praxis kommen, auch wenn Erstgespräche beim Psychotherapeuten manchmal nur schwer zu bekommen sind.

Zwei Wochen später erhalte ich einen kurzen Anruf von Herrn Müller. Er habe sich für die Behandlung bei dem Kollegen entschieden. Dieser habe gleich erkannt, was das eigentliche Problem sei. Als Kind habe er einmal ein halbes Jahr in einer Lungenklinik weit weg von zu Hause verbringen müssen. Dort habe er sich sehr allein gefühlt. Der Therapeut habe ihm erläutert, dass durch die Einsamkeit damals bei ihm heute ein Problem mit der – er überlegt kurz, bis ihm der Fachbegriff einfällt – »Emotionsregulation« besteht. Weil er dadurch seine Gefühle nicht im Griff habe, komme er mit der Chefin und den neuen Arbeitsbedingungen so schlecht zurecht und sei depressiv geworden. Er klingt optimistisch. Er werde jetzt gemeinsam mit dem Therapeuten seine Kindheit aufarbeiten und wieder gesund werden. »Danach«, sagt er, »werde ich es dieser Dame schon zeigen.«

Die Arbeit an sich selbst

Herr Müller gehört fortan zum Kreis der depressiv Erkrankten. Er wird durch diese Diagnose Hilfe in Form von psychotherapeutischen Gesprächen erhalten. Er wird weiter krankgeschrieben werden und eine Weile nicht mit seiner Chefin streiten müssen. Er wird wieder mehr Zeit für seine Frau haben. All das wird ihm guttun. Statt in seiner Firma erneut an den Betriebsrat heranzutreten und dort für bessere Arbeitsbedingungen zu kämpfen, wird er wöchentlich zur Therapie gehen und versuchen, seine »Emotionsregulation« in Ordnung zu bringen. Er wird so lange an sich arbeiten, bis die Auseinandersetzungen an der Arbeitsstelle nicht mehr so belastend erscheinen. Anscheinend leidet Herr Müller im Kern nicht unter den plötzlichen Wechselschichten, sondern unter einem psychischen Defizit, das schon in seiner Kindheit entstanden ist. Die gegenwärtigen Umstände auf der Arbeit haben nur ein Ereignis ans Licht gebracht, das über fünfzig Jahre in der Vergangenheit liegt: Eine Schädigung, die in der Einsamkeit der Lungenklinik entstanden ist.

Man kann diese psychologische Perspektive als Fortschritt ansehen, als zunehmende Sensibilisierung im Umgang mit den eigenen Schwächen und der eigenen Biographie. Als Verhaltenstherapeut sehe ich einen ausschließlichen Fokus auf die frühe Kindheit kritisch. Ist es wirklich ausreichend, wenn Herr Müller am Ende der Therapie mit seiner Kindheit im Reinen ist? Ist er dann wieder gesund, und damit sind alle seine Probleme gelöst?

Es gibt eine Disziplin, die dies misstrauisch beobachtet. Es sind Soziologen, die der Psychotherapie den Vorwurf machen, mit ihrer Arbeit von real existierenden, sozialen Problemen abzulenken. Was Psychotherapeuten als hilfreich und heilsam ansehen, ist aus ihrer Sicht eine Anleitung zum Unglücklichsein. Das trifft dann auch die Verhaltenstherapie. Diese Soziologen kommen im nächsten Kapitel zu Wort. Der Pfad zur Hölle, sagen sie, ist mit guten Absichten gepflastert.

KAPITEL 5

Psychotherapie als Lebensmodell: Die Soziologie der Depression

»Die Psychologie dient den Gesellschaften häufig dazu, einen Blick in den Spiegel zu vermeiden.«

William Davies, The Happiness Industry

Als ich nach meinem Gespräch mit Julia Thom vom Robert-Koch-Institut an der Bushaltestelle stehe, hängt dort ein Plakat der Robert-Enke-Stiftung: »Ich schaff das nicht!«, steht darauf. Daneben noch eins: »Ich kann nicht mehr!« Nur dass das »nicht« jeweils durchgestrichen ist. Man liest dann »Ich schaff das!« und »Ich kann mehr!« Weiter unten auf den Plakaten heißt es: »Depression ist eine Krankheit, die in der Regel heilbar ist, wenn sie frühzeitig erkannt und behandelt wird.« Der Bus bringt mich zur nächsten U-Bahn-Haltestelle, an der ich auf dem Weg zur Arbeit in meine Linie steige. In der U-Bahn hängt, wo sonst für billige Möbel oder die Beleihung von Goldkettchen geworben wird, ein Aufruf: »Sie nehmen Antidepressiva und leiden trotzdem unter Symptomen einer Depression? Möglicherweise kommt für Sie eine klinische Studie mit einem Prüfmedikament in Frage, das Sie zusätzlich zu Ihrem Antidepressivum einnehmen. Unsere erfahrenen Ärzte beraten Sie gern. Rufen Sie an!«

Depression ist allgegenwärtig geworden. Wer nicht mehr weiterweiß, der hat möglicherweise eine Depression. Wem Antidepressiva nicht helfen, der benötigt ein zusätzliches Medikament. Wer richtig behandelt wird, wird nicht nur gesund werden, vielleicht schafft er sogar mehr! Mit der Allgegenwärtigkeit der

Depression ist auch die Frage, ob man selbst eine Behandlung benötigt, zu einem ständigen Begleiter geworden.

Anders als Frau Tauch, die nach wenigen Minuten Gespräch von mir hören wollte, ob sie Medikamente einnehmen solle, stehen viele der Menschen, mit denen ich in meiner Praxis spreche, Tabletten nach wie vor skeptisch gegenüber. Sie wollen etwas dazu beitragen, dass es ihnen besser geht. Die Arbeit an sich selbst, so mühsam sie auch sein mag, verspricht eine Problemlösung, die man in den eigenen Händen hat. Manche entscheiden sich daher, in ihre Biographie einzutauchen, wie Herr Müller, der auf diese Weise seinen Aufenthalt als Kind in der Lungenklinik verarbeiten möchte. Dadurch wird man unabhängig von den aktuellen Umständen.

Herr Schmied

Oder man geht es so an wie Herr Schmied, der sich für die Verhaltenstherapie bei mir ganz gegenwärtige, praxisnahe Ziele gesetzt hatte. Er war erst vor wenigen Monaten nach Berlin gezogen. Zusammen mit seinem Partner, einem Designer, verkaufte er Antiquitäten über das Internet. Sie fanden die Objekte bei Ebay oder bei Wohnungsauflösungen und arbeiteten sie anschließend auf. Eine Aufgabe, die ihnen zudem sehr viel Freude bereitete. Zumindest war das früher so gewesen.

Sie waren damals sechs Jahre zusammen, seit zwei Jahren verheiratet, doch in der Beziehung hakte es immer mehr. Der Partner nahm häufig Drogen und zog dann bedröhnt durch die Berliner Szene. »Es ist mir vollkommen unklar, warum man sich jeden Abend derart abschießen muss«, erzählte Herr Schmied kopfschüttelnd. Nach seinen Clubtouren lag der Partner oft noch ein, zwei Tage lang im Bett. Beide waren keine zwanzig mehr und der wenige Schlaf und der Drogenkonsum forderten ihren Tribut. Das gefährdete inzwischen auch ihr finanzielles Auskommen. Anders als die meisten ihrer Kunden, die sich für die Antiquitäten interessierten, waren die beiden keineswegs wohlhabend. Herr Schmied musste zeitweise die gesamte Arbeit allein erledigen. »Er wollte unbedingt in diese schicke Altbauwohnung«, klagte er, »jetzt bin ich derjenige, der Überstunden machen muss, um das Geld für die Miete zusammenzubekommen.« Also häuften sich in letzter Zeit die Auseinandersetzungen, die Streits wurden hässlicher. Herr Schmied war kurz zuvor von sich selbst schockiert, als er seinem Partner im Eifer des Gefechts ein Tischchen, das sie gerade erst in Schuss gebracht hatten, hinterhergeworfen hatte. »Ich habe extra daneben gezielt«, ergänzte er entschuldigend. Aber das Tischchen war natürlich wieder kaputt. Gegen seine Gewohnheit hatte Herr Schmied zu trinken begonnen, eine ganze Flasche Wein fast jeden Abend. Inzwischen kam er seinerseits morgens schwer aus dem Bett. Er fürchtete, in eine Abwärtsspirale aus Frust, Überforderung und Alkohol zu geraten.

Herr Schmied brachte einen Zettel mit in die Therapie, auf dem er bereits die Ziele für unsere gemeinsame Arbeit formuliert hatte. Es war seine erste Therapie, aber er hatte vorher recherchiert und sich bewusst für eine Verhaltenstherapie entschieden: Die Arbeit auf ein Ziel hin und die konkreten Verhaltensänderungen hatten ihn angesprochen. Das passe zu ihm, meinte er. Er glaube sehr daran, dass man sein Schicksal selbst in die Hand nehmen könne. Damit habe er bis jetzt immer Erfolg gehabt. Oben auf dem Zettel stand dreimal unterstrichen: »Ich muss lernen, mich nicht von anderen Menschen abhängig zu machen.« Und dann weiter: »Ich brauche Hilfe, um an mir zu arbeiten und mir langfristige Ziele zu setzen.« Unter den Zielen fanden sich »emotionale Stabilität«, »Umgang mit negativen Gefühlen«, »meinen Selbstwert erhöhen«, »authentisch gegenüber mir und anderen auftreten«. Es war eine lange Liste, Herr Schmied wollte seine ganze Persönlichkeit in der Therapie umkrempeln. »Grenzen aufzeigen, die Bedürfnisse anderer nicht über meine eigenen stellen, aktiv kommunizieren«, waren die drei Schlusspunkte.

In einer Verhaltenstherapie ist der erste Schritt oft, mit den Klienten zusammen sogenannte »wohl formulierte Ziele« zu erstellen. Wohl formuliert sind Ziele unter anderem dann, wenn sie verhaltensnah sind, zeitnah umgesetzt werden können und wenn der Klient auch in der Lage ist, sie aus eigener Kraft zu erreichen. Der Wunsch, den eigenen Partner so zu verändern, dass er besser zu den eigenen Beziehungsvorstellungen passt, wäre kein wohl formuliertes Ziel. Der müsste dazu schon selbst in die Praxis kommen und diese Veränderung auch wollen. »Meinen Ärger über das Verhalten meines Partners kontrolliert zum Ausdruck bringen«, so wie Herr Schmied und ich das anhand seiner Liste erarbeiteten, kam der Sache schon näher. Und genau das haben wir im Anschluss gemeinsam eingeübt.

Herr Schmied machte im Verlauf einer Kurzzeittherapie von vierundzwanzig Sitzungen seinem Partner zunehmend deutlich, dass ihm dessen Drogenkonsum großes Unbehagen bereitet. Er lernte, das viel ruhiger zum Ausdruck zu bringen. Voraussetzung dafür, so fanden wir heraus, war es, entspannt an diese Gespräche heranzugehen. Das war zum Beispiel der Fall, wenn er an den vorhergehenden Tagen gut für sich selbst gesorgt hatte. Er gab dazu zunächst die abendliche Flasche Wein auf. Alternativ begann er ein Sportprogramm. Dreimal die Woche eine Stunde Jogging schaffte er schon bald. Er wurde zufriedener mit sich und freute sich über seine körperlichen Veränderungen. Er wurde fitter, fühlte sich attraktiver und wurde dadurch auch selbstbewusster. Als ich ihn zuletzt sah, hatte er dem Partner ein Ultimatum gesetzt: Entweder Du begibst Dich Deinerseits in Therapie, um an Deinem Drogenproblem zu arbeiten, oder ich werde mich trennen.

Aktuell sehe ich Herrn Schmied noch alle paar Wochen, um die gemeinsam erarbeiteten Strategien zu wiederholen und ihn dazu zu ermutigen, vom eingeschlagenen Kurs nicht abzuweichen. Wir haben die depressive Abwärtsspirale, in die er sonst womöglich geraten wäre, rechtzeitig gestoppt.

Die Pflicht zur Selbstfürsorge

»Unbehandelt wird es eine Depression«, warnte der Professor für Klinische Psychologie Hans-Ulrich Wittchen im Magazin *Focus*.[1] Wittchen ist einer der Herausgeber der deutschen Auflage des hier schon mehrfach erwähnten Diagnosekatalogs DSM. In einem Interview mit der Zeitschrift *Psychologie Heute* sagte er einmal, er halte es für seine persönliche Aufgabe, die Bevölkerung und die Politik auf die von psychischen Störungen ausgehenden Gefahren aufmerksam zu machen.[2] Auf einem begleitenden Foto sah man, wie er den Kopf einer jungen Frau mit Elektroden verkabelte. Seine Botschaft hat er in den letzten Jahrzehnten in vielen auflagenstarken Medien immer aufs neue wiederholt. Hier ein kurzer Querschnitt allein von Beiträgen aus dem *Stern*: »Je früher die Behandlung beginnt, desto geringer ist die Gefahr einer chronischen Depression«, erklärte er im Jahr 2001 dem Magazin.[3] »Wir stehen vor einer epidemischen Ausbreitung der depressiven Erkrankungen«, ergänzte er 2005.[4] »Möglichst früh therapieren«, wiederholte er im Jahr 2011.[5] Mahnend wandte er sich 2012 an die Öffentlichkeit: »Wie gehe ich damit um, wenn ich eine solche Störung feststelle? Setze ich alles daran, dass sie so früh wie möglich behandelt und meine Gesundheit so gut und schnell wie möglich wiederhergestellt wird? Oder verzichte ich auf eine Therapie, weil mir das zu lästig ist? Und riskiere damit, dass ich zum Beispiel monatelang in einer depressiven Episode versinke, dass ich meinen Beruf verliere und meine Beziehung zerstört wird? Dass ich für den Rest meines Lebens zumindest eine Narbe davontrage oder dass die Krankheit sogar fortschreitet?«[6]

Wittchen verbreitet diese Botschaft natürlich nicht als Einziger. Er reiht sich ein neben dem Vorsitzenden der Deutschen Depressionshilfe Professor Ulrich Hegerl, den wir im ersten Kapitel kennengelernt haben. Und neben Dr. Iris Hauth, Chefärztin und seit 2008 auch Ärztliche Direktorin des Alexianer St. Joseph-Krankenhauses in Berlin. Von ihr war hier ebenfalls schon die Rede, weil sie noch Jahre nach deren Widerlegung die Hypothese vom Serotononin-Ungleichgewicht in der Öffentlichkeit verbreitet. Und neben Professorin Isabella Heuser, der Direktorin der Klinik und Hochschulambulanz für Psychiatrie und Psychotherapie der Charité. Die Spitze der deutschen Psychiatrie und Psychologie. Sie alle vertreten ein Bild von Depression, das deren besondere Schwere und ihre biologische Seite betont. Sie alle trommeln öffentlich für die frühzeitige Behandlung von Depressionen.[7]

Wie wir an Herrn Schmied sehen, ist ihre Botschaft in der Bevölkerung angekommen. Tu was für Dich, bevor es schlimmer wird! Unternimm etwas, bevor Du und Deine Angehörigen mit den Konsequenzen Deiner Untätigkeit leben müssen! Und wer dazu keine Tabletten nehmen will, der kann – zumindest solange die Störung noch nicht zu weit fortgeschritten ist – stattdessen auch »nur« eine Psychotherapie machen. Die schützt davor, bei Belastungen in die Knie zu gehen.

Das gilt »im Kleinen«, etwa bei Beziehungsschwierigkeiten, von denen Herr Schmied berichtete. Aber auch im Großen, wenn es um massive Belastungen geht, wie zum Beispiel solchen, denen Soldaten ausgesetzt sind, wenn sie in Kriegseinsätze ziehen. In einer Studie für die Bundeswehr stellte Wittchen fest, dass vorwiegend diejenigen Soldaten traumatisiert aus Kriegseinsätzen zurückkehren, die bereits vorher depressiv erkrankt waren.[8] Schwierigkeiten bei der Verarbeitung der Erlebnisse während der Kampfhandlungen träten vor allem auf, wenn eine vorbestehende psychische Erkrankung unerkannt geblieben sei. Im Anschluss an die Studie konstatierte der Wehrbeauftragte des

Bundestags: »Die Bundeswehr ist nun gefordert, endlich effektive Früherkennungsverfahren zu etablieren. Nur psychisch gesunde Soldatinnen und Soldaten dürfen in die Einsätze gehen.«[9] Wer rechtzeitig vorsorgt, hat dagegen kaum etwas zu fürchten, implizierte die Studie. Die Bundeswehr müsse nur vorab erheben, wer depressiv sei, um Traumatisierungen zu verringern. Geschehe dies rechtzeitig, dann zögen resiliente Soldaten in die Schlacht, die durch das erlebte Leid nur selten psychisch krank werden.

Selbst extremste äußere Umstände werden zum Problem der individuellen Psyche erklärt. Nicht das Leben macht uns depressiv, sondern die Depression macht uns lebensuntauglich. Sogar im Kriegsfall gibt es demnach kaum ein Leid, das nicht durch Psychotherapie vermeidbar wäre.

Aus dieser Sicht haben Herr Schmied und ich alles richtig gemacht. Wir haben frühzeitig alles daran gesetzt, ihn für die Auseinandersetzung mit seinem Partner zu rüsten. Er denkt jetzt mehr an sich, er geht keine falschen Kompromisse mehr ein. Er hat gelernt, im Streit mit dem Partner seine Worte mit Bedacht so zu wählen, dass die Dinge nicht eskalieren. Wir sind damit der Pflicht nachgekommen, für seine psychische Gesundheit zu sorgen. Er als Patient, indem er seine Probleme psychotherapeutisch bearbeiten lässt. Ich als Therapeut, indem ich die dazu geeigneten Maßnahmen mit ihm durchspreche und einübe. Wir können also zufrieden sein. Wir haben erfolgreich eine kurze psychotherapeutische Maßnahme durchgeführt, die ihm dabei geholfen hat, arbeitsfähig und gesund zu bleiben. Eine Erfolgsgeschichte? Es gibt einige, die das etwas anders sehen.

Eva Illouz und der Widerstand gegen die Resilienz

Als ich neben ihr im Taxi Platz nehme, ist die Zeit für meine erste Frage gekommen. Sie hat jetzt so viel Zeit für mich, wie sie nur erübrigen kann. Das Taxi, in dem wir sitzen, fährt uns zum Flughafen. Dort wird sie in ein Flugzeug steigen, um am nächsten Tag an einer Konferenz in Japan teilzunehmen. Eva Illouz, Professorin für Soziologie an der Hebräischen Universität Jerusalem, wird weltweit gern gehört. Die *Zeit* setzte sie einmal auf eine Liste von zwölf Intellektuellen, die das Denken der Menschheit in Zukunft nachhaltig prägen werden. Eines ihrer bekanntesten Bücher trägt den Titel »Warum Liebe weh tut«.[10] Darin schildert sie den psychotherapeutischen Dauerbrenner »Beziehungsschwierigkeiten« aus einer soziologischen Perspektive. Das »Jammern und Stöhnen«, das sie überall wahrnimmt, sei weniger eine Folge »gestörter oder unreifer Psychen«, schreibt sie. Vielmehr habe sich die ganze Art und Weise, wie wir Beziehungen anbahnen, geändert. Noch vor zweihundert Jahren habe sich zum Beispiel der Mann als Partner geradezu beworben. Nicht nur bei der Frau, sondern bei der ganzen Familie: »Männer wurden genau unter die Lupe genommen, wie man der Tatsache entnehmen kann, dass potenzielle Schwiegereltern den Leumund von Verehrern überprüften.«[11]

In gewisser Weise ist es für uns heute unvorstellbar, dass die ganze Familie bei der Frage mitredet, wen wir heiraten. Herr Schmied und sein Partner hätten unter diesen Bedingungen möglicherweise überhaupt nicht zueinander finden können. Illouz leugnet gar nicht, dass es auch bei dieser Art der »Beziehungsplanung« zu Unglück kommen kann. Aber es wäre aus ihrer Sicht eine andere Art von Unglück, die vielleicht weniger danach ruft, beim Psychotherapeuten behoben zu werden. Die damals Liebenden waren »fest in ihre Nahbeziehungen eingekapselt«, schreibt sie.[12] Wenn die Familie bei der Partnerwahl mitredete, übernahm sie damit zugleich Verantwortung für das Gelingen der Beziehung: »Das jeweilige Selbst der Liebenden – das des Mannes und das der Frau – war durch eine dichte Präsenz anderer gepuffert.«[13] Entsprechend gab es viel weniger Anlass, an sich selbst zu zweifeln, wenn etwas schieflief. Und ein Psychotherapeut wäre nicht der erste Ansprechpartner, wenn es in der Partnerschaft dann doch einmal kracht. Man hätte nicht an den eigenen Liebes- und Kommunikationsfähigkeiten gearbeitet, sondern stattdessen gemeinsam mit beiden Familien nach Lösungen gesucht.

Die Strecke zum Flughafen ist unsere zweite gemeinsame Taxifahrt. Unser erstes Gespräch hatten wir am Abend zuvor, als ich Eva Illouz in Schönefeld vom Flughafen abgeholt hatte, um sie im Namen der Deutschen Gesellschaft für Verhaltenstherapie zu einem Kongress zu begrüßen. Gerade war sie noch in Paris gewesen, wo sie an der *École des hautes études en sciences sociales* einen weiteren Lehrstuhl für Soziologie innehat. Sie sollte in Berlin einen der Hauptvorträge halten. Es sollte darin um »Resilienz« gehen, also um die Fähigkeit, schwierige Lebenssituationen ohne anhaltende Beeinträchtigungen zu überstehen. »Wer resilient ist, der wird erst gar nicht depressiv«, sagen viele meiner psychotherapeutischen Kolleginnen und Kollegen. Sie vermitteln in ihren Praxen deshalb Fähigkeiten wie Stressbewältigung, Selbstwertstärkung und Selbstfürsorge. Resiliente Menschen sind gut im Umgang mit Unglück, heißt es. Sie haben positive Gedanken, selbst wenn sie mit Schwierigkeiten konfrontiert sind, und können ihre Emotionen steuern oder zumindest dämpfen.

Auf dem Weg vom Vortrag zum Taxi habe ich mich die ganze Zeit bemüht, mit Eva Illouz Schritt zu halten. Dass sie mir immer voraus zu sein schien, lag vielleicht daran, dass ich eine ihrer schweren Taschen hinter ihr herschleppte. Vielleicht kam es mir aber auch nur so vor, als sei sie stets einen Schritt weiter, weil mich ihr Vortrag so verunsichert hatte.

Als Psychotherapeut bin ich es gewohnt, die Symptome, die die Klienten zu mir in die Praxis bringen, einzuschätzen. Welches Problem haben sie, ist es behandlungsbedürftig? Was kann man in einer solchen Situation am besten machen? Ich bin der Lebensberater, der sich auskennt. Der einschätzen soll, was falsch und richtig, was krank oder gesund ist. Vielleicht erklärt dies das Unbehagen, das mich befiel, als Eva Illouz die Arbeit meines ganzen Berufsstandes kritisch unter die Lupe nahm. »Warum«, fragte sie zum Einstieg ihres Vortrags, »ist Resilienz zu einem Konzept geworden, für das sich besonders die konservativsten Gruppierungen in der Gesellschaft interessieren«, also Großunternehmen und das Militär?[14] »Psychologen mit sehr guten und menschenfreundlichen Absichten«, fuhr sie fort, »finden sich am Ende von mächtigen ökonomischen und politischen Kräften vereinnahmt. Dabei bildet die Resilienz keine Ausnahme.« Das Konzept der Resilienz, das die meisten Angehörigen meines Berufsstandes für so eine gute Sache halten, nahm Illouz genüsslich auseinander.

Der Psychologe Martin Seligman, Resilienzexperte und Autor des Buchs »Pessimisten küsst man nicht. Optimismus kann man lernen«,[15] so erzählte sie den versammelten Psychotherapeuten, sei aufgrund seiner Forschungen im Jahr 2008 ins Pentagon eingeladen worden, um das Militär zu beraten. Dort habe man ihm eröffnet: »Wir wollen Streitkräfte, die sich schnell erholen und mit den fortdauernden Kriegen, die wir in den nächsten Jahrzehnten erwarten, umgehen können.« Seligman nahm den Auftrag tatsächlich an. Illouz fand das ziemlich bedenklich. Sind Soldaten, die sich schnell von Gräueltaten erholen, wirklich die Art von Soldaten, die wir wollen?, fragte sie die Zuhörer.

Inzwischen sei das Resilienzkonzept auch in der Wirtschaft angekommen, erklärte sie. Unter anderem Coca-Cola habe viel Geld investiert, um es zu erforschen. Letztlich gehe es bei solchen Projekten immer darum, die Performance von Angestellten zu verbessern. »Resilienz hilft uns dabei, gegen die Wut oder die Angst vorzugehen, die durch Arbeitslosigkeit, Vertragsverstöße und menschenverachtende Geschäftspraktiken ausgelöst werden.« Und darin liegt für Illouz der Kern des Problems: Statt gegen die schlechten Arbeitsbedingungen und unethischen Geschäftspraktiken vorzugehen, gehen Psychotherapeuten gegen die berechtigte Wut und Angst der Menschen vor. Gegen genau die Gefühle, die ihnen dabei helfen könnten, gegen diese Missstände anzukämpfen.

Auslöser für diese aus ihrer Sicht irrige Ausrichtung psychotherapeutischer Bemühungen ist für Illouz ein zu optimistisches Bild vom Menschen. Denn wenn das Individuum nach Meinung der Psychotherapie jederzeit in der Lage sein soll, sich mittels der richtigen Einstellung aus jeglichem Missgeschick zu befreien, »dann kann ein vertanes Leben ausschließlich das Ergebnis eines missratenen Selbst sein«, mahnte sie uns in ihrem Vortrag. Ja, hätten die Menschen nur rechtzeitig durch Psychotherapie und die Arbeit an sich selbst vorgesorgt, dann wäre es erst gar nicht zu der psychischen Belastung gekommen, unter der sie jetzt leiden. So wie Wasser von den Federn einer Ente abperlt, so wäre eine gesunde Psyche ein Schutzschild, den kaum ein Leid der Welt durchdringen könnte. Die Verantwortung dafür, ihr eigenes Unglück zu verhindern, klebt dann wie Pech an den Menschen.

Dass Depression im DSM seit 1980 als Krankheit unabhängig von den Umständen angesehen wird, halten inzwischen viele für einen grundlegenden Mangel der Depressionsdiagnose. Allan Horwitz und Jerry Wakefield, die Soziologen, mit denen ich für das zweite Kapitel dieses Buchs gesprochen habe, vertreten diese Kritik nicht allein. Sogar der dafür Verantwortliche, der schon mehrfach erwähnte Psychiater Robert Spitzer, sah das zuletzt genauso. Er hat Allan und Jerry für ihr Buch »The Loss of Sadness« ein zustimmendes Vorwort geschrieben. Er fand im Nachhinein selbst, dass es ein Fehler gewesen sei, den »Zusammenhang zwischen den Symptomen und dem Kontext, in dem sie auftreten«, zu ignorieren.[16]

Aus der soziologischen Perspektive, die Illouz einnimmt, ist es allerdings kein Wunder, dass es so schwierig ist, diesen Fehler wieder aus der Welt zu schaffen. Es komme Großunternehmen und dem Militär nur allzu gut zupass, meint sie, wenn die psychisches Leid verursachenden Umstände keine Berücksichtigung mehr finden. Statt über die Verhältnisse zu klagen, sollen wir an uns selbst arbeiten. Nicht die Gesellschaft sollen wir verändern, sondern uns. Wer mit den Anforderungen, den die Gesellschaft oder das Militär und Großunternehmen an uns alle stellen, nicht zurechtkommt, der gilt als therapiebedürftig.

Weil sich fast alle Probleme psychologisch lösen lassen sollen, suchen wir in der Psychotherapiepraxis nach Gründen für unser Unwohlsein. Durch die Idee der Resilienz, sagt Illouz, haben wir es verlernt, »dass es so etwas wie unverdientes, ungerechtfertigtes Leid gibt«. Wir seien dadurch unfähig geworden, echtes Mitgefühl zu empfinden, weil wir davon ausgehen, dass ein jeder – zumindest bis zu einem gewissen Grad – selbst Schuld daran trägt, wenn es ihm schlecht geht. Die Quelle allen Übels, sie findet sich in einer »psychotherapeutisch aufgeklärten« Gesellschaft immer in uns selbst.

Das sind schwerwiegende und verunsichernde Vorwürfe an meinen Berufsstand. »Finden Sie, ich sollte meinen Beruf aufgeben?«, lautet meine erste Frage, als ich im Taxi neben ihr Platz nehme:[17] Während meiner gesamten Begegnung mit Eva Illouz hatte ich in keiner Sekunde den Eindruck, dass sie mir persönlich einen Vorwurf macht. Als sie vor mir her zum Taxi geeilt ist, hat sie mir von der Hektik in ihrem Leben erzählt. Sie sieht uns alle von unseren Nöten getrieben. Als sie im Taxi dann von »normalen Menschen, die Ängste haben und gestresst sind« redet, blickt sie mich dabei so intensiv an, dass es mir eindeutig scheint, wen sie damit meint: uns beide, durchschnittliche Großstadtneurotiker. Doch in der Bewertung meiner Tätigkeit bleibt sie hart: »Ich will nicht, dass Sie persönlich Ihren Beruf aufgeben. Ich möchte aber, dass Sie und Ihr Berufsstand sich selbst befragen, wie Sie nicht nur einzelne Personen, sondern die Gesellschaft als Ganzes verändern. Dabei machen Sie sich oftmals nicht klar, dass Sie durch Ihre individualisierte Form des Therapierens am Ende zu sozialer Apathie beitragen.« Was Illouz mir nahezubringen versucht, ist: Du bist hier nicht der Gute. Du trittst zwar sehr freundlich auf. Doch am Ende ist die Botschaft, die Du denen sendest, die sich zu Dir in Behandlung begeben, brutal: Die Klienten müssen sich am eigenen Schopf aus ihrer Misere ziehen, dadurch dass sie in der Psychotherapie an ihrem Selbst arbeiten. Die gesellschaftlichen Auslöser werden damit vollkommen aus dem Bild gedrängt. Der von Psychotherapeuten gern geäußerte Slogan »Hilfe zur Selbsthilfe« erhält plötzlich einen bitteren Beigeschmack. Er begleitet die Psychotherapie seit ihren Anfängen.

Sigmund Freud und die freundlichen Besucher

Wie die Diagnose Depression hat auch die Psychotherapie eine Geschichte. Nur dass die Geschichte der Depression über zweitausend Jahre alt ist und die der Psychotherapie gerade mal vor etwas mehr als hundert Jahren begann. Am Anfang des 20. Jahrhunderts begannen psychotherapeutische Ideen sich in der Gesellschaft zu verbreiten. In Europa steht dafür natürlich der Name Sigmund Freud. In den USA entwickelte sich zur etwa gleichen Zeit die *Scientific Charity*-Bewegung, die es sich zum Ziel gesetzt hatte, auf Grundlage psychologischer Prinzipien den Armen aus ihren unerträglichen Lebensumständen herauszuhelfen. Diese Bewegung hielt Almosen nicht länger für das richtige Mittel, um die unteren Schichten zu unterstützen. Was diese wirklich bräuchten, sei stattdessen »Ermutigung«, die sie von »freundlichen Besuchern« erhalten sollten. Im ersten Schritt bestand diese Ermutigung noch aus eher praktischen Anweisungen zur Verbesserung der Lebensumstände: Wie dichtet man Kellerwände ab, wie geht man mit Abfällen um, wie sorgt man für fließendes Wasser?[18] Doch schon bald veränderte sich der Impetus der Sozialreformer. Viel wichtiger als diese praktischen Hinweise erschien es ihnen jetzt, den Selbstwert der Armen zu erhöhen, damit diese sich selbst aus ihren unwürdigen Lebensverhältnissen befreien könnten: »Geben wir ihnen etwas, das ihnen zeigt, dass sie wertvolle Menschen sind?«, fragten sie.[19]

Was auf den ersten Blick sehr menschenfreundlich klingt, bedeutet im Umkehrschluss, dass die Notlage, in der die Armen sich befanden, eigentlich durch ihre Charakterschwäche bedingt war. Sonst hätten sie sich ja längst aus ihren bedrückenden Lebensumständen befreit! Die Armen litten im Grunde nicht unter finanziellen Problemen, sondern an »inneren Konflikten, Komplexen, Hemmungen und Widerständen«, die ihnen das Leben schwer machten.[20] Als Ursache sah man schlechte Elternhäuser, in denen die Persönlichkeiten der Kinder so deformiert worden waren, dass sie im Leben nicht zurechtkamen.[21] Deshalb half man diesen Menschen besser nicht mit Geld und praktischen Hinweisen, die sie aufgrund ihrer psychischen Probleme ohnehin nicht sinnvoll nutzen könnten. Sie würden die Almosen nur vertrinken oder anderweitig verschwenden. Wenn es persönliche Konflikte waren, die die Menschen davon abhielten, im Leben zurechtzukommen, dann war die beste Hilfe das Gespräch: »Lass Deine Klienten sprechen«, lautete eine der Anweisungen an diejenigen, die helfen wollten. »Es liegt in Deinem Interesse genauso wie in dem [Deines Klienten], dass Du seine Psychologie studierst und seine mentalen Defizite ans Licht bringst.« Das Fazit der Historikerin Eva Moskowitz, die die Geschichte der Entstehung der Psychotherapie in den USA aufgezeichnet hat: »Auch wenn die therapeutischen Reformer (…) ohne Zweifel die Absicht hatten, den Armen zu helfen, definierten sie dennoch Probleme, die strukturell und sozial bedingt waren, zu psychologischen um.«[22] Die Botschaft lautete: Du musst erst Deinen Charakter umkrempeln, um einen sozialen Aufstieg zu verdienen.

Neurosen für alle

Auch Eva Illouz hat in die Geschichte der Psychotherapie geschaut. Dabei hat sie sich besonders für Sigmund Freud und seine Psychoanalyse interessiert. Bei Freud beobachtet sie einen Hang, jegliches Unwohlsein als psychisches Defizit zu deuten: »Jede gegenwärtige Misslichkeit verweist auf eine Beschädigung in der Vergangenheit.«[23] Jeder, der heutzutage unzufrieden mit sich und seinem Leben ist, könne dies seit Freud auf eine Fehlentwicklung in der eigenen Kindheit zurückführen, meint Illouz. Es sei zur Tugend geworden, in der Therapie an sich und seiner Biographie zu arbeiten. Dort liege seit Freud der Ursprung aller Schwierigkeiten.

Freuds Patienten waren anders als die Klienten der amerikanischen Sozialreformer nicht arm, sondern wohlhabend. Waren sie dennoch unglücklich, musste auch mit ihrer Psyche etwas nicht stimmen. Wer in der Liebe oder bei der Arbeit nicht zurechtkam, der hatte ein persönliches Problem. »Jedes Verhalten, das hinter dem therapeutischen Ideal zurückbleibt, erfordert eine Erklärung«, beschreibt Eva Illouz Freuds Credo. Nicht mehr nur die Armen mussten, um ihr Leid zu lindern, ihre Psyche begutachten lassen, sondern jeder, der mit irgendetwas unglücklich war. Mit Freud, meint Illouz, wurden wir allesamt zu Kandidaten für die Psychotherapie. Wenn wir uns unwohl fühlen, sei es auf der Arbeit oder in der Liebe, dann hilft uns nur noch ein guter Therapeut. Bis heute, meint sie, teilten alle Psychotherapeuten diese frühen, grundlegenden Ideen.[24] Inzwischen glaube dies fast die ganze Gesellschaft.

Diese Kritik an Freud ist Kritik an einer Form der Therapie, die ich selbst nicht praktiziere. Sie trifft vor allem die Psychoanalyse mit ihrem starken Fokus auf der Vergangenheit. Also frage ich Illouz: »Es gibt ja auch noch die Verhaltenstherapie, die sich viel stärker mit den aufrechterhaltenden Bedingungen eines Problems in der Gegenwart auseinandersetzt. Wäre Verhaltenstherapie Ihrer Meinung nach eine Therapieform, die für die Gesellschaft von größerem Wert ist?« Bedauerlicherweise sieht sie das nicht so: »Dadurch, dass die Verhaltenstherapie weniger Vorannahmen über die Psyche macht [als Freud], ist sie etwas kompatibler zu dem, was ich gesagt habe. Aber auf eine andere Art ist sie es sogar weniger. Der Verhaltenstherapie geht es darum, dem Individuum dabei zu helfen, auf die eine oder andere Art besser zu funktionieren. Es geht um Anpassung. Es geht um die Anwendung reiner Technik zur Anpassung des Individuums an Institutionen.« Aus Illouz' Sicht macht es keinen so großen Unterschied, welche Form der Psychotherapie man praktiziert. Am Ende tragen sämtliche psychotherapeutischen Schulen dazu bei, die Aufmerksamkeit von gesellschaftlichen Missständen abzulenken. Wir sollen die Schuld an allem, was wir nicht schaffen oder das uns Leid verursacht, in uns selbst suchen. Da sieht sie die Psychotherapie in einem Boot mit der Psychiatrie: »Die medikamentenzentrierte Psychiatrie folgt derselben Logik wie die Psychologie. In dem Sinne, dass sie beständig an der Verbreitung der Idee gearbeitet hat, dass das Selbst jederzeit leistungsbereit sein sollte.«

Das ist eine für mich ernüchternde Perspektive. Meine Arbeit soll gar nicht den Menschen dienen, mit denen ich arbeite? Sondern den Interessen anonymer Institutionen, den Arbeitgeberverbänden und Großunternehmen? Früher, als Berlin-Treptow, wo ich praktiziere, noch ein eher armer Stadtteil war, habe ich noch häufiger mit Arbeitslosen gearbeitet. Viele fürchteten sich vor den Anforderungen, die im Jobcenter an sie gestellt wurden. Sie fühlten sich gezwungen, Arbeiten anzunehmen, die sie nicht wollten. Wir haben dann darüber gesprochen, wie sie für sich eine Sicht auf diese Herausforderung entwickeln könnten, die nicht so erschreckend ist. Wo finden sie den Mut für einen Neuanfang? Das war für viele – nicht alle – von ihnen hilfreich. Aber natürlich freut sich über den Erfolg unserer Therapie auch der nächste Arbeitgeber, der eine leistungsbereite, frische Arbeitskraft bekommt, während meine Arbeit von den Krankenkassen bezahlt wird. Und auch die Sozialkassen freuen sich, wenn sie weniger Krankengeld und Frühverrentungen bezahlen müssen. Aus der Pflicht zur Selbstfürsorge wird allerdings schnell eine Pflicht zur Psychotherapie und medikamentösen Behandlung. Berichte von Betroffenen, die von ihrer Krankenkasse zur Aufnahme therapeutischer Maßnahmen und zur Einnahme von Antidepressiva gedrängt werden, häufen sich.[25] Wer sich nicht so schnell wie möglich behandeln lässt, muss mit Leistungseinbußen rechnen.

Inzwischen hat sich mein »Kundenkreis« deutlich erweitert. Heute geht es in meiner Praxis längst nicht mehr nur um die »Armen«, die ohne Arbeit sind und die bei der Wiedereingliederung jede Unterstützung gut gebrauchen können, sondern auch um diejenigen, die es eigentlich schon weit gebracht haben. Auch sie stehen ständig vor Herausforderungen, die sie nicht allein bewältigen können. So wie zum Beispiel mein Klient Herr Meier.

Herr Meier und der Supercomputer

Herr Meier ist Spitzenverdiener. Er entwickelt in einem Hightech-Unternehmen einen neuen Superrechner, der für hochspezialisierte medizinische Anwendungen gebraucht wird. Dabei entspricht er so gar nicht dem Klischee eines typischen Computernerds. Er ist sportlich und hat viele Freunde. Allerdings gibt es etwas, das seit fast zwei Jahren wie ein Schatten über ihm liegt. Seit das Unternehmen in die nächste Produktionsphase eingetreten ist, muss er ständig vor fremden Kollegen den aktuellen Stand seiner Arbeiten präsentieren. Doch er konnte noch nie besonders gut vor Publikum sprechen. Schon im Studium hatte er Schwierigkeiten damit, Referate vorzutragen, und hat stattdessen nach Möglichkeit lieber eine schriftliche Hausarbeit eingereicht. In seinem Unternehmen findet nun jeden Freitag ein Kolloquium statt, bei dem er zehn Minuten über die Fortschritte berichten soll, die sein Team macht. Bereits Tage vorher schläft er schlecht. Das geht schon so lange, dass inzwischen seine Stimmung insgesamt gedrückt ist. Er ärgert sich über sein »albernes Problem«. »Die meisten Kolleginnen und Kollegen«, erzählt er mir, »machen das einfach so. Die reißen Witzchen bei ihren Vorträgen. Ich steh da und stottere vor mich hin.« Vor ein paar Wochen kam noch das Zittern hinzu. Seine Hand, mit der er sich während seiner Präsentationen an einem Laserpointer festhält, fing an, unkontrolliert zu flattern. Einer der Kollegen hat dann gefragt, ob das wohl »Entzugserscheinungen« vom vielen Feiern seien. Es gab Gelächter. »Ich hätte im Boden versinken können«, erzählt er mir, »die denken doch jetzt, ich hätte ein Alkoholproblem. Dabei trinke ich fast nie etwas.« Inzwischen hat er Schwierigkeiten, sich auf die Arbeit zu konzentrieren. Durch den wenigen Schlaf fühlt er sich schlapp. Seine Hände, hat er beobachtet, zittern fast immer ein wenig, seitdem er sich so erschöpft fühlt.

Ich kann bei Herrn Meier eine Soziale Phobie diagnostizieren, also die übertriebene Angst vor der Bewertung durch andere. Zudem erfüllt er genügend Symptome, um eine Depressionsdiagnose zu stellen. Also können wir mit psychotherapeutischen Mitteln an seinem Problem arbeiten. Für ihn, der gern mit dem Kopf arbeitet, bieten sich sogenannte Kognitive Strategien an, die Arbeit mit Gedanken. Wir identifizieren bei ihm einen typischen Gedankenfehler sozial unsicherer Menschen, das »Gedankenlesen«. Er glaubt, an den Reaktionen der anderen ablesen zu können, was diese wirklich von ihm halten. Das Gelächter hat er als Zeichen der Verachtung gedeutet. Den Spruch mit den Entzugserscheinungen als den Versuch, ihn lächerlich zu machen. Das stellen wir in Frage. Woher will er so genau wissen, was die anderen denken?

Herrn Meiers Kopf arbeitet in den nächsten Sitzungen selbst

wie der Supercomputer, den er entwickelt. Er lernt recht schnell, mit den Kognitiven Techniken umzugehen. Wir hinterfragen die von ihm vermutete Sicht der Kollegen auf ihn und suchen nach alternativen Deutungen. Vielleicht hatte ihm der Kollege mit dem Spruch nur zur Seite springen wollen? Die Situation auflockern, um ihm zu helfen? Und die Kollegen haben vielleicht gelacht, weil sie zeigen wollten, dass sie das Ganze gar nicht schlimm fanden? Zusätzlich lasse ich Herrn Meier in meiner Praxis einen Vortrag halten, bei dem ich ihn mit meinem Smartphone filme. Er soll einschätzen, wie stark seine Hände zittern, und anschließend wollen wir das anhand der Filmaufnahme mit der Realität abgleichen. Herr Meier ist verblüfft. Von dem Zittern, vor dem er sich so sehr gefürchtet hatte, das ihm den Schlaf raubte und für das er sich verachtet fühlte, ist auf der Filmaufnahme fast nichts zu sehen. Schon nach zwölf Sitzungen verabschieden wir uns. Herr Meier geht wieder gern zur Arbeit. Er hat keine Angst mehr vor den Vorträgen, dadurch verschwinden auch die depressiven Symptome. Neulich haben wieder alle Kolleginnen und Kollegen bei einer seiner Präsentationen gelacht. »Doch diesmal war ich mir sicher«, erzählt er strahlend, »die lachen mit mir, nicht über mich.« Am Anfang habe er sich geschämt, zur Psychotherapie gehen zu müssen, meint er noch. Inzwischen finde er, sagt er zum Abschied, »das könnte eigentlich jeder einmal gut gebrauchen«. Die psychotherapeutische Arbeit an sich selbst hat sich für Herrn Meier und sein aktuelles Projekt »Supercomputer« voll und ganz gelohnt.

Noch eine auf den Kopf gestellte Pyramide

Egal wie erfahren und erfolgreich wir sind, der Druck bleibt. Um seine Arbeitsgruppe weiterhin anleiten zu können, muss Herr Meier nicht nur einen Supercomputer bauen. Er muss auch vor Publikum locker darüber plaudern können, genauso wie die CEOs von kalifornischen High-Tech-Firmen auf der Bühne ihre neuesten Produkte anpreisen. Und so sind wir alle, vom Arbeitslosen bis zum Spitzenverdiener, ständig in der Pflicht, an uns selbst noch etwas nachzubessern. Selbst die Erfolgreichsten unter uns spüren das: »Stell Dir vor, es gelingt Dir nie, vollständig glücklich zu sein«, erzählt einer der letzten Musik-Weltstars, Lady Gaga, in einer Dokumentation über depressive Künstler. »Und dann hast Du da ein Talent, eine Gabe. Und obwohl Du das weißt, zweifelst Du ständig, ob Du gut genug bist. Aber Du bemühst Dich.« Sie nimmt Antidepressiva, um ihr Talent voll ausschöpfen zu können: »Ich habe es geschafft, trotz der Depression kreativ zu sein.«[26]

Einer von Eva Illouz' engsten Mitarbeitern, der Spanier Edgar Cabanas, Professor für Psychologie in Madrid und Mitarbeiter am Max-Planck-Institut in Berlin, hat ihre Ideen in ein anschauliches Bild gefasst. Wieder geht es um eine Pyramide. Cabanas nutzt dabei die sogenannte Bedürfnispyramide des Psychologen Abraham Maslow. Der hatte damit das menschliche Streben nach Selbstverwirklichung veranschaulicht. Ganz unten in der Pyramide standen für Maslow die körperlichen Bedürfnisse nach Wasser, Nahrung, Schlaf etc. Sie bildeten ihre breite Basis. Die nächste, schon etwas schmalere Schicht bildeten die Sicherheitsbedürfnisse, so wie zum Beispiel die körperliche Unversehrtheit, Arbeit, Wohnung und Familie. Stufe um Stufe bis zur Selbstverwirklichung.

Der Clou an Maslows Darstellung war, dass aus seiner Sicht jeder Mensch erst dann dazu übergehen könne, sich um die Verwirklichung der nächsthöheren Ebene der Pyramide zu kümmern, wenn die darunter liegenden Ebenen gesichert wären. Solange also keine Nahrung und kein Wasser vorhanden wären, könne sich niemand darum kümmern, in einer eigenen Wohnung eine Familie zu gründen. Wäre jedoch beides geschafft, gehe es eine Stufe weiter hinauf, wo man dann soziale Bedürfnisse befriedigen könne: Kommunikation, sozialen Austausch, Gemeinschaft, gegenseitige Unterstützung. Im nächsten Schritt gehe es um Vertrauen, Wertschätzung, Selbstbestätigung und Erfolg. Und nachdem auch das alles gesichert erscheine, erreiche man endlich die Spitze der Pyramide. Dort angekommen, könne man sich zuletzt um die Selbstverwirklichung kümmern. Also darum, das Potenzial, das die individuelle Person ausmache, zu entdecken und zu entwickeln.

Cabanas und sein Kollege José Carlos Sánchez-González schreiben: »[D]er dadurch aufgezeigte Weg führte vom Startpunkt ökonomischer Sicherheit zu individueller Selbstverwirklichung und war implizit in der Idee einer Karriere enthalten, also einer Langzeitbeschäftigung, die nicht nur ein regelmäßiges Auskommen und Aufstiegsmöglichkeiten sicherte, sondern auch garantierte, dass diejenigen, die am besten und effizientesten arbeiteten, früher oder später Festanstellungen bekommen würden.«[27] Mit anderen Worten: Zunächst kam die gesicherte Arbeit und erst dann das »Vergnügen«, sich mit der eigenen Selbstverwirklichung zu beschäftigen. Und für diese verlässliche Arbeitsgrundlage zu sorgen, war so etwas wie ein ungeschriebener Gesellschaftsvertrag. Die Menschen brachten ihre Arbeitskraft ein, im Gegenzug wurde ihnen die Sicherheit garantiert, die sie brauchten, um sich irgendwann an der Spitze der Pyramide ganz sich selbst widmen zu können.

Cabanas hat diese Pyramide für die heutige Zeit auf den Kopf gestellt. Die Gesellschaft hat sich in den letzten fünfzig Jahren stark verändert. Die Menschen haben keine langen Karrieren in ein und demselben Unternehmen mehr vor sich. Sie arbeiten in »Projekten«, nach deren Abschluss sie sich stets neu bewerben müssen. Jedes Mal sind sie dann aufs neue gezwungen, ihre Fähigkeiten für den nächsten Arbeitgeber herauszustreichen. Sie müssen sich psychisch fit halten, um auch auf der nächsten Arbeitsstelle von sich überzeugen zu können. Zuerst sollen wir uns selbst verwirklichen, *erst danach* haben wir auch Arbeit und

Anerkennung sowie soziale und materielle Sicherheit verdient. All die Dinge wie Wohnung, Familie und berufliche Sicherheit, die früher die breite Basis der Pyramide bildeten, ruhen jetzt auf der schmalen Pyramidenspitze: Verwirkliche Dich selbst, verlangt dieses Bild, und erst dann bekommst Du alles andere, was Du für ein befriedigendes Leben brauchst. Und weil so eine Pyramidenspitze recht schmal ist, kann die ganze Konstruktion jederzeit ins Kippen geraten.

»Selbstverwirklichung wird nicht länger als eine höhere Stufe gesehen, die die Einzelnen erst erreichen können, wenn sie ein gewisses Maß an ökonomischer und sozialer Stabilität erreicht haben, sondern als die Voraussetzung, die jeder mitbringen muss, um überhaupt vermittlungsfähig, leistungsfähig und sozial verträglich zu erscheinen«, schreiben er und sein Co-Autor.[28] Wir sind dazu verdammt, uns ununterbrochen mit uns selbst zu beschäftigen und das zu fördern, was wir mutmaßlich am besten können. Eine mühsame und endlose Arbeit. Und weil wir uns ständig an anderen Stellen unter Beweis stellen müssen und dabei jedes Mal aufs neue auf das Wohlwollen unserer Mitmenschen angewiesen sind, müssen wir dabei zusätzlich noch hoch kommunikativ sein. Genauso wie eine gute Selbstdarstellung ist auch Freundlichkeit zur Pflicht geworden.

Das kann nicht immer gelingen. Und weil vielen bei diesem endlosen Wettlauf auf das nächste berufliche Ziel hin die Luft ausgeht, geben sie irgendwann auf. Was wir heute unter Depressionen verstehen, so sieht das der Soziologe Alain Ehrenberg, passt deshalb perfekt in unsere Zeit, nämlich als deren Negativ: »Mit den mangelnden Projekten, der mangelnden Motivation, der mangelnden Kommunikation« sind Depressive das genaue Gegenteil des Ideals, das aktuell von uns gefordert wird.[29] Auf unserer Taxifahrt hat mir Eva Illouz erklärt: »Es geht um die Realisation des eigenen Potenzials. Wer auch immer man ist, man hat sich nie vollkommen verwirklicht. Wenn man auf einer Glücksskala sechs von zehn Punkten erreicht hat, heißt das nur, dass man auch acht Punkte erreichen könnte …« – »… wenn man nur endlich sein volles Potenzial ausschöpfen würde«, assistiere ich. »Genau«, meint Illouz, »das ist die kommerzielle Marktlogik der Psychotherapie.«

Eva Illouz hat mir eine Linse angeboten, durch die ich meine Arbeit noch einmal neu beurteilen kann. Ich schaue auf eines der beliebtesten psychotherapeutischen Konzepte: den Selbstwert. Eines der meistgelesenen Bücher zum Thema Selbstwert hat die Psychologin Friederike Potreck-Rose geschrieben. »Von der Freude, den Selbstwert zu stärken« heißt es. Es richtet sich an ein breites Publikum, aber auch viele Psychotherapeuten lesen es gern. Sie wollen etwas für ihre Patienten tun, und deren Selbstwert zu stärken kann nie verkehrt sein. Ein gutes Selbstbewusstsein kann schließlich jeder gut gebrauchen. Das ist so etwas wie das Aspirin der Verhaltenstherapie.

Von der ständigen Pflicht, den Selbstwert zu stärken

> »Fühlen Sie sich traurig? Einsam? Haben Sie Angst vor der Zukunft? Wissen Sie nicht, was Sie als Nächstes tun sollen? Dann könnte es sein, dass Sie unter … Bewusstsein leiden.«
>
> *Sarah Cooper*, US-amerikanische Komikerin,
> Tweet vom 9. September 2020

Das Stillachhaus ist eine Privatklinik für Psychosomatische Medizin und Psychotherapie im schönen Allgäu. Es wirbt mit Videos auf YouTube für seine Dienste. Praktiker und Forscher werden dazu befragt, wie man mit Ängsten und Depressionen umgeht. Eine dieser Expertinnen ist Friederike Potreck-Rose. »Wie schafft man das, einen gesunden Selbstwert zu haben?«, fragt eine Interviewerin des Stillachhauses. »Das ist in der Tat richtig Arbeit«, erklärt Potreck-Rose, »aber es ist möglich. (…)

Das kann niemand anderes für uns machen. Das müssen wir an uns selber machen.«

In seinem Netzauftritt[30] hat das Stillachhaus seine Angebote an die Corona-Epidemie angepasst: Zwölf Tage Depressionsbewältigung in Corona-Zeiten für 5820 Euro zuzüglich Kurtaxe. Etwas günstiger ist Corona-Angstbewältigung (3070 Euro plus Taxe), schon in nur fünf Tagen. Für 6140 Euro kann man »Stressmanagement Intensiv mit vertieftem Resilienz-Training« buchen. Ein Professor überprüft die Effektivität der Privatklinik. Ein besonders bemerkenswerter Befund sei, so erzählt er in einem Video, »dass sich nicht nur die Beschwerden verringern, sondern dass gleichzeitig das Wohlbefinden und die Gesundheit, das Zutrauen in die eigenen Fähigkeiten, sozusagen die Resilienz, die Widerstandskraft, dass all das besser wird«, nachdem man in der Klinik war.

In ihrem Werbefilm erklärt Potreck-Rose: »Erst mal ist das Ziel, dass möglichst so viel Energie nachfließt wie rausfließt. Und das ist ja eigentlich unsere Aufgabe, das so einigermaßen in der Balance zu halten.« Dazu hat sie ein Sieben-Schritte-Programm entwickelt, dessen Kern sei, »dass die Patienten lernen, die positive Selbstbewertung in den Vordergrund zu stellen«. Zum Abschluss des Programms vollzieht man ihren »Lieblingsschritt«, sagt Potreck-Rose, »nämlich die Schatzkiste zu füllen. Das bedeutet, die eigenen Reichtümer kennenzulernen und sie symbolisch in eine Schatzkiste zu legen. Wenn Sie das einmal erarbeitet haben, können Sie das natürlich als Selbstwertquelle nutzen.«

Vor meinem Gespräch mit Eva Illouz hätte mir das meiste davon vermutlich eingeleuchtet. Ist es doch gut, wenn man weiß, was man kann. Durch die soziologische Linse wird mir aber deutlich, wie viel verlangt es sein kann, wenn, wie Potreck-Rose es formuliert, »das Ziel ganz einfach ist, das Positive zu fokussieren. (...) Im Kontrast zu unseren üblichen Mustern, dass wir nach Hause gehen und sagen: ›Das war heute wieder ein Scheißtag: Das ist schiefgelaufen, das ist schiefgelaufen, das ist schiefgelaufen.‹ Das ist das, was Patienten lernen müssen.« Die Patienten sollen sich auf das Gute konzentrieren und das, was falsch läuft, möglichst ausblenden. Das klappt vermutlich für diejenigen am besten, in deren Leben es reichlich Ressourcen gibt, die man nur aktivieren muss. Aber was ist mit denjenigen, die tatsächlich arm sind und in deren Leben tagtäglich eine Menge schiefläuft? Die guten Grund haben, sich Sorgen um Arbeit, Kinder und die Zukunft zu machen? Und die mit Sicherheit keine drei- bis sechstausend Euro (plus Kurtaxe) auf der hohen Kante haben, um ihre Resilienz wieder auf Vordermann zu bringen?

In Corona-Zeiten, so hatten wir im zweiten Kapitel gesehen, leiden vor allem diejenigen Bevölkerungsteile am stärksten unter Ängsten und Depressionen, die ein geringes Einkommen haben. Nach Meinung von Professor Klaus Lieb, Direktor einer Klinik für Psychiatrie und Psychotherapie und Resilienzforscher, der im Radio zu seinem Spezialthema in Corona-Zeiten befragt wurde, ist es dennoch »das Normale, auf Stressbelastung nicht psychisch zu dekompensieren, sondern das zu bewältigen. Also resilient zu sein«. Wer trotzdem Probleme mit der Pandemie habe und zum Beispiel zu viel grüble, solle sich nicht so viel mit den Nachrichten beschäftigen, riet der Professor. Stattdessen lieber mal alte Bekannte anrufen! Was ist mit alten Menschen, die Sozialkontakte nicht mehr reaktivieren können, weil es die nicht mehr gibt, fragte die Interviewerin zurück. »Ja, das ist sicher eine Belastung. (…) Ich denke, dass da ein Stück weit auch eine Emotionskontrolle wichtig ist«, meinte Lieb. »Wir sind ja zum Glück unseren Gefühlen nicht vollständig ausgeliefert. Ich muss die Situation dann so akzeptieren wie sie ist. Also bewusst positive Emotionen aktivieren, zum Beispiel einen schönen Film anschauen. Und damit für sich Selbstfürsorge betreiben.«[31] Wer keine Kollegen, Freunde und Familie mehr hat, der hat zumindest Kabelfernsehen. Einkommensverhältnisse, Einsamkeit und eine Pandemie werden in den Augen des Resilienzexperten zu bloßen Anlässen, sich abzuhärten.

Wenn die Arbeitsverhältnisse schwierig sind, dann soll man sie sich durch die Arbeit an sich selbst erleichtern. Was man in einer an sozialen Kontakten zunehmend ärmeren Welt nicht länger erleben kann, das muss man eben in der Auseinandersetzung mit den eigenen Gefühlen finden. Wer in einer Ehe, die vollkommen unabhängig von einer Halt gebenden Familie geführt wird, Probleme bekommt, der schuldet dies einem Defizit in der eigenen Liebes- und Kommunikationsfähigkeit. Was ursprünglich als Hilfsangebot gedacht war, um den Menschen ein gesünderes, erfüllteres Leben zu ermöglichen, sagt Illouz, ist zu einer mühsamen Pflicht geworden. Aus ihrer Sicht wird das Leben für die meisten Menschen durch Psychotherapie nicht einfacher, sondern komplizierter. Man dürfe »nicht müde werden«, sagt auch Resilienzexpertin Potreck-Rose, »Schätze zu sammeln«. Einfach sei das nicht, betont sie mehrfach.

Vielleicht ist auch das einer der Gründe, überlege ich, warum Aufklärungskampagnen über Depressionen wie die in Australien, von der mir Julia Thom vom Robert-Koch-Institut erzählt hatte, dazu geführt haben, dass die Menschen noch häufiger depressiv werden. Weil sie sich durch die Kampagne verpflichtet sehen, sich jedes Mal zu hinterfragen, wenn sie den Eindruck haben, nicht optimal zu funktionieren. Wären sie nur mit sich im Reinen, dann hätten sie längst Erfolg in der Liebe und bei der Arbeit! Das wird zu einem Einfallstor für unablässige Selbstkritik, also einem typischen Merkmal von Depressionen. Wir lieben und pflegen uns einfach nicht genug, also müssen wir wohl (für immer) depressiv sein. Illouz schreibt: »Der therapeutische Diskurs ist von bitterer Ironie. Je mehr Ursachen von Leid im Selbst lokalisiert werden, desto stärker wird das Selbst im Zeichen seiner Notlage verstanden und desto mehr ›wirkliche‹ Krankheiten des Selbst werden verursacht.«[32]

Ein Brief an die Gesellschaft

Mein innerer Kritiker mischt sich ein: »Mal angenommen, die Soziologie hätte mit all dem recht. Die Psychologie bringt die Menschen mit subtilen Mitteln dazu, noch mehr zu arbeiten, im Krieg vollkommen unbeeindruckt zu agieren und noch mehr an sich zu zweifeln als zuvor. Warum«, mault er, »sollte dieses unmoralische Angebot irgendjemand annehmen?«

Eva Illouz hat sich tatsächlich mit dieser Frage beschäftigt. Eine ihrer Antworten: Die Psychotherapie hat eine vollkommen neue Form der Verantwortlichkeit erfunden. »Sie macht einen für die eigene Zukunft verantwortlich, nicht aber für die eigene Vergangenheit.«[33] Wenn in der Psychotherapie ausführlich darüber geredet wird, wie schwer man es in der Kindheit hatte, hat das etwas Entlastendes. Man ist nicht selbst schuld an dem, was gerade passiert, sondern die Vergangenheit (und dort zumeist die Eltern). Sofort muss ich auch an die britischen Blogger denken, die einander immer wieder öffentlich versichern, dass sie eine biologisch bedingte Krankheit hätten und deshalb keine Schuld an ihrem Zustand tragen könnten. Aus ihrer Sicht trägt nicht die Vergangenheit, sondern der eigene Körper die Schuld.

Illouz will, dass wir darüber nicht vergessen, dass es auch außerhalb unserer Kindheit, Köpfe und Körper Entscheidendes zu entdecken gibt, wenn wir über unsere Leiden sprechen. Dass eben auch die Gesellschaft Wesentliches dazu beiträgt, wenn es uns nicht gut geht: »Es geht mir nicht darum, die Idee zu verabschieden, dass Menschen eine sehr individuelle Geschichte haben und diese auf ihre besondere Weise erzählen. Ich will nur sagen, dass diese hochgradig individualisierte Sicht auf das Selbst ist wie so eine russische Puppe …« – »Eine Matrjoschka …« – »Genau. Diese Sicht ist nur eine Puppe, die in vielen anderen, größeren Puppen steckt. Das würde ich gerne erhalten.« Wer immer nur auf die Psyche und den Körper achtet, der vergisst darüber die Gesellschaft, fürchtet Illouz. Wir sollten über der Beschäftigung mit uns selbst nicht die Welt vernachlässigen.

Über diese Zweifel an der Psychotherapie habe ich später auch mit Dirk Richter gesprochen. Er ist der Epidemiologe und Statistikexperte von der Berner Fachhochschule aus dem zweiten Kapitel, der über die korrekte Erhebung psychischer Erkrankungen in der Bevölkerung wacht. Da er von Hause aus selbst Soziologe ist, waren ihm diese Kritiken schon vertraut. »Das Argument kennt man ja aus der Soziologie: ›Nicht der Einzelne soll sich verändern, sondern die Gesellschaft soll sich verändern.‹ Da sagte mein alter Gewährsmann Niklas Luhmann immer: ›Und an wen schicken wir denn jetzt den Beschwerdebrief?‹ Die Gesellschaft verändert sich permanent«, meint Richter, »und in der Regel nicht so, wie ich das gerne hätte. Aber so bearbeiten wir heute nun mal Probleme, die werden individualisiert.« Psychotherapie, sagt er, sei ein »gesellschaftlicher Coping-Mechanismus«. Und in der Tat schreibt auch Eva Illouz, sie äußere ihre Kritik »ernüchtert«.[34] Denn eine Alternative zu unserem gegenwärtigen Zusammenleben kennt auch sie nicht.

Depressionen für Millionen

In der Tat gibt es Soziologen, die die Psychotherapie aktuell in einer zentralen Rolle sehen, weniger als Antreiber denn als *Resultat* der Veränderungen, welche die Gesellschaft in den letzten ein- bis zweihundert Jahren vollzogen hat. Seitdem wir alle freier leben, können wir uns aus unseren angestammten Verhältnissen lösen. Wer früher in seiner Rolle als Meier, Müller oder Schmied auf einen bestimmten Lebensweg festgelegt war, hat heute die Wahl. Er kann seinem Leben in einem gewissen Maß eine eigene Richtung geben. Das geht allerdings mit einem ständigen Wettbewerb untereinander einher. Viele streben nun gleichzeitig nach den attraktivsten Berufen. Und gerade diejenigen, die zu den besser Ausgebildeten und Erfolgreicheren in diesem Wettbewerb gehörten, fingen vor etwa hundertfünfzig Jahren an, unter Symptomen zu leiden, die in dieser Breite vorher nicht bekannt waren.[35]

So berichtet 1912 der französische Arzt Hippolyte Bernheim von einem etwa vierzigjährigen Mann, der sich mit den folgenden Klagen bei ihm vorstellte: »Docteur, ich beanspruche Ihre Dienste, weil ich ständig erschöpft und unfähig zu arbeiten bin. Wenn ich morgens aufstehe, bin ich müder als am Abend zuvor. Den ganzen Tag über fühlen sich meine Glieder steif an. Die kleinste Anstrengung erschöpft mich, und ich kann nicht mal mehr Spazierengehen oder mich körperlich ertüchtigen (…) Nicht nur im Körper, auch im Kopf bin ich müde. Mein Verstand arbeitet nicht richtig. Meine Gedanken sind durcheinander, und ich kann mich nicht länger konzentrieren. Wenn ich etwas lese, dann weiß ich am Ende der Seite nicht mehr, was an ihrem Anfang stand. (…) All dies macht mich traurig. Ich langweile mich überall und ständig zu Tode. Was andere Menschen unterhaltsam finden, lässt mich kalt. Nichts bereitet mir Freude. Ich mache mir über jedwedes Sorgen. Die kleinsten Probleme versetzen mich in Angst.«[36]

Das Klettern auf der Erfolgsleiter ist alles andere als stressfrei. Das geschilderte Syndrom, das heute vermutlich als Depression eingeordnet würde, taufte man damals Neurasthenie. Weil vor allem diejenigen sich über solche Symptome beklagten, die es schon zu einigem Wohlstand gebracht hatten, kurierten sich die Betroffenen in teuren Sanatorien, in denen man ihnen Ruhe, Zuspruch und Zerstreuung anbot. Weil psychische Krankheiten noch als schwer und selten galten, hielt man ihren Zustand zudem für das Resultat einer körperlichen Erkrankung: Neurasthenie, das bedeutet »dünne Nerven«. »Der Irrsinn«, merkt der Historiker Edward Shorter lakonisch an, »flüchtete in die Kurbäder.«[37] Doch schon bald kommen die dort behandelnden

Nervenärzte zu der Einsicht, dass die Wassertherapien, Kiefernadelbäder und Massagen zur Behandlung nicht ausreichend sind. »Nervenkrankheiten [sind] weitgehend sozial bedingt«, schreibt 1913 ein Professor für Neurologie. Ein Neurologe müsse deshalb seine Patienten unter anderem in Ehefragen und bei der Kindererziehung beraten, den Patienten am besten selbst von Kindheit an begleiten. Der Therapeut müsse eine Art »Supermann« sein, »der höhere Ideale hat, auf überzeugendere Weise zurückhaltend, lebensklüger und vorausschauender ist als jene, die er anzuleiten versucht«.[38]

Psychotherapie als Lebensmodell

Was ein wenig größenwahnsinnig klingt, resultiert für die Wissenschaftler um den Soziologen Robert Bellah aus der Notwendigkeit, eine Antwort auf die Herausforderungen der neuen Zeit zu finden. Für viele frühere Kulturen bestand die Aufgabe eher darin, dafür zu sorgen, dass die Kinder lebenslang im Umfeld der Familie blieben. Heute scheint es uns selbstverständlich zu sein, dass Kinder sich im Laufe ihrer Entwicklung aus ihrem Elternhaus ablösen und dann in die Welt hinausziehen, um dort auf eigenen Beinen zu stehen.

Und das ist auch nötig. Die Menschen werden nicht nur bezüglich ihrer Berufswahl, sondern auch räumlich mobiler. Erfindungen wie Massentransportmittel und Kommunikationstechnologien bringen uns mit vielen Menschen in Kontakt, die sehr anders sind als diejenigen, mit denen man aufgewachsen ist. Und man verliert sich auch schneller aus den Augen. Beziehungen werden instabiler, Ehen kürzer und Arbeitsverhältnisse prekärer.[39] Also muss man ununterbrochen darauf achten, die wenigen und flüchtigen Beziehungen, die man noch hat, nicht zusätzlich zu gefährden.

Deshalb, so glauben Bellah und seine Kollegen, passt das Angebot, das Therapeuten ihren Klienten heute machen, nur allzu gut in unsere Zeit. Häufig führe ich mit depressiven Klienten ein sogenanntes »Soziales Kompetenztraining« durch. Sie lernen dabei unter anderem, Ich-Botschaften zu äußern oder sich in Auseinandersetzungen auf das eigene Gefühl zu beziehen und gleichzeitig nicht zu erwarten, dass diesen Äußerungen automatisch etwas folgt, das sie für wünschenswert halten. Damit heile ich aus der Sicht von Bellah und Kollegen keine Erkrankung. Ich trainiere stattdessen mit den Klienten, was aktuell zum Zusammenleben notwendig ist. Wir können Psychotherapie nicht deshalb »alle einmal gut gebrauchen«, weil wir alle einmal psychisch krank werden. Sondern weil wir alle einer therapeutischen Haltung bedürfen, um in der Gegenwart noch zurechtzukommen.

Bellah und seine Kollegen gehen noch einen Schritt weiter. Sie glauben, in der Therapie finde nicht nur ein Unterricht statt, der uns dabei hilft, in schwierigen zwischenmenschlichen Auseinandersetzungen besser zurechtzukommen. Die Therapie lebt selbst vor, was heutzutage von uns erwartet wird: Die therapeutische Begegnung ist idealerweise intensiv und emotional, zugleich aber auch merkwürdig distanziert. Während sich die Klienten öffnen und der Therapeutin ihr Herz ausschütten, erzählt diese nichts oder fast nichts über sich selbst. Die Therapie findet nur einmal in der Woche zu einem vorab vereinbarten Zeitpunkt statt. Wir üben im Gespräch mit der Therapeutin also genau das, was auch im wahren Leben von uns erwartet wird: Zurückhaltung, Verhandlungsgeschick und, bei aller von uns geforderten emotionalen Intensität – Abstand halten. Therapie verhilft flüchtigen Beziehungen dadurch zum Erfolg, dass sie selbst das beste Modell für solche Beziehungen ist.

Ein solcher Umgang mit den Mitmenschen nach therapeutischem Schnittmuster wird heutzutage nicht nur von Psychologen, sondern von allen erwartet: von Fußballmannschaften, die aus verschiedenen Nationen zusammengewürfelt sind und doch Teamgeist entwickeln müssen, von Managern, die ihre ihnen nur flüchtig bekannten Angestellten motivieren sollen, von Kollegen, die einander in Großraumbüros nicht allzu sehr auf die Nerven gehen dürfen und so weiter …

Das haben in den letzten Jahren offenbar besonders die Jüngeren gut erkannt. »Wenn man jung ist«, heißt es in einem Text über die »Generation Psychotherapie«, »muss man lernen, sich von seinen Eltern zu lösen, Partnerschaften zu führen, ein eigenes Leben aufzubauen.« Anschließend wird der Chefarzt einer psychosomatischen Klinik zitiert: »Überhaupt müssen [die Jungen] erst einmal herausfinden: Was für ein Mensch bin ich? (…) Sie müssen innerpsychische Fähigkeiten ausbilden, zum Beispiel die Emotions- und Impulskontrolle verbessern.«[40] Das klingt auch in den Worten dieses Chefarztes weniger nach der Heilung einer psychischen Störung als vielmehr nach einer dringend notwendigen Vorbereitung für die Herausforderungen einer bindungsarmen Zeit. Und die therapeutische Beziehung wird dann im Guten wie im Schlechten zu einem Modell für das, was man sich noch vom Leben erhoffen kann: kurze, wohlwollende und intensive Zusammenkünfte, über deren Langfristigkeit man sich keine Illusionen machen sollte.

Die Depressions-Falle Teil vier

Es ist ein trauriges Bild unserer Gesellschaft – die Psychotherapie stopft die Löcher, die an anderer Stelle gerissen wurden. Es ist die Gesellschaft selbst, die zur Depressions-Falle wird, weil der einzige Weg, wenigstens einmal pro Woche Unterstützung und ein offenes Ohr zu finden, zuletzt immer in eine psychotherapeutische Praxis führt. Man muss erst krank werden, um gut behandelt zu werden. Immerhin ist das dann ein wertvoller Beitrag der Psychotherapie dazu, unser Zusammenleben auch unter den schwierigen gegenwärtigen Verhältnissen etwas erträglicher zu machen. »Ich brauche die Diagnose Depression also, um Zugang zum Versorgungssystem zu bekommen?«, habe ich den Epidemiologen und Soziologen Dirk Richter gefragt. »Genau«, antwortete der, »weil Du sonst nirgendwo hinkannst. Vielleicht noch in eine Selbsthilfegruppe. Und die schicken Dich am Ende dann auch zum Psychotherapeuten …« – »wenn sie nicht mehr weiterwissen«, ergänze ich.

Immerhin, sage ich. Doch Bellah und seine Kollegen sorgen dafür, dass ich meine psychotherapeutische Rolle als Ersatz für die verlorengegangenen Kontakte nicht allzu selbstzufrieden betrachten darf: »Anders als in der traditionellen Familie, der Kirche oder der Dorfgemeinschaft«, schreiben sie, »gibt es in der therapeutischen Beziehung relativ wenig zu *tun*, außer miteinander zu reden – und das dazu noch in sehr kurzer Zeit.«[41] Die Psychotherapie ist eine Beziehung, die sich als losgelöst vom sozialen Umfeld der Klienten begreift. Nur selten werden Angehörige in die Sitzungen eingeladen. Psychotherapeuten bieten kein gemeinsames Projekt jenseits der vier Wände ihrer Praxis an. Nach der Entwicklung des Selbst und der Behebung seiner Krankheiten verabschiedet man sich wieder voneinander.

Weil es immer etwas unklar bleibt, ob um die nächste Ecke nicht doch wieder eine »depressive Phase« lauert, wird das schnell zu einem Spiel ohne Ende: Wer nach der letzten Kurztherapie das nächste Problem kommen sieht, überlegt schon bald, wieder hinzugehen. Das Projekt »gesundes Selbstbewusstsein« bleibt für immer unvollendet und Psychotherapie wird zum Dauerthema. Sich auf andere Menschen und gemeinsame Unternehmungen einzulassen, wird dagegen zu einem Fernziel, um das man sich erst kümmern kann, wenn man ganz bei sich angekommen ist.

Je mehr Menschen das Angebot annehmen, sich zunächst mit sich selbst auseinanderzusetzen, desto weniger Menschen gibt es, die den »Kopf frei haben«, um gemeinsam etwas miteinander anzufangen, das über die Besprechung der eigenen Biographie und Befindlichkeit hinausgeht. Fördert eine solche Psychotherapie genau die Vereinzelung, Einsamkeit und Sinnlosigkeit, unter der so viele heute leiden? Und wird sie dadurch selbst zur Falle?

Ich kann inzwischen nicht mehr zählen, wie viele depressive Menschen sich bei mir in der Therapie darüber beklagt haben, sie könnten bestimmte Dinge »nur dann« tun, wenn sie sie für jemand anderen machen. Sie putzen nur dann, wenn Besuch kommt. Sie pflegen sich nur dann, wenn sie ein Date haben. Sie nehmen Termine – auch die bei mir – nur dann wahr, wenn sie denken, dass ihre Verabredung sonst enttäuscht ist. Sie schildern das, als wäre es ein psychisches Problem. Sie sagen: »Anscheinend bin ich es mir nicht wert, es nur für mich selbst zu tun.« Aus der Perspektive, die ich bei Eva Illouz und ihren soziologischen Kollegen kennengelernt habe, schildern sie damit aber kein psychisches Problem, sondern stellen einfach eine schlichte Tatsache unseres Daseins fest: Bedeutung erlangen die meisten Dinge für uns erst dann, wenn wir sie mit- und füreinander tun. Und erst wenn sie bedeutungsvoll sind, bereiten sie auch Freude.[42]

Mindestens genauso viel Zeit, wie wir in die Erforschung unserer Symptomatik und Biographie investieren, sollten wir deshalb der folgenden Frage widmen: »Wer wird sich freuen, wenn Sie in der Psychotherapie Fortschritte machen, und was unternehmen Sie dann gemeinsam, sobald es Ihnen besser geht?«

Es gibt Psychotherapeuten, die das zu berücksichtigen versuchen. »Ein Kind großzuziehen oder auch nur füreinander da zu sein, das ist einfach zu viel für nur zwei Menschen«, zitieren Bellah und Kollegen eine Psychotherapeutin.[43] Gerade deswegen wäre es falsch, sich vor allem auf sich selbst zu konzentrieren. Sie fordert ihre Klienten stattdessen auf, sich sozial zu engagieren: »Man muss etwas einzahlen. Du musst da sein, wenn es etwas zu erledigen gibt. Man muss Höflichkeitsbesuche machen und gelegentlich etwas zu essen vorbeibringen. Im Gegenzug hat man auch etwas davon, wenn man nicht weiterweiß oder Spielkameraden für die Kinder braucht oder wenn ein Unglück passiert und man dafür Unterstützung benötigt.« Das trägt dann auch langfristig zu psychischem Wohlbefinden bei.

Der Tod der Königin der Usambaraveilchen

»But when the feet are dragging you pull for me
And I pull for you, you pull for me and I pull for you«

Jane Siberry, The Life is the Red Wagon

Über den Therapeuten Milton Erickson erzählt man sich die folgende Geschichte:

> Erickson wurde von einem besorgten Neffen darum gebeten, dessen Tante zu behandeln, eine ältere Frau, die sowohl depressiv als auch suizidal war. Sie hatte viel Geld geerbt und lebte allein in einem düsteren Haus. Sie hatte nie geheiratet und hatte keine Kinder. Einmal in der Woche ließ sie sich in dem Rollstuhl, an den sie seit einigen Jahren gefesselt war, in eine nahegelegene Kirche bringen. Dort saß sie meist in der letzten Reihe und ließ sich noch vor dem Ende des Gottesdienstes abholen, um mit niemandem sprechen zu müssen, so schlecht fühlte sie sich.
> Erickson war nur kurz in der Gegend, in der die Frau lebte, versprach aber zumindest einmal bei ihr vorbeizuschauen. Als er das Haus betrat, waren alle Vorhänge zugezogen. Die Frau führte ihn durch das Gebäude, jedes der Zimmer wirkte finster und verwahrlost. Ganz zuletzt zeigte sie ihm einen Raum, in dem sie ihr einziges Hobby pflegte, die Zucht von Usambaraveilchen. Erickson war auf einer Farm groß gewor-

den und wusste, wie schwierig es ist, diese Blumen zu züchten. Er hatte nicht viel Zeit. Was konnte er tun, bevor er weiterreisen musste?

Erickson sagte der Frau schließlich, dass er nicht glaube, dass ihre Depression das eigentliche Problem sei. Vielmehr sei sie keine gute Christin. Empört erwiderte sie, sie ginge regelmäßig zur Kirche. »Dennoch sitzen Sie hier herum«, entgegnete er, »mit einem Talent für Pflanzen und nutzen dieses überhaupt nicht!« Sie solle von nun an bei ihren Kirchenbesuchen in Erfahrung bringen, bei welchen Gemeindemitgliedern ein besonderes Ereignis anstand – eine Geburt, eine Hochzeit, ein Todesfall. Zu diesen solle sie sich fahren lassen und ein selbstgezüchtetes Usambaraveilchen als Geschenk mitnehmen.

Wenn Erickson seinen Studenten diese Geschichte erzählte, holte er zum Abschluss eine alte Zeitung aus der Heimatstadt der alten Frau aus seinen Akten. Die Überschrift eines der Artikel lautete:

Verstorbene Königin der Usambaraveilchen
wird von Tausenden Trauergästen zu Grabe getragen

Diese Geschichte wurde durch Ericksons Schüler bekannt gemacht.[44] Sie wird häufig so gedeutet, dass es in der Therapie darauf ankomme, das Funktionierende und Positive in einem Menschen in den Mittelpunkt zu stellen. Unternehmensberatungen zitieren sie gern und stellen ihrer Klientel anschließend die Frage, ob man sich nun auf das Unkraut oder nicht doch besser auf die Blüten konzentrieren wolle?[45] Tatsächlich berücksichtigen diese Deutungen der Geschichte nur ihren ersten Teil. Sie wird dann so verstanden, als ginge es um die Entdeckung der »Schatzkiste« der alten Frau, aus der sie Selbstbewusstsein durch ihren grünen Daumen ziehen konnte. Übersehen wird dabei der entscheidende zweite Teil. Die Zucht der Blumen wurde zu einem Selbstläufer, weil die alte Dame sie als Türöffner für den Eintritt in eine hochwillkommene Rolle in ihrer Gemeinde nutzen konnte.

Menschen, die einen festen Platz in der Gemeinschaft haben, sind weniger darauf angewiesen, sich in Krisenzeiten selbst zu hinterfragen. Durch das gegenseitige Geben und Nehmen wird die Beschäftigung mit den Abgründen der eigenen Seele zu einem Nebenschauplatz. Das ist weniger eine Frage der Resilienz, als der sozialen Einbindung. Unser »Aufschlag« braucht eine Erwiderung. Was hätte die Königin der Usambaraveilchen ohne eine zumindest noch in Ansätzen funktionierende Gemeinde getan? Ohne Gottesdienste, Kirchenblättchen, Traditionen des sich gegenseitig Besuchens etc.? Sie hätte mit ihren Blumen vor verschlossenen Türen gestanden und wäre anschließend wieder in ihr düsteres Haus zurückgekehrt. Wenn sie überhaupt gewusst hätte, zu wessen Türen sie hätte gehen sollen.

Der britische Journalist Johann Hari ist in seinem viele Jahre währenden Kampf mit Depressionen zu ähnlichen Schlussfolgerungen gekommen. In seinem Buch »Der Welt nicht mehr verbunden« schreibt er: »Wenn ich mich schlecht fühlte, habe ich früher meist versucht, mir selbst zu helfen. (…) Ich dachte, mit meinem Selbst sei etwas nicht in Ordnung und die Lösung bestehe darin, das Selbst zu reparieren und zu stärken. Ich habe es aufgehübscht. Aber inzwischen ist mir klar: Das Selbst ist nicht die Lösung. Die Antwort«, meint er inzwischen, »liegt jenseits des Selbst.«[46]

»Das würde ich gern dem Teenager sagen, der ich einmal war«, fährt er fort. »Du musst Dich all den leidenden Menschen um Dich herum zuwenden (…). Es ist an der Zeit, dass wir alle wieder ein Zuhause finden.«[47] Weil er nicht darauf warten kann, dass die Gesellschaft sich für ihn verändert, hat Hari angefangen, selbst daran mitzuwirken, ein festeres soziales Netz für sich und die Menschen um ihn herum zu knüpfen. Wenn er heute den Eindruck hat, dass es mit ihm psychisch bergab geht, »dann tue ich nichts für mich – ich versuche, etwas für andere zu tun. Ich besuche Freunde und versuche, mich ganz darauf zu konzentrieren, wie die sich fühlen und dafür zu sorgen, dass es denen besser geht. (…) Wenn ich diese Technik angewendet habe, dann merkte ich oft – wenn auch nicht immer – dass ich den Abwärtstrend stoppen konnte.«[48]

KAPITEL 6
Kann die Seele Schnupfen haben? Wege aus der Depressions-Falle

Erinnern Sie sich noch an das Zitat des Philosophen Ludwig Wittgenstein, das ich diesem Buch vorangestellt hatte? »Was ist dein Ziel in der Philosophie?«, hatte er sich selbst gefragt. »Der Fliege den Ausweg aus dem Fliegenglas zeigen«, lautete seine Antwort. Manche Probleme, das hat er uns gelehrt, werden unlösbar, wenn wir sie immer wieder auf die gleiche Weise betrachten. »Ein Bild hielt uns gefangen«, so hat er es beschrieben. Bestimmte Sichtweisen prägen unser ganzes Denken so stark, dass wir zu den immer gleichen Schlüssen kommen. »Depression ist eine Krankheit wie jede andere« ist so eine Sichtweise. Wir suchen in unserem Gehirn und in uns selbst nach ihren Auslösern. Doch kann die Seele wirklich Schnupfen haben? Ist das Bild des erkrankten Gehirns dazu geeignet, uns Wege aus der Not zu weisen?

Wege in die Falle

Tatsächlich wird ein falsches und fragwürdiges Bild der Depression zur Falle. Die Betroffenen und die Behandelnden versuchen sich an den immer gleichen Lösungen. Das macht diese gutgemeinten Ansätze zu Wegen in die Depressions-Falle, wie der nachfolgende Überblick noch einmal deutlich machen soll.

- Es werden immer neue Medikamente in der Behandlung ausprobiert, während andere, nicht chemische Lösungsansätze vernachlässigt werden.

- Die Symptome, die oft auftreten, wenn diese Medikamente abgesetzt werden, sind einer Depression sehr ähnlich. Daher glauben die Betroffenen, die Depression käme zurück, sobald sie die Tabletten nicht mehr einnehmen.
- Die Grenze zwischen Traurigkeit und Depression wurde willkürlich gezogen, und in der Diagnostik wird nicht berücksichtigt, ob es für die schlechten Gefühle einen guten Grund gibt. Dadurch werden viele psychische Notlagen heute als Krankheiten angesehen.
- Als Resultat dieser medizinischen Sichtweise werden die Möglichkeiten zur Bewältigung von Krisen kleiner. Es erscheint dann so, als würden nur noch Medikamente und Behandlungen durch Psychotherapeuten helfen.
- Beginnen die Betroffenen, ihre Leiden selbst durch die Krankheits-Brille zu betrachten, verschärft sich die Situation. Sie nehmen ihren Zustand als naturgegeben hin, und das Leben wird zu einem ständigen Abwehrkampf gegen die nächste depressive Phase.
- Obwohl es keine Belege für eine biologische Verursachung der Depression gibt, wird Depression als medizinisches Problem beschrieben und behandelt.
- Gesellschaftliche Umstände werden als Ursachen für psychisches Leid ausgeblendet.
- Wenn die Verantwortung zur Überwindung dieser Phasen allein den Betroffenen (gegebenenfalls gemeinsam mit ihren Psychotherapeuten) aufgebürdet wird, erzeugt dies Schuld- und Minderwertigkeitsgefühle, die ihrerseits typisch für depressive Phasen sind.
- Eine Psychotherapie, die sich allein auf das Individuum konzentriert, verstärkt einen gesellschaftlichen Trend, in dem jeder nur mit dem eigenen Leid beschäftigt ist. Der gesellschaftliche Zusammenhalt erodiert, und gerade die Beziehungen, die in Krisen Halt geben könnten, werden rarer.

Wege aus der Falle

Doch welche Alternativen gibt es? Wie entkommen wir aus der Falle und verhindern, dass aus jedem Unglück eine Krankheit wird? Wenn wir uns als Gesellschaft und als Betroffene vom Bild der Depression als »Krankheit wie jede andere« lösen, tauchen neue Fragen auf:

- Wie kann man mit Medikamenten umgehen, wenn diese keinen nachweisbaren Einfluss auf die »Biologie der Depression« haben?
- Und wie kann man sie problemlos wieder absetzen?
- Welche Form der Forschung könnte unser Wissen über Depressionen erweitern?
- Welche gesellschaftlichen Faktoren lösen depressives Leid aus?
- Wie geht man auf depressive Menschen zu, wenn man sie nicht als »krank« betrachtet?
- Welche Fertigkeiten brauchen Psychotherapeuten dazu?
- Wie geht man mit der Diagnose Depression um?
- Welche Ausrichtung sollten psychotherapeutische Gespräche haben?
- Und welche alternativen Erklärungsansätze gibt es für Depressionen?

Auf den folgenden Seiten möchte ich Antworten auf diese Fragen geben. Dabei begegnen uns einige der Gesprächspartner aus früheren Kapiteln wieder. Sie haben nicht nur Kritik am bestehenden Depressionskonzept geäußert. Sie zeigen auch Alternativen auf, wie man mit dem in der Gesellschaft weit verbreiteten Leid umgehen kann. Als Erste will ich Ihnen aber jemanden vorstellen, die mich durch ihre Arbeit mit Depressionen und ihren innovativen Umgang mit Medikamenten beeindruckt hat.

Joanna Moncrieff: Alternative Wege im Umgang mit Medikamenten

Joanna Moncrieff sitzt in einem Studio des britischen Senders Channel 4.[1] Sie ist Mitbegründerin des *Critical Psychiatry Network*, eines Zusammenschlusses von Psychiaterinnen und Psychiatern, der sich für Patientenrechte einsetzt und eine kritische Haltung zur ausufernden Verschreibung von Psychopharmaka einnimmt. Eingeladen wurde sie, weil gerade eine neue Studie für Aufruhr sorgt, die zu belegen scheint, dass Antidepressiva hilfreich sind. Dabei hatte doch zum Beispiel Irving Kirsch, dessen Forschung wir im ersten Kapitel kennengelernt haben, behauptet, dass Antidepressiva kaum mehr helfen als Placebos. Hatte Kirsch also unrecht?

In der Tat ist es beeindruckend, was Andrea Cipriani, Psychiater an der Universität Oxford und Hauptautor dieser neuen Arbeit, zusammengetragen hat.[2] 522 Studien zu Antidepressiva mit insgesamt 116 477 Teilnehmerinnen und Teilnehmern. Die größte jemals zu diesem Thema untersuchte Datenmenge, weit größer noch als die Studie von Kirsch. »Antidepressiva sind ein wirksames Mittel gegen Depressionen«, resümierte Cipriani seine Ergebnisse.

Viele britische Medien nahmen die Nachricht der angeblich bestätigten Wirksamkeit von Antidepressiva mit Erleichterung, ja, Begeisterung auf. Das Bild von der Depression als chemischem Ungleichgewicht, das mit Hilfe von Tabletten reguliert werden kann, bestimmte wieder die Diskussion. »The Drugs Do Work: Eine Studie zeigt, dass Antidepressiva wirksam sind«, schrieb etwa der *Guardian*.[3] »Eine zusätzliche Million Briten sollten Antidepressiva nehmen«, wusste der *Telegraph*.[4] »Werft Euch mehr Glücklichmacher ein!«, destillierte das Boulevardblatt *Sun* auf seiner Titelseite die angebliche Botschaft der Studie. Auch in Deutschland wurden die Ergebnisse interessiert zur Kenntnis genommen. Im Wissenschaftsteil der *Süddeutschen*

Zeitung forderte ein Kommentator, nicht nur die Debatte um Antidepressiva zu beenden, sondern gleich die gesamte Forschung dazu: Man solle »nicht noch mehr Zeit und Geld in teure Wirksamkeitsstudien stecken, um noch die letzten Zweifler zu überzeugen«.[5] Professor Klaus Lieb, den wir schon als Resilienzexperten kennengelernt haben, lobte die Cipriani-Studie, da sie gezeigt habe, »dass alle in Deutschland zugelassenen Antidepressiva wirksam« seien.[6]

Kate Leaver, die als Journalistin Texte über ihren eigenen Langzeitgebrauch von Antidepressiva schreibt, ist ebenfalls ins Channel 4-Studio eingeladen worden. Sie zeigt sich wenig überrascht von den Studienergebnissen: »Dies ist eine dieser Gelegenheiten, bei denen die Wissenschaft bestätigt, was viele von uns schon immer in ihrem Inneren wussten.« Der Moderator will von Joanna Moncrieff wissen, ob Kate Leaver einen Fehler mache, wenn sie Antidepressiva einnehme. »Depression ist ein Zustand, der kommt und geht, er fluktuiert«, antwortet Moncrieff, »deshalb ist es für eine Einzelperson schwer zu sagen, was genau geholfen hat und was nicht. Darum brauchen wir Placebo-Kontrollstudien, so wie diejenigen, die in der [Cipriani-]Studie durchgeführt wurden. Auch diese neue Studie berücksichtigt nicht die Kritik an solchen Studien, die ich und viele andere geäußert haben. (…) Die Evidenz legt nahe, dass der Unterschied zwischen Placebo und Antidepressiva sehr klein ist und wahrscheinlich klinisch vernachlässigbar.«

Um zu verstehen, was Moncrieff mit einem »klinisch vernachlässigbaren« Unterschied meint, muss man genau in die Studie schauen. Die Forscher um Andrea Cipriani hatten viele einzelne Studien mittels einer statistischen »Meta-Analyse« zusammengefasst. Dabei zeigte sich, dass alle Antidepressiva besser wirkten als Placebos. Allerdings schrieben sie kaum etwas darüber, wie groß der Unterschied in der Wirkung war. Auf der »Hamilton-Skala«, anhand derer die Stärke von Depressionen bestimmt wird, erzielten die in die Cipriani-Studie einbezogenen Menschen nach der Behandlung durch Antidepressiva im Durchschnitt gerade einmal zwei Punkte weniger, als wenn sie nur ein Placebo bekommen hatten.

Zwei Punkte weniger auf der Hamilton-Skala mit ihren maximal 52 Punkten erreicht man schon, wenn man zum Beispiel in einer Woche zweimal eine halbe Stunde länger schläft. Ein Unterschied, der den meisten Menschen gar nicht auffällt. Das ist so, als würde man eine Diätpille einnehmen und dadurch hundert Gramm abnehmen. Therapeuten erkennen erst ab einer Veränderung von sieben Punkten auf der Hamilton-Skala *minimale* Verbesserungen bei ihren Klienten.[7] Die Cipriani-Studie, gefeiert als die endgültige Bestätigung der Wirksamkeit sämtlicher Antidepressiva, hatte am Ende nur belegt, was seit langem bekannt war: Der Unterschied zwischen Placebo und Antidepressivum ist in der Praxis sehr, sehr klein. Man hatte dem Ergebnis dieses Mal nur eine bunte Schleife umgebunden und es schöner verpackt.[8]

Der medikamentenzentrierte Ansatz

> »One pill makes you larger, and one pill makes you small
> And the ones that mother gives you, don't do anything at all«
>
> *Jefferson Airplane*, White Rabbit

Wenn Joanna Moncrieff sich kritisch über Antidepressiva äußert, wird ihr auch innerhalb der Psychiatrie zugehört. Das hat – neben dem Umstand, dass sie selbst Psychiaterin ist – auch damit zu tun, dass sie anders als andere Kritiker nie gefordert hat, Medikamente wie Antidepressiva sollten nicht länger verschrieben und eingenommen werden. »Vielen Menschen wurde durch Antidepressiva geholfen und einigen geht es gut, wenn sie davon ausgehen, sie hätten eine Hirnkrankheit, die durch Antidepressiva geheilt wird«, schreibt sie.[9] Allerdings macht sie dabei eine große Einschränkung: Die Aufklärung über Antidepressiva müsste deutlich besser werden. Dazu hat sie den sogenannten »medikamentenzentrierten Ansatz« entwickelt.

Weil ich mehr darüber wissen möchte, nehme ich zu ihr Kontakt auf. Als ich ihr meine Fragen stelle, fällt mir sofort ein weiterer möglicher Grund auf, warum Moncrieff trotz ihrer kontroversen Ansichten so selten auf Widerstand trifft: Sie ist einfach unglaublich sympathisch. Bevor wir mit dem Interview beginnen, fragt sie ausführlich danach, was ich in meiner Praxis mache. Vor jeder Antwort, die sie im Anschluss gibt, überlegt sie einen Moment und lächelt dann in sich hinein, als hätte sie soeben etwas Schönes entdeckt. Es ist wirklich angenehm, mit ihr zu sprechen. Schon allein der Kontakt zu ihr muss für ihre Patienten hilfreich sein, denke ich mir. »Die meisten Allgemeinärzte und Psychiater besprechen ein Antidepressivum folgendermaßen mit ihren Patientinnen und Patienten«, beginnt sie. »›Ich gebe Ihnen ein Antidepressivum. Das wird Ihnen helfen, sich ein wenig besser zu fühlen, und ihre Symptome verschwinden lassen. Und Sie sollten auch noch weitere Dinge tun, etwa sich in Psychotherapie begeben.‹ Sie sagen nie das, was wir im medikamentenzentrierten Ansatz erklären«, fährt sie fort und strahlt mich an: »›Wir haben keinerlei Ahnung, was die physiologische Grundlage von Depression ist. Wir haben keinerlei Ahnung, welche Verbindung zwischen den Medikamenten und einer möglichen Ursache von Depressionen besteht.‹ Das ist das, was ich den Menschen sage; so würde man Antidepressiva ›medikamentenzentriert‹ erläutern.«[10]

Moncrieffs medikamentenzentrierter Ansatz reagiert darauf, dass wir fast nichts über die biologische Seite psychischer Störungen wissen. Sie will dabei aber das bewahren, was wir über Medikamente wissen. Wir wissen zum Beispiel, dass bestimmte Substanzen die Menschen ruhiger machen, andere regen sie an. Es gibt solche, die beim Einschlafen helfen, andere, die die

Müdigkeit vertreiben, einige treiben uns an, andere machen uns gelassener – und noch einige Wirkungen mehr ... Dies will Moncrieff nutzen. Denn in bestimmten Situationen können depressive Menschen von den Effekten dieser Medikamente profitieren, auch wenn sie kein »Neurotransmitterdefizit« oder etwas Ähnliches ausgleichen.[11] Im Gegenteil, sie erzielen ihre Wirkung dadurch, dass sie den Neurotransmitterhaushalt durcheinanderbringen.[12]

Es ist also nicht unbedingt falsch, sich bei psychischen Problemen mit Medikamenten zu behelfen. Wir sollten nur wissen, worauf wir uns dabei einlassen, meint Moncrieff. Uneingeschränkt rät sie trotzdem nicht zu ihrer Einnahme: »Antidepressiva sind keine Placebos. Sie tun nicht nichts, sie sind nicht harmlos.« Sie denkt dabei an die vielen Nebenwirkungen, die bei der Einnahme von Antidepressiva auftreten. »Aber was ich am wichtigsten finde«, fährt sie fort, »ist Folgendes: Wenn ich ein Medikament einnehme und denke, dass es mir besser geht, weil ich es eingenommen habe, dann werde ich beim nächsten Mal, wenn es zu Problemen in meinem Leben kommt, nicht glauben, dass ich diese selbständig bewältigen kann. Weil mir nicht klar ist, dass es mir besser ging, indem ich selbst etwas getan habe. Weil es so aussieht, als hätte das Medikament das getan.« Wenn die Menschen wüssten, dass die Medikamente sie lediglich dabei unterstützt haben, die eigentlich entscheidenden Veränderungen in ihrem Leben selbst vorzunehmen, dann würden sie anders auf sich und ihre Depressionen schauen: »Wir alle müssen uns in unserem Leben immer wieder verändern, und manchmal brauchen wir dabei Hilfe. Psychische Probleme entstehen oft dann, wenn Menschen nicht in der Lage sind, sich so zu verändern, wie sie es müssten. Das ist das Problem, das ich in unserem zu stark medikalisierten Ansatz sehe: dass wir das aus den Augen verloren haben.«[13] Antidepressiva sind aus Moncrieffs Perspektive in schwierigen Zeiten lediglich eine Krücke für den Übergang, die man so bald wie möglich wieder zur Seite legen sollte. Auf keinen Fall sind sie ein »Heilmittel« für Depressionen.

Die Medikamente nicht mehr nehmen müssen

Vielleicht wurde Moncrieffs Haltung gegenüber Antidepressiva noch negativer, weil sie immer wieder Geschichten wie die von Mark Horowitz hörte. Mit einundzwanzig betrat er zum ersten Mal die Praxis eines Psychiaters. Er fühlte sich vor eine Wahl gestellt: »Entweder ich wechsle mein Studienfach, verändere meinen Freundeskreis, ziehe um und verändere mich selbst, oder es kann sein, dass ich einfach eine Krankheit habe, für die es eine Tablette gibt.« Er entschied sich für die Tablette, ein Antidepressivum. »Im Nachhinein war das ein Riesenfehler«, sagt er heute, »es hat mich viele Jahre meines Lebens gekostet.« Schnell merkte er, dass er die Tabletten nicht wieder absetzen konnte. Probleme, die er vor ihrer Einnahme gar nicht gekannt hatte, gehörten jetzt dauerhaft zu seinem Leben: darunter Schlaf- und Konzentrationsschwierigkeiten, Ängste und Panikattacken.

Mark entschied sich, selbst Psychiater zu werden, doch keiner seiner Ausbilder konnte ihm weiterhelfen. Fast die gesamte Fachliteratur schwieg sich zu Komplikationen beim Absetzen von Antidepressiva aus. Die offizielle Lehrmeinung lautete, man solle sie einfach über zwei bis vier Wochen absetzen. Das funktionierte bei ihm nicht. Hilfe fand er schließlich in einem Online-Forum, *Surviving Antidepressants*[14] (Wie man Antidepressiva überlebt), das von Betroffenen betrieben wird, die die gleichen Probleme mit den Tabletten haben wie er selbst. Dort lernte er, dass manche die Medikamente viel langsamer ausschleichen müssen, nämlich über ein bis zwei Jahre hinweg. Hilfreich dazu, sagt er heute, sind auch flüssige Varianten der Psychopharmaka, die viele Ärzte leider nicht verschreiben. Diese würden es viel leichter machen, den Wirkstoff in kleinen Schritten herunterzudosieren.

Als er davon hörte, dass Joanna Moncrieff in London eine Studie zum Entzug von Psychopharmaka durchführte, zog er dorthin, um ihr Forschungsassistent zu werden. Jetzt selbst ein Forscher auf dem Gebiet, das ihm solche Probleme bereitet hatte, verfasste er einen Text über all das, was er bei *Surviving Antidepressants* gelernt hatte. Er veröffentlichte ihn in einer der angesehensten medizinischen Fachzeitschriften Europas, dem *Lancet*.[15]

Heute ist Mark ein international anerkannter Experte zum Thema »Nebenwirkungen von Antidepressiva«. 2020 änderte Großbritanniens wichtigste Psychiaterorganisation ihre Anweisung zum richtigen Absetzen von Antidepressiva.[16] Geschrieben hat sie Mark. Ein gewaltiger Fortschritt in der Aufklärung, den er sich aber nicht allein zurechnen will. Hunderte von Forschungsartikeln, unzählige Medienberichte und der Aufschrei von Selbsthilfe-Organisationen seien notwendig gewesen, um das maßgebliche *Royal College of Psychiatry* zum Umlenken zu bewegen, erzählt er mir. Obwohl das gelungen ist, ist Mark nicht allzu optimistisch, dass der aktuelle Forschungsstand schnell in allen Arztpraxen ankommt. Fünfzehn Jahre dauere es oftmals, bis Forschungsergebnisse in der praktischen Versorgung umgesetzt werden, meint er, und: »Man kann zwanzig Jahre Propaganda nicht über Nacht vergessen machen.« Bis dahin sind es die Betroffenen selbst, die sich gegenseitig darin unterstützen, die Medikamente möglichst problemarm auszuschleichen, und die Aufgabe übernommen haben, das Wissen darüber in der Bevölkerung zu verbreiten.[17]

Alternative Wege in der Depressionsforschung

Joanna Moncrieff arbeitete früher in einer Klinik in einer sehr armen Gegend Londons. Diese Zeit hat sie nachhaltig beeindruckt. »Es fühlte sich an, als würden wir uns einer Flutwelle des Elends entgegenstellen. Es gab einfach derartig viele Einweisungen.« Damals fiel ihr auf, dass es oftmals gute Gründe für das psychische Elend derjenigen gab, die nun mit psychiatrischen Diagnosen vor ihr standen. »Fast alle dort waren unglücklich und verzweifelt, weil sie kurz davor standen, ihre Sozialhilfe zu verlieren, weil sie bald obdachlos sein würden, weil sie arbeitslos waren, ihre Kinder sich einer Gang angeschlossen hatten oder weil ihre Partner Drogen nahmen und sie zusammenschlugen.«

Zu dieser sozialen Seite der Depression gibt es bereits recht eindeutige Befunde.[18] Die Weltgesundheitsorganisation WHO ist sicher: »Psychische Gesundheit und viele verbreitete psychische Störungen werden weitgehend durch die soziale und ökonomische und physische Umwelt, in der Menschen leben, geprägt.«[19] Besonders für Arbeitsstress, Gewalterfahrungen, soziale Ungleichheit, Einsamkeit und Erwerbslosigkeit gilt es als gesichert, dass es sich um Faktoren handelt, die zur Entwicklung von Depressionen beitragen. Der Psychiater Tim Kendall, der die britische Regierung zur Behandlung von Depressionen berät, erzählte mir von einem frühen Klassiker der sozialen Depressionsforschung: »Man kann sich die Arbeiten anschauen, die George Brown und seine Kollegen in den 60er-, 70er- und 80er-Jahren des letzten Jahrhunderts zum sozialen Ursprung der Depression gemacht haben. Sie haben die Entwicklung von 400 Frauen aus Camberwell verfolgt, das ist ein sehr armer Stadtteil von London. Sie wollten wissen, welche Faktoren vorhersagen, welche dieser Frauen im Laufe der Jahre an Depressionen erkranken. Und sie fanden heraus, dass die Frauen, die sich schon als Kind um drei oder mehr Geschwister kümmern mussten, ein erhöhtes

Risiko hatten, depressiv zu werden. Wenn sie andere Lasten zu tragen hatten, wie die Pflege älterer Angehöriger, hatten sie ein erhöhtes Risiko, depressiv zu werden. Wenn ihre Paarbeziehung nicht gut lief, hatten sie ein erhöhtes Risiko, depressiv zu werden. Aber die Depression folgt normalerweise auf ein Verlustereignis. Entweder der Verlust des Arbeitsplatzes, der Verlust einer Beziehung, der Tod einer geliebten Person und so weiter. Das war eine sehr, sehr gut gemachte Studie.«[20]

Die Brown-Studie wurde vor über vierzig Jahren veröffentlicht.[21] Trotz dieser Studie und vieler anderer, die zu ähnlichen Befunden kamen, gibt es kaum Ansätze, dieses gut gesicherte Wissen in der Prävention von Depressionen anzuwenden. Obwohl sich im Körper bis heute kaum etwas Verwertbares für das Verständnis von Depressionen gefunden hat, sucht die Forschung nur selten an anderen Stellen.[22] Welche Gesprächs- und Hilfsangebote bräuchte es zum Beispiel, damit in sozialen Brennpunkten weniger Menschen depressiv werden? Auch Studien zur Wirkweise von Psychotherapie sind skandalös unterfinanziert.[23] Das Geld dafür wird in den Neurowissenschaften anscheinend dringender gebraucht.

»Warum investiert man weiterhin Milliarden in die Suche nach neurobiologischen Markern«, fragt der Schweizer Depressionsforscher Michael Hengartner, »wenn man durch soziale Prävention deutlich mehr erreichen könnte? Wo sind die Studien, die großangelegte, soziale und gesellschaftliche Interventionen testen?« Er zählt Faktoren auf, deren Einfluss auf Depressionen bis heute kaum erforscht wurde: mehr Gleichheit, mehr Jobs, besser bezahlte Jobs, Lohnsicherheit, bezahlbares Wohnen, bezahlbares Wohneigentum. »Mit genügend Forschungsgeldern«, kommt Hengartner ins Schwärmen, »könnte man soziale Interventionen in ganzen Regionen testen. Damit könnte man schauen, ob in einer Region, in der die Menschen zum Beispiel ein festes Grundeinkommen erhalten, nach ein paar Jahren die Anzahl depressiver Menschen sinkt.« Am Ende könnte sich das sogar finanziell lohnen, wenn dadurch die Aufwendungen für Arbeitsunfähigkeit und Psychotherapie sinken würden. Eine andere Idee: Welchen Effekt auf das Auftreten von Depressionen hätte die gezielte finanzielle und persönliche Unterstützung von Alleinerziehenden?

Mein Gespräch mit Michael Hengartner habe ich zum Ende des Jahres 2020 geführt. Im Januar 2021 werden die Ergebnisse einer Studie angekündigt, die vielleicht genau nach seinem Geschmack wäre. In Brasilien wertete man Daten von über 70 Millionen sozial schlecht gestellten Menschen aus. Durch eine einfache Intervention war es gelungen, Selbsttötungen zu verringern. Nicht durch Psychotherapie oder Antidepressiva. Lediglich durch monatliche Zahlungen von umgerechnet 17 Dollar. Diese Summe erhielt, wer zwischen 2004 und 2015 Teil des sogenannten Bolsa Familia-Programms war, einer Form von Sozialhilfe. Als Gegenleistung wurde erwartet, dass alle Kinder der Familie regelmäßig zur Schule gehen und sich impfen lassen. Diejenigen, die am Programm teilnahmen, hatten eine um 61 Prozent verminderte Suizidrate, ein wahrhaft traumhaftes Preis-Leistungsverhältnis.[24] Ihre Arbeit, so schreiben die Autoren, könnte als Vorbild für Schutzmaßnahmen für Menschen dienen, die durch die Covid-19-Pandemie in eine wirtschaftliche Notlage geraten sind. Weil es diese Forschung ansonsten fast nicht gibt, wird aber das Wissen über die soziale Seite der Depression praktisch noch kaum genutzt. »Es war schlicht und einfach soziales Leid«, beobachtete Joanna Moncrieff in ihrer Londoner Klinik. »Wir haben dieses Unglück zu einem medizinischen Thema gemacht.« Psychiatrie und Psychotherapie sind heute noch immer für viele die letzten Brandmauern vor dem sozialen Abgrund. »Wir haben Ärzte zu denjenigen gemacht, die diese Art von Versorgung anbieten«, sagt Moncrieff. »Man rechtfertigt die Versorgung, indem man jemanden davon überzeugt, dass er ein medizinisches Problem hat. So begründen wir heute die Unterstützung, die wir uns gegenseitig in unserer Gesellschaft anbieten. Und ich glaube, das ist das Grundproblem. Die Menschen können nirgendwo anders hin.«

Depression wieder als Reaktion verstehen lernen

»Wenn ich also in Ihre Praxis komme und sage: ›Ich bin sehr depressiv‹«, habe ich Joanna Moncrieff gefragt, »was würden Sie mit mir machen?« – »Als Allererstes würde ich Sie fragen: ›Warum?‹ Die wenigsten Menschen glauben, ihre Depression sei ein rein medizinisches Problem. Meiner Meinung nach sind unsere Emotionen eine Reaktion auf unsere Lebensumstände. Das sind sie per Definition: Sie sind da, um unsere Umstände zu bewerten. Wenn jemand sagt, dass er oder sie depressiv sei, ist das Erste, was ich tun muss, herauszufinden, was sie depressiv gemacht hat. Was in ihrem Leben ist es, dass sie depressiv werden ließ? Und was könnten sie versuchen, um diese Dinge zu verändern?« Damit komme man den Menschen, die nach therapeutischer Hilfe suchen, entgegen, meint Moncrieff. Robert Spitzer hat, wie er später selbst eingestand, bei der Formulierung der diagnostischen Kriterien einen Fehler gemacht, den wir korrigieren sollten: Depressionen sind in vielen Fällen »reaktiv«, sie haben soziale Anlässe.

Doch auch eine Depression, die scheinbar anlasslos auftritt, ist nicht unbedingt die »echte«, biologische Ausprägung einer Krankheit. Vielmehr ist es eine der ersten Aufgaben einer Psychotherapie, gemeinsam nach diesen Anlässen zu suchen: »Manchmal wissen die Menschen nicht, was das ist, und müssen das mit jemandem durchsprechen. Und oftmals lassen sich diese Anlässe nicht einfach verändern. Denn wenn es einfach wäre, dann wären sie nicht bei mir«, sagt Moncrieff. »Also ist es mein Ansatz, dass ich schaue, welche Art von Hilfe dazu beiträgt, die Situation zu verbessern. Manchmal kann das Paarberatung sein, manchmal Berufsberatung. Bei jüngeren Menschen kann es eine generelle Unterstützung sein, eine Beratung, in der sie darüber nachdenken können, was sie mit ihrem Leben anfangen wollen. Manchmal bedeutet das, an sich selbst zu arbeiten, daran, wie man mit Herausforderungen umgeht. Das wäre ein typischer Fall für Psychotherapie.«

Wie ich selbst vorgehe, um Auslöser für depressive Reaktionen zu identifizieren und nach Veränderungsansätzen zu suchen, hatten wir im dritten Kapitel am Beispiel von Autor Matt Haig und meiner Klientin Frau Rickert gesehen. Zugleich muss Psychotherapie nicht das einzige Angebot sein, mit dem wir uns gegenseitig unterstützen. Das möchte ich anhand der Geschichte zweier Katastrophen illustrieren, auf die Psychotherapeuten auf sehr unterschiedliche Weise reagiert haben.

Alternative Wege im Umgang mit der Depression

»Ein Mädchen, ihre Haare brennen, schreit ›Feuer!‹ Ihr Schrei kündigt die Katastrophe an. 800 Menschen, verrückt vor Angst, verwandeln sich in einen wilden Mob. Flammen breiten sich mit ungeheurer Geschwindigkeit aus. Die Drehtür am Ausgang ist von der von Panik getriebenen Menge blockiert, die sie zugleich in beide Richtungen drehen will.« So begann 1942 ein Bericht des *Newsweek Journal* über ein Feuer, das im Cocoanut Grove Club in Boston ausgebrochen war. 491 Menschen starben in den Flammen, 32 mehr als sich überhaupt in dem völlig überfüllten Club hätten aufhalten dürfen. Bis heute die zweitgrößte Zahl von Toten bei einem Brand in einem Gebäude in den USA. Es wurde nie vollständig aufgeklärt, was das Feuer ausgelöst hatte.

Ein Teil der Überlebenden wurde in die neugegründete psychiatrische Abteilung des Mass General Hospital in Boston gebracht. Der Leiter Stanley Cobb, ein Neuropsychiater, schreibt, das Personal sei besonders daran interessiert gewesen, »die physiologischen Symptome« der Trauer bei denjenigen zu beobachten, die Freunde und Angehörige im Feuer verloren hatten. »Weil akute Trauer einer der am häufigsten zu findenden psychogenen Faktoren bei Patienten mit psychosomatischen Störungen ist«, biete sich eine hervorragende Gelegenheit zur systematischen Beobachtung und Forschung.[25] Die Forscher fanden: erweiterte Pupillen, Hitzewellen bis in den Kopf hinein, Hautrötung, Schwitzen, Seufzen. Durch das Feuer, meinten sie, war etwas im Körper kaputtgegangen, nicht im Sinne einer Brandwunde, sondern als seelische Verletzung. Die starken Reaktionen auf das Feuer standen für sie stellvertretend für die krankhaften Vorgänge, die auch bei psychischen Problemen eine Rolle spielen.

Wir können unser Leid, so wie diese Forscher das taten, wie durch ein Mikroskop betrachten und all seine Anzeichen, Symptome und Erscheinungsformen sammeln, gruppieren, klassifizieren und benennen: Dies ist Trauer, das ist Depression. Diese Form ist leicht, diese dagegen schwer. Diese ist chronisch, bei jener bleibt es bei einer einmaligen Episode. Dieser Teil ist körperlich, jener dagegen eher psychologisch. Bis heute beschäftigen sich Teile der Psychiatrie und Psychologie vorwiegend mit dieser Beschreibung der Erscheinungsformen unseres Leids.[26] Sie versuchen wie in den Diagnosekatalogen ICD und DSM die Depression anhand ihrer Erscheinungsformen möglichst genau zu beschreiben. Aber kann man depressiven Menschen aus dieser akademischen Distanz auch helfen?[27] Der Soziologe Nikolas Rose meint dazu: »[Die Symptomsammlungen in Diagnosekatalogen] sind so etwas wie Reiseführerliteratur, die dem Behandler dabei hilft, sich eine erste Orientierung zu verschaffen. Etwas, das man so wie den Baedecker vielleicht im Flieger liest, das man aber am besten wieder zur Seite legt, sobald man auf dem Boden angekommen ist, also in der Klinik.«[28] Psychotherapeuten, die ihr Augenmerk allein auf die Symptomatik und deren Behebung richten, lesen nur das Buch und machen keine echten Erfahrungen in dem Land, über das es geschrieben wurde. Sie verlieren aus dem Blick, wer die Personen sind, die eine Symptomatik aufweisen, und was sie jenseits ihrer Symptomatik, wie sie in den Büchern beschrieben steht, auszeichnet.

Forscher von der Universität Bern haben dazu eine faszinierende Studie durchgeführt.[29] Sie wollten wissen, welche Therapien gute Ergebnisse erzielten und welche eher schlechte. Das erstaunliche Resultat: Es war nicht zentral, wie viel in den Stunden über die Probleme und Symptome gesprochen wurde (obwohl auch das natürlich in jeder Stunde möglich und erwünscht war). Viel wichtiger für einen positiven Ausgang war es, wie viel mit den Klienten gleichzeitig über das gesprochen wurde, was trotz des Leids noch funktionierte. »Diese Therapeuten taten mehr, als das Ego ihrer Klienten zu stärken«, schreiben die Autoren. »Sie schufen ein Umfeld, in dem sich der Patient als intakte Person gesehen fühlen konnte. Sobald das gegeben war, war es viel wahrscheinlicher, dass produktiv an den Problemen des Patienten gearbeitet wurde.« Diese Therapeuten fragten auch nach dem, was funktioniert hatte. Sie wollten wissen, an welchen Tagen die Welt zumindest etwas weniger grau ausgesehen und was dazu beigetragen hatte. Welche Rolle hatten die Klienten selbst dabei gespielt? Wenn Patienten »schwitzen, seufzen und stöhnen«, dann ist es wichtig, darauf zu reagieren und ihnen zuzuhören. In der Studie entwickelten sich die größten Veränderungen für die Betroffenen aber immer dann, wenn der Blick über die Symptomatik hinaus auf das fiel, was sie trotz ihrer Symptome tun konnten und zur Verbesserung ihrer Situation nutzen wollten.

Mein eigener Ansatz in der Therapie ist stark durch solche Erkenntnisse beeinflusst, wie sie an der Universität Bern gesammelt wurden. Wenn Reden hilft, dann nicht allein dadurch, dass wir dabei unser Leid (mit)teilen. Mein Auftrag besteht darin, über das Leid hinauszugehen und Veränderung möglich zu machen. Man sollte deshalb im Gespräch auch diejenigen Seiten der

Person in den Blick nehmen, mit denen sie zufrieden ist. Das ist, wie ich anhand meines Gesprächs mit Frau Rickert zu zeigen versucht habe, harte Arbeit für beide Seiten. Aber es lohnt sich.

Doch was ist, wenn Gespräche nicht hilfreich oder gar nicht erst möglich sind? Diese Frage stellte sich jungen, britischen Psychologinnen und Psychologen, als sie im Jahr 2018 ebenfalls anfingen, mit Klienten zu arbeiten, die Opfer eines Feuers geworden waren. Dies ist die zweite Katastrophe, von der ich erzählen möchte.

Das Grenfell Tower-Projekt

Am 14. Februar 2017 kommt es im vierten Geschoss des Grenfell Towers in London – 24 Stockwerke, 127 Wohnungen, bis zu 600 Bewohner – zu einer Fehlfunktion in einer Kühltruhe. Ein Feuer bricht aus, das 60 Stunden nicht zu löschen sein wird.[30] Schon Jahre zuvor hatten die Bewohner selbst auf die Gefahren hingewiesen, die von einem möglichen Brand im Wohnturm ausgehen könnten: Es gab nur einen Ausgang aus dem Gebäude, der zudem oft auch noch vermüllt und zugestellt war. Die Feuerlöscher im Gebäude wurden nicht gewartet und waren zum Teil hoffnungslos veraltet. Die Feuerwehrleute gaben nach dem Brand zudem an, sie hätten nicht gewusst, wie sie das Feuer in der Gebäudeverkleidung hätten löschen sollen, dafür seien sie gar nicht ausgebildet.[31] Am Ende waren 72 Menschen in den Flammen umgekommen, weitere 70 wurden verletzt, das tödlichste Feuer in einem Wohngebäude in Großbritannien seit dem Zweiten Weltkrieg.

In West-London ausgebrochen, hatte das Grenfell-Feuer eine der ärmsten Bevölkerungsgruppen getroffen. Viele Bewohner hatten einen migrantischen Hintergrund, einige verfügten nur über rudimentäre Englischkenntnisse. Weil ihre Hilferufe schon vor Ausbruch des Brandes ignoriert worden waren, herrschte unter den Überlebenden Misstrauen gegenüber den britischen Behörden. Viele der Grenfell-Bewohner hatten Freunde, Nachbarn und Angehörige in dem Feuer verloren. Sie litten unter Traumata, Ängsten, Depressionen und Beziehungsschwierigkeiten, die sich auf das Feuer zurückführen ließen. Was könnte man diesen schwer belasteten Menschen anbieten? Zur Hilfe gerufen wurden Psychologen.

Shannon Cullerton wurde Mitglied einer vom britischen Gesundheitssystem aus dem Boden gestampften, schnellen psychologischen Eingreiftruppe, des *Grenfell Health & Wellbeing Service*. Die meist noch jungen Psychologinnen und Psychologen hatten eine steile Lernkurve. Eine gründliche Diagnostik der psychischen Symptomatik und therapeutische Gespräche waren zumeist gar nicht möglich. »Es ging aufgrund der bestehenden Spannungen zwischen den Bewohnern und den lokalen Behörden zunächst einmal darum, wieder Vertrauen aufzubauen«, erzählt sie. Schnell verstanden sie, dass die Betroffenen es nicht mochten, wenn man Begriffe wie »Behandlung« gebrauchte. Sie wollten stattdessen, dass die Psychologen bei ihnen vor Ort waren und mit ihnen gemeinsam versuchten, die zerstörten sozialen Strukturen wieder aufzubauen. »Wir mussten sehr kreativ sein und unseren Ansatz neu überdenken. (…) Wir brauchten einen weniger medizinischen Ansatz. Das bedeutete, dass wir häufig mehr mit der ganzen Gemeinschaft als mit Einzelnen arbeiteten.« Sie setzten sich mit Vertretern der Bewohner in Verbindung, die vor Ort besonders großes Vertrauen genossen, und begannen Gruppen zu gründen, um die Menschen wieder miteinander in Kontakt zu bringen. So gab es Gruppen, die gemeinsam kochten, oder solche, die von Angehörigen derselben Glaubensrichtung besucht werden konnten. Für junge Männer gab es eine Gruppe, die sich mit Virtual-Reality-Spielen beschäftigte. In diese Gruppe band man Sozialarbeiter ein, die bereits früher mit den Jugendlichen gearbeitet hatten. Auch die Fußballvereine im Stadtviertel wurden gebeten, auf die Jugendlichen zuzugehen.

Zentral war zudem ein Gartenprojekt. Ellis Hunte, der im Tower gelebt hatte und nun zwischen den Bewohnern und den Psychologen vermittelte, meint: »Das ist etwas anderes, als eine Einzeltherapie zu machen. Der Garten wird selbst zu deiner Therapie. Er gibt dir Gelegenheit, Ruhe, psychologische Heilung und Freude zu erleben, einfach dadurch, dass man eins mit Mutter Natur wird. Das ist so wunderbar an der Gartengruppe, wir sind eine Familie. Jeder kann sich einbringen und wir können dadurch voneinander lernen. [Die Gruppe] macht deutlich, dass wir alle Teil der menschlichen Familie sind und dass das Leben die größte Gnade ist.« Weil die im Garten mitarbeitenden Psychologen dazu aufgerufen waren, sich viel stärker als in einer Einzeltherapie auch mit ihrer eigenen Person und ihren Ansichten einzubringen, vertrauten viele der Grenfell-Bewohner ihnen zudem Dinge an, die sie in einer Therapie nicht angesprochen hätten.

»Die Gartengruppe ist eine eigenständige therapeutische Intervention«, sagt Shannon Cullerton heute. »Die Mitwirkenden fanden in der Gruppe die Möglichkeit, etwas Bedeutsames zu tun, sie konnten sich [durch die Mitarbeit] als stark und widerstandsfähig erleben. Dort fanden sie einen Raum zur Ruhe, Erdung und das Gefühl, etwas erreicht zu haben, weil sie selbständig etwas aufgebaut hatten.«

Als die Covid-19-Pandemie die gemeinsame Arbeit im Garten unmöglich gemacht hatte, traf sich die Gruppe weiterhin per Zoom, berichtet Ellis Hunte. Um so in Kontakt zu bleiben und die weitere Zukunft ihres Gartens zu planen. Zum Abschluss liest er ein Gedicht vor, das seine Erfahrungen in der Gartengruppe wiedergibt. Darin wird deutlich, dass das Projekt mit den vom britischen Gesundheitssystem entsandten Psychologen ihn auch wieder mit dem Land, in dem er lebt, versöhnt hat:

Healthy sowing
Healthy growing
Healthy reaping
Healthy eating
And most of all, a healthy nation.

Gesundes Säen
Gesundes Wachstum
Gesundes Ernten
Gesundes Essen
Und vor allen Dingen: ein gesundes Land.[32]

Ein therapeutisches Angebot braucht sich nicht darauf zu beschränken, an der individuellen Psyche zu arbeiten und Symptome zu beheben. »In einer zunehmend fragmentierten Gesellschaft«, schreiben Psychiater, die eine stärkere Betonung sozialer Faktoren fordern, »könnte die Gemeindearbeit den Patienten dabei helfen, Beziehungen zu Verwandten, Freunden und dem weiteren sozialen Netzwerk zu knüpfen und zu stärken.«[33] Doch darauf, diese Beziehungen zu stärken, werden die meisten Psychotherapeuten in ihrer Ausbildung gar nicht vorbereitet. Sie wissen viel über das Gehirn und die psychologischen Mechanismen der Depression, aber kaum etwas darüber, wie man Menschen vor Ort dabei hilft, ihre Beziehungen untereinander zu verbessern. Das wäre eine wertvolle Erweiterung der psychotherapeutischen Ausbildung.

Wenn es brennt, kann man die Betroffenen genau studieren, ihre Symptome zählen und notieren, so wie das nach dem Cocoanut-Club-Feuer geschah. Dann sieht man die Betroffenen als Studienobjekte, beobachtet sie und hofft, dass sich aus einer genauen Beschreibung ihrer Symptomatik irgendwann eine Behandlung ableiten lässt.

Oder man schaut darauf, was den leidenden Menschen in ihrer Not helfen kann. Dann wird man ihnen die Hand reichen und versuchen, gemeinsam etwas aufzubauen, wie das die jungen Psychologinnen und Psychologen nach dem Grenfell-Tower-Feuer taten. Dann kann Therapie auch jenseits der engen vier Wände einer Praxis stattfinden und zugleich etwas für die Gesellschaft tun. Sie leistet dann einen Beitrag dazu, dass die Menschen in einem »gesunden Land« leben.

Ein reflektierter Umgang mit der Diagnose Depression

Das Wissen über Depressionen ist inzwischen weit in der Bevölkerung verbreitet. Kongresse wie der anfangs beschriebene der Deutschen Depressionshilfe haben viele Besucher und erzeugen ein großes Medienecho. Doch ist dieses Wissen wirklich hilfreich? Ist uns wirklich deutlich, was eine Depression ist und was dagegen »normale« Traurigkeit ausmacht?

Im ersten Kapitel hatte ich von meiner Begegnung mit Harald Schmidt beim Kongress in Leipzig berichtet. Er nutzt seine Prominenz dazu, der Krankheit Depression zu mehr Sichtbarkeit zu verhelfen. Auch ihn interessiere der »Unterschied zwischen ›Ich bin depri‹ und ›Ich habe eine Depression‹«, sagte er einmal.[34] »Was meinen Sie, wo verläuft die Grenze?«, habe ich ihn gefragt. »Das ist eigentlich ganz klar«, meinte Schmidt, »ich beobachte bei uns in der Gesellschaft den Trend, dass man normale Anforderungen als Zumutung empfindet. Wenn das erste sanfte Lüftchen von vorn kommt, fühlt man sich gleich persönlich belästigt. Ich beobachte generell eine Tendenz zum Kuscheln, das hat aber nichts mit Depressionen zu tun.« Für Schmidt verläuft die Grenze offenbar zwischen kranken und faulen Menschen. Allerdings ist auch das eine Unterscheidung, die schwer zu treffen ist. Deshalb habe ich ihn gefragt, ob sich »faule« Leute durch seinen Auftritt auf dem Kongress nicht bestätigt sehen? Dass die dann sagen: »Ich hab ja auch Schwierigkeiten, möglicherweise bin ich psychisch krank und kann das ja gar nicht schaffen?« – »Nee«, war sich Schmidt sicher, »denn die hören ja beim Hausarzt: ›Du hast ganz normal einen an der Murmel, halt Dich geschlossen und geh wieder arbeiten.‹« Wer einfach nur faul ist und wer wirklich krank ist, dass, so glaubt Schmidt, kann im Unterschied zu ihm als Laien ein geschulter Fachmann erkennen. In vielen Fällen ist dieser Fachmann ein Hausarzt.

Im vierten Kapitel haben wir anhand des Looping-Effekts gesehen, warum es vielen Hausärzten so schwerfällt, zu entscheiden, ob der vor ihnen sitzende Patient »ganz normal einen an der Murmel« hat oder wahrhaft krank ist. Als eine Studie in den USA überprüfte, welche der von Hausärzten verteilten Depressionsdiagnosen einer gründlichen psychiatrischen Begutachtung standhielten, zeigte sich ein klares Bild: Nur 38 Prozent hatten nach strengen diagnostischen Maßstäben wirklich eine Depression. 62 Prozent hatten dagegen keine. Trotzdem bekamen fast Dreiviertel dieser Patienten, die keine Depression hatten, Medikamente verschrieben.[35]

Aufgeschreckt durch die fehlgeschlagene Aufklärungskampagne in Australien, in der das Wissen um Depressionen dazu führte, dass noch mehr Menschen depressiv wurden, wird deshalb am Robert-Koch-Institut überlegt, wie man umsteuern könnte. »Dazu mag gehören, dass Behandlerinnen und Behandler genauer abschätzen, wer sie wirklich braucht und wer die Ressourcen hat, die Situation allein zu bewältigen«, meint auch die Epidemiologin Julia Thom.

Aber das ist natürlich ein zweischneidiges Schwert: Die Abwägung zwischen einer notwendigen Behandlung und dem Vertrauen in die Fähigkeit zur eigenständigen Bewältigung depressiver Krisen ist äußerst schwierig. Man sagt dann zugleich: »Gut, dass Du hierher kommst und Dich kümmerst«, und gleichzeitig »Du schaffst das allein« und »Ich will Dir nichts anbieten«. Das ist eine gar nicht so seltene Situation in meiner eigenen Praxis. Gespräche, in denen ich über die Notwendigkeit einer psychotherapeutischen Behandlung entscheiden soll, heißen »Sprechstunden«. Theoretisch soll ich diese Entscheidung binnen fünfundzwanzig Minuten treffen können. Ich darf mir aber auch mehr Zeit nehmen, bis zu sechsmal fünfundzwanzig Minuten. Tatsächlich sehe ich kaum je Menschen, die aus einer Laune heraus zu mir in die Praxis kommen. Die allermeisten haben ein ernsthaftes Anliegen. Sie wollen Hilfe. Fast alle könnten irgendeine Form der Unterstützung gut gebrauchen. So wie auch Frau M.

Frau M. und die Diagnose »Gesund«

Frau M. bezweifelte, ob sie wirklich depressiv war oder einfach nur eine schlechte Phase hatte. Als leitende Angestellte im Personalmanagement hatte sie viele wichtige Aufgaben. Sie hatte immer gern gearbeitet. Sie wollte nach Möglichkeit gar nicht aussetzen. Dennoch kam sie seit vielen Monaten schwer aus dem Bett, die Konzentration hatte nachgelassen, ständig war sie niedergeschlagen. Sie benannte auch einen klaren Auslöser. Gleich zwei ihrer Kolleginnen waren seit Monaten krankgeschrieben. Es war nicht einmal so, dass sie besonderen Druck von ihrem Vorgesetzten gespürt hätte. »Der sieht schon, dass ich das allein gar nicht schaffen kann.« Doch die unerledigten Aufgaben stapelten sich auf ihrem Schreibtisch. Immer häufiger riefen andere Abteilungen bei ihr an und machten ihr klar, dass sie der »Flaschenhals« sei, dass sie alles ausbremse. Also habe sie eine Weile versucht, sich der Aufgabe doch allein zu stellen, so lange, bis sie vollkommen erschöpft war.

»Will ich das jetzt Depression nennen?«, fragte sie mich. »Wir müssen nicht«, gab ich zurück. In einem standardisierten Depressionsfragebogen hatte sie genau einen Punkt zu wenig erreicht, um eine Diagnose zu rechtfertigen. »Vielleicht brauchen Sie nur Unterstützung und eine Pause?« Einerseits war sie froh, dass sie sich nicht unbedingt als »krank« ansehen musste. Doch schon im nächsten Moment wurde sie unsicher: »Was hätte ich denn im Test ankreuzen müssen, um die Diagnose zu bekommen?« »Gesund« aus der Praxis zu gehen, hätte bedeutet, dass sie keine regelmäßigen Therapiegespräche erhält. Ohne Diagnose keine Hilfe.

Frau M. war an diesem Tag meine letzte Patientin, so dass ich mir viel mehr Zeit für unser Gespräch nehmen konnte, als das sonst möglich gewesen wäre. Wir haben viermal fünfundzwanzig Minuten investiert, bis wir zu einem Entschluss kamen. Sie wollte ein letztes Mal das Gespräch mit ihrem Vorgesetzten suchen, um mit ihm zu klären, inwieweit er ihre Aufgaben anders verteilen könnte. Zudem bräuchte sie für die nächsten Monate eine Verringerung ihrer Arbeitszeit, um nach den Belastungen der Vormonate wieder auf die Beine zu kommen. »Ich habe Glück«, meinte sie, »mein Chef ist jemand, mit dem man über so etwas reden kann. Doch in mir sträubt sich alles dagegen. Ich enttäusche nicht gerne Menschen, die auf mich angewiesen sind.« Schweren Herzens nahm sie es auf sich, für sich zu sorgen, indem sie in der Firma publik machte, dass andere ihre Lasten in Zukunft mittragen müssten.

Wochenlang war ich mir unsicher, ob mein Angebot an Frau M. ausreichend gewesen war. Keinesfalls war es so, wie es Harald Schmidt salopp formuliert hätte, dass ihr wegen eines »lauen Lüftchens von vorne zum Kuscheln zumute« war. Frau M. gab sich vielmehr jede Mühe, sich dem Sturm entgegenzustellen, der ihr in der Firma ins Gesicht blies. Richtiggehend »krank« war sie aber auch nicht. Sollen wir uns nur denjenigen widmen, die die meisten Symptome aufweisen und am nachdrücklichsten um Hilfe bitten?

»In die Ausbildung von allen, die sich mit diesem Thema beschäftigen, also Ärztinnen und Ärzten, Psychotherapeutinnen und Psychotherapeuten und Sozialarbeiterinnen und Sozialarbeiter, müsste Einzug halten, dass es auch Toleranz gegenüber solchen Symptomen braucht«, meint Julia Thom vom Robert Koch-Institut. »Insofern ist es im Umgang mit leidenden Menschen wichtig, auch ›Watchful Waiting‹, also das aufmerksame Abwarten bevor man behandelt, als Option der Versorgung zu prüfen.« Aber auch hier hat die Medaille zwei Seiten: »Zugleich ist es aber auch so«, ergänzt sie, »dass man bei einer leichteren Symptombelastung noch mehr erreichen kann.«

Frau M. kam noch ein zweites Mal zu mir in die Praxis. »Etwas irritiert« sei sie schon gewesen, dass ich als Fachmann nicht klar habe sagen können, ob sie nun depressiv sei oder nicht. Zugleich habe ihr das Gespräch aber gut gefallen, deswegen wolle sie mich jetzt um meine Meinung zu einem »anderen Thema« bitten. Eine Psychotherapeutin, die sie nach unserem Gespräch konsultiert habe, habe die Probleme, die es ihr bereitet, andere zu enttäuschen, als »selbstschädigend« eingestuft. Den Ursachen der Schwierigkeit, einem eigentlich doch netten Chef zu sagen, dass man weniger arbeiten wolle, müsse in einer Therapie auf den Grund gegangen werden. So habe ihr das meine Kollegin erklärt. »Was«, fragte Frau M. und blickte mich dabei erwartungsvoll an, »soll ich jetzt tun? Soll ich zu Ihrer Kollegin in Therapie?« Wir hatten begonnen, uns im Kreis zu drehen.

Frau M. hat das Thema Psychotherapie nicht losgelassen. Dass die Diagnose »Depression« die Eintrittskarte dafür ist, Hilfe in Anspruch zu nehmen, hat es ihr nicht leichter gemacht, um Hilfe zu bitten. Und auch ich stehe vor einer schweren Entscheidung, wenn ich die Unterstützung, die ich Menschen wie Frau M. zukommen lasse, nur dadurch rechtfertigen kann, dass ich sie als »krank« bezeichne. Es wäre ein großer Fortschritt, wenn die Hilfe für Menschen, die nicht mehr weiterwissen, nicht automatisch an die Vergabe einer Diagnose gebunden wäre. Wir könnten ihr Leid ernst nehmen, ohne ihnen zugleich sagen zu müssen: »Du bist krank.« Dann könnten wir schneller helfen, statt uns stundenlang mit der Frage zu beschäftigen, wo genau die Grenze zwischen Krankheit und Gesundheit verläuft.

Julia Thom hofft darauf, dass neue Daten aus der Forschung zu einem anderen Umgang mit dem Depressionsbegriff führen könnten. Man müsse herausfinden, wer vom Wissen um psychische Störungen wie Depressionen profitiert, meint sie, und dadurch besser auf sich aufpasst und adäquate Hilfe sucht. Und wer erst recht erkrankt, wenn er oder sie sich selbst als depressiv versteht und dadurch umso hilfloser wird.

Wenn dies schon in der *Aufklärung* über Depressionen ein so wichtiger Faktor ist, der darüber mitentscheidet, wie es mit den Menschen anschließend weitergeht, denke ich mir, dann sollte man bei der *Vergabe* der Diagnose umso vorsichtiger sein, solange wir nicht wissen, welche Auswirkungen dies hat.

Die Frage, wer Hilfe verdient, ist aktuell mit der Frage verknüpft, wer krank ist. Wenn wir das Hilfsangebot nicht länger von der Angabe einer Krankheitsdiagnose abhängig machen, dann hätten vielleicht auch Frau M. und ich leichter zu einem Entschluss kommen können. Sie könnte dann Hilfe erhalten, weil sie leidet, auch wenn die Diagnose »Gesund« lautet. »Man sollte Kurztherapien/Coaching/Beratung für Menschen, die an emotionalen Problemen leiden, die keine psychiatrische Störung, sondern einfach Teil der menschlichen Natur sind, allgemein verfügbar machen«, meint Psychiater Allen Frances.[36] Das könnte bedeuten, dass zunächst mehr Geld in diese Gespräche investiert wird, weil sie häufiger stattfinden. Aber es könnte sich rechnen. Mit mehr Hilfsangeboten, die explizit nicht als Behandlung einer Krankheit gedacht sind, würde man langfristig vielleicht sogar sparen.

Alternative Ziele für die Psychotherapie

Während ich dies schreibe, geht mir wieder Eva Illouz durch den Kopf. Angenommen, wir bieten den Menschen flächendeckend Gespräche zur Stärkung ihrer psychischen Gesundheit an. Nehmen wir dann nicht wieder nur die Einzelnen in die Pflicht? Sorgen wir nicht für gesellschaftliche Apathie, weil alle nur mit ihrem eigenen Leid beschäftigt sind, frei nach dem Motto: »Wenn jeder an sich denkt, ist an alle gedacht«? Mit dieser Sorge habe ich mich an Joanna Moncrieff gewandt. Sie fand, das sei ein berechtigter Einwand. »Trotzdem«, meinte sie, »spricht dies der Psychotherapie nicht vollkommen eine hilfreiche Rolle ab. Angenommen wir hätten eine perfekte Welt, in der jeder einen sicheren Job hat und ein schönes Haus und ein soziales Zentrum die Straße runter, wo wir Gemeinschaft erleben könnten. Dann hätten wir viel weniger psychische Probleme. Aber trotzdem gibt es niemals gar keine Probleme im Leben. Und die Menschen gehen mit diesen Problemen unterschiedlich um. Für manche ist es hilfreich zu lernen, mit Problemen auf konstruktivere Weise umzugehen. Und natürlich leben wir nicht in einer perfekten Welt. Sollen wir uns von den Menschen einfach abwenden und sagen, ›es tut mir furchtbar leid, dass Ihr Leben so schrecklich ist‹?« – »Eva Illouz«, entgegnete ich, »würde möglicherweise sagen, dass ein guter Berater versuchen würde, diese Menschen in einem sozialen Projekt unterzubringen oder sie dazu zu bewegen, einer Gewerkschaft beizutreten.« – »Das ist etwas, das ich ebenfalls versuche«, antwortete Moncrieff. »Die Menschen dazu zu bewegen, etwas zu unternehmen, das ihrem Leben Bedeutung gibt. Wenn es eine politische Initiative gibt, die ihren Interessen dient, dann ermutige ich sie, dabei mitzumachen.«

Psychotherapie und gesellschaftliches Engagement, so legte Joanna Moncrieff nahe, schließen sich nicht gegenseitig aus. »Hätten die Menschen dann noch das Gefühl, dass wir Psychotherapie praktizieren, wenn wir ihnen sagen: ›Tun Sie etwas für Ihre Situation.‹? Werden nicht viele sagen, das mache ich erst dann, wenn ich wieder gesund bin?« – »Ja, das höre ich oft von meinen Patienten«, antwortete sie. »Und ich entgegne dann: ›Es wird Ihnen nicht besser gehen, solange Sie nicht etwas unternehmen.‹ Ich glaube sehr ans Handeln. Besonders durch Aktivitäten, die gemeinsam mit anderen durchgeführt werden, findet man Sinn im und Freude am Leben. Und man überwindet dadurch Zeiten voller Depression.« – »Sie sprechen das sehr direkt an.« – »Andauernd.«

Ein anderes Bild der Depression

> »Ein Bild hielt uns gefangen. Und heraus konnten wir nicht, denn es lag in unsrer Sprache, und sie schien es uns nur unerbittlich zu wiederholen.«
>
> *Ludwig Wittgenstein,*
> Philosophische Untersuchungen, §115[37]

Wir könnten im Bild bleiben. Depressionen, so könnten wir weiterhin sagen, sind körperliche Krankheiten, so wie Alzheimer oder Parkinson, ein »Schnupfen des Gehirns«, nicht viel anders als ein Diabetes oder gar, wie Depressionsexperte Holsboer meint, ein »Meniskusabriss«. Dieses Bild hat sein Gutes. Kranke Menschen bräuchten sich für das, was sie erleben, wie auch für das, was sie nicht schaffen, nicht länger zu schämen oder verantwortlich zu fühlen. Weil sie Pech mit ihrem Körper hatten, der unter widrigen Umständen die falschen Reaktionen zeigt. Und es wäre dann weiterhin eine Aufgabe für Ärzte (mit ihren Medikamenten) und Psychotherapeuten (mit ihren Gesprächen, die dem Gehirn helfen), sie zu heilen. Denn wenn es auch bemerkenswert ist, dass Jahrzehnte der Forschung keinen einzigen belastbaren Befund zur biologischen Verursachung der Depression geliefert haben, weiß doch niemand, was die Zukunft bringt. Einige halten daran fest, der entscheidende Bio-Befund könnte hinter der nächsten Ecke auf uns warten, der Durchbruch unmittelbar bevorstehen.

Als ich die Idee zu diesem Buch hatte, begann gerade wieder eine neue Runde in der Diskussion um die biologische Behandlung von Depressionen. Diesmal nicht mit Antidepressiva, sondern mit Esketaminen oder LSD. Oder doch wieder mit einem Antidepressivum, nur diesmal sollte jeder Patient sein eigenes, individuelles Präparat erhalten, das genau zu seiner Hirnstruktur passt. Eine faszinierende Idee, auch wenn die Forschung bereits klare Hinweise geliefert hat, dass der Wechsel von einem Antidepressivum zum nächsten nicht mehr bringt als die reine Behauptung, die Pillen, die man täglich einnimmt, enthielten ab sofort einen neuen Wirkstoff. Wem in Studien lediglich gesagt wurde, er erhalte ein anderes Medikament, der profitierte genauso von der angeblichen »Umstellung«.[38] Jüngst stehen auch »Statine« als »next big thing« in der Depressionsbehandlung hoch im Kurs.[39] Es gibt so viele Substanzen, die auf den Körper und unsere Stimmung einwirken, dass wir noch Jahrzehnte, wenn nicht Jahrhunderte ihre Wirkung auf unser Gehirn erforschen könnten. Bis wir das ganze Periodensystem der Elemente durchprobiert haben. Solange wir beim Bild der Depression als Krankheit des Körpers bleiben, werden wir kaum irgendwo anders suchen.

Wäre Depression ein komplizierter Schnupfen der Seele, dann wäre es auch wenig bemerkenswert, dass sie trotz inzwischen massenhaft verordneter Tabletten und Therapien einfach nicht seltener wird und ausgerechnet diejenigen häufiger unter ihr leiden, die besonders gut über sie aufgeklärt wurden. Dann hätten wir es mit einem biologischen Rätsel zu tun, das die Medizin, wenn nicht jetzt, dann wohl in ein paar hundert Jahren, aufklären wird, so wie sie das so erfolgreich mit anderen Krankheiten des Körpers wie der Tuberkulose oder dem Kindbettfieber getan hat. Depression als »Krankheit des Gehirns« anzusehen, suggeriert eine eigene Qualität des Leids: Traurigkeit ist nicht dasselbe wie Depression. Und Depression ist #notjustsad, wie das im Internet markiert wird. Es gäbe dann gesundes Leid und krankes Leid. Und von Letzterem gäbe es reichlich.

Krankheit impliziert immer auch Hoffnung auf Heilung. »Es ist eine ureigenste ärztliche Aufgabe, Hoffnung zu wecken und hierdurch die Selbstheilungskräfte zu aktivieren«, schreibt der leitende Psychiater der Schlosspark-Klinik in Berlin und Mitautor der deutschen Depressions-Leitlinie Professor Tom Bschor. »Insofern ist es weder schädlich noch abzulehnen«, fährt Bschor fort, »dass eine Antidepressivabehandlung mit einem hohen Placeboeffekt assoziiert ist.«[40] Placebo bedeutet »Ich werde gefallen«, Du wirst geheilt werden. Aber ist es nicht seltsam, dass eine so schwere, biologisch mitverursachte Krankheit, sich dadurch lindern lässt, dass wir einen optimistischeren Blick in die Zukunft wagen?

Depressionen gelten erst seit den 1960er Jahren als weitverbreitete Krankheit. Hippokrates, der sie als einer der Ersten beschrieb, hatte wenig Interesse an ihr. In seinem umfangreichen Werk, in dem er Hämorrhoiden immerhin einen ganzen Band widmete, finden sich nur einzelne, versprengte Hinweise auf das heutige »Volksleiden«.[41] Brauchen wir wirklich eine eigene medizinische Kategorie, um Leid noch ernst zu nehmen? Ist Verzweiflung nicht schlimm genug? Sollte #justveryverysad nicht ausreichend sein, um uns einander zuzuwenden? Trauer, Schwermut und Suizidgedanken müssen unbedingt als schwerwiegende Probleme angesehen werden. Nicht aber notwendigerweise als Ausdruck einer Krankheit.

Der Ausweg aus der Fliegenfalle

»Über Depressionen kann man nicht singen, das würde keiner hören wollen«, hat Ken Gergen einmal bei einem Vortrag gescherzt. Er ist der Sozialpsychologe, der sich mit der Sprache in der Psychotherapie auseinandersetzt, den wir im dritten Kapitel kennengelernt hatten. »Aber angenommen, wir nennen es den ›Blues‹«, fuhr er fort und fing tatsächlich an zu singen: »›My wife's gone, my baby just left me. I ain't gettin‹ up!‹ – Gib mir eine Gitarre! Ich verdien' damit noch was!« Auch wenn Gergen dies nicht ganz ernst meinte, ist ihm der Punkt, auf den er hier anspielt, äußerst wichtig: Das Leid hatte einmal einen anderen Stellenwert in unserer Gesellschaft, es war nichts, wofür man sich schämen musste, nichts, was man so schnell wie möglich zu überwinden und auszumerzen hatte: »Den ›Blues‹ zu haben«, fuhr er fort, »stellte eine Auszeichnung dar: ›Ich bin im Leben rumgekommen, ich habe was erlebt, ich habe *Dinge* gesehen. Ich weiß, wie schlimm es ist. Ich weiß, wo der absolute Tiefpunkt ist.‹ All das fliegt aus dem Fenster, wenn wir es durch die Brille einer psychischen Störung betrachten.«[42]

Das Bild vom »Schnupfen der Seele«, als Krankheit wie jede andere, ist selbst ein Teil der Depressions-Falle. Weil es den Blick auf die Allgegenwärtigkeit von Leid in unserem Leben verstellt, es zu einem Webfehler in unserem Nervenkostüm erklärt. Es nimmt uns die Würde. Darum sollten wir dieses Bild ersetzen. Ich habe in diesem Buch auf Brüche, Risse und Widersprüche im Bild der »Depression als Krankheit« hingewiesen, damit wir dazu auf Abstand gehen können.

Aus der Distanz schauen wir aus einer anderen Perspektive auf uns selbst zurück. Wir müssen uns nicht zwischen Krankheit und Faulheit entscheiden – denn vor diese Wahl gestellt, würde sich natürlich jeder für die »Krankheit« entscheiden. Wir können stattdessen wie die Soziologin Eva Illouz versuchen, unser Leben zu betrachten und so zu einem lebensnahen Depressionsbegriff gelangen. Wenn die Menschen wüssten, dass sie unter gesellschaftlichen Missständen leiden, wie so viele andere auch, dann, meint Illouz, könnten sie sich ebenfalls entlastet fühlen und bräuchten sich keine Vorwürfe wegen ihres Zustands zu machen. Und die Lösungsansätze bestünden nicht in immer neuen Versuchsreihen mit Medikamenten, sondern in der Verbesserung unseres Miteinanders. In der Zuwendung.

Als Psychotherapeut setze ich auf die befreiende Wirkung des Gesprächs. Ich glaube, dass aus guten Gesprächen etwas Neues entstehen kann. Ich habe in diesem Buch eine Reihe von Begegnungen mit Menschen geschildert, die mich beeindruckt haben. Ich habe mit prominenten Fachleuten auf dem Gebiet der Depressionsforschung gesprochen, die mir neue Sichtweisen eröffnet haben. Besonders eindrücklich sind für mich die vielen Sitzungen mit Klienten, die zu mir in die Psychotherapie gekommen sind, um etwas an ihrem Leben zu verbessern. Aus den Begegnungen mit all diesen Menschen ist dieses Buch entstanden. Es ist ein Produkt der Gespräche, die wir miteinander geführt haben.

Gespräche können uns in Krisenzeiten davon abhalten, in einen Abgrund zu stürzen. Wir geben uns damit gegenseitig Halt. Wir können im Gespräch darüber hinaus etwas Neues aufbauen. Uns gemeinsam in das nächste Abenteuer stürzen. Dann muss von »Depressionen« keine Rede mehr sein. Wenn es das Wort »Depression« nicht gäbe, was würden Sie stattdessen zu Ihren Leiden sagen? Welche Geschichte wollen Sie erzählen?

Dank

Ich danke Nora Barta, Julia Friedrichs, Martin Krekeler, Anne Otto, Karin Padberg, Martin Plöderl, Anke Rabhansl, Christian Rabhansl und Dennis Stratmann, die das Manuskript gelesen und wertvolle Anregungen gegeben haben. Meiner Lektorin Dr. Tanja Hommen gebührt größter Dank für ihre vielen klugen und aufmerksamen Hinweise, die dieses Buch mitgestaltet haben. Dank gilt auch all den Expertinnen und Experten, die in ihren vollen Kalendern Zeit dafür fanden, mir von ihrem Fachgebiet zu erzählen. Und natürlich meinen Klientinnen und Klienten. Sie zeigen mir jeden Tag, was möglich ist.

Anmerkungen

Vorbemerkung

1 Bundesministerium für Arbeit und Soziales (2019). Sicherheit und Gesundheit bei der Arbeit – Berichtsjahr 2018, S. 45. https://www.baua.de/DE/Angebote/Publikationen/Berichte/Suga-2018.pdf?__blob=publicationFile&v=8
2 Healy, D. (2003). Let them eat Prozac. Toronto: James Lorimer & Company, S. 43.
3 Robert Koch Institut (2010). Gesundheitsberichterstattung des Bundes. Depressive Erkrankungen (Heft 51), S. 12. https://www.rki.de/DE/Content/Gesundheitsmonitoring/Gesundheitsberichterstattung/GBEDownloadsT/depression.pdf?__blob=publicationFile
4 Cole, J. (1964), *Journal of the American Medical Association*; zitiert nach Whitaker, R. (2010). Anatomy of an Epidemic. Magic Bullets, Psychiatric Drugs, and the Astonishing Rise of Mental Illness in America. New York: Crown (Random House), S. 153. Sogar einer der Entdecker der Antidepressiva, Nathan Kline, schreibt 1964 »bei der Behandlung der Depression [hat man] immer einen Verbündeten darin, dass die meisten Depressionen in Spontanremission enden« (*Journal of the Medical Association*; zitiert nach Whitaker, R., S. 153). Es galt zudem, dass Medikamente zu ihrer Behandlung sich kaum testen ließen, weil die Krankheit so schnell wieder von allein verschwand. Ebd.

Die Depression wird prominent: Die medikamentöse Behandlung

1 Nachzulesen hier: Friedrichs, J. & Padberg, T. (2016). Depressionen – Vom Schatten ans Licht, in: *Zeit-Magazin*, 25, S. 16–25. https://www.zeit.de/zeit-magazin/2016/25/depressionen-psychotherapie-antidepressiva-serotonin-medikamente Den Text haben wir später in ein Radiofeature umgearbeitet: Friedrichs, J. & Padberg, T. (2017). Antidepressiva. Ähnlich wirksam wie Placebos. Feature für Deutschlandradio Kultur. Abrufbar unter: http://www.deutschlandradiokultur.de/antidepressiva-und-ihre-wirksamkeit-tabletten-gegen-die.976.de.html?dram:article_id=367696 – Zuletzt erschien von Julia Friedrichs: Working Class. Warum wir Arbeit brauchen, von der wir leben können. Berlin Verlag, 2021.
2 Vgl. Kirsch, I., Deacon, B., Huedo-Medina, T., Scoboria, A., Moore, T. & Johnson, B. (2008). Initial Severity and Antidepressant Benefits: A Meta-Analysis of Data Submitted to the Food and Drug Administration, in: *PLoS*

Medicine, 5 (2), S. 0260–0268. Verfügbar unter: http://journals.plos.org/plosmedicine/article?id=10.1371/journal.pmed.0050045 (08. 10. 2018); zu ähnlichen Ergebnissen kam er auch schon in Kirsch, I. & Moore, T. (2002). The Emperor's New Drugs: An Analysis of Antidepressant Medication Data Submitted to the U. S. Food and Drug Administration, in: *Prevention & Treatment*, Volume 5, Article 23, eingestellt am 15. Juli 2002; s. a. Padberg, T. (2018). Prozac (Fluoxetin) Die Mutter aller Pillen. Der Forschungsstand zur Wirksamkeit von Antidepressiva, in: Fliegel, S., Jänicke, W., Münstermann, S., Ruggaber, G., Veith, A. & Willutzki, U. (2018). Verhaltenstherapie – Was sie kann und wie es geht. Ein Lehrbuch. Tübingen: dgvt-Verlag, S. 441–443.

3 Turner, E. H., Matthews, A. M., Linardatos, E. et al. (2008). Selective publication of antidepressant trials and its influence on apparent efficacy, in: *New Engl J Med*, 358 (3), S. 252–260.

4 Der Text wurde in leicht veränderter und erweiterter Form später im *Psychotherapeutenjournal* abgedruckt: Padberg, T. (2018). Placebos, Drogen, Medikamente – Der schwierige Umgang mit Antidepressiva, in: *Psychotherapeutenjournal*, 13 (4), S. 324–330.

5 Hapke, U., Cohrdes, C., Nübel, J. (2019). Depressive Symptomatik im europäischen Vergleich – Ergebnisse des European Health Interview Survey (EHIS) 2, in: *Journal of Health Monitoring*, 4 (4), S. 62–69. https://www.rki.de/DE/Content/Gesundheitsmonitoring/Gesundheitsberichterstattung/GBEDownloadsJ/FactSheets/JoHM_04_2019_Depressive_Symptomatik_DE_EU.pdf?__blob=publicationFile

6 https://www.aerzteblatt.de/nachrichten/sw/Antidepressiva?nid=98188

7 Public Health England (2019). Dependence and withdrawal associated with some prescribed medicines. An evidence review. https://assets.publishing.service.gov.uk/government/uploads/system/uploads/attachment_data/file/829777/PHE_PMR_report.pdf

8 Lester, N. & Hughes, L. (2021). Thousands of antidepressants prescribed on the NHS in England for children as young as 5, in: https://www.walesonline.co.uk/news/uk-news/thousands-antidepressants-prescribed-nhs-england-19966266

9 Greenberg, G. (2010). Manufacturing Depression. The Secret History of a Modern Disease. London: Bloomsbury, S. 280.

10 Biermann, C. et al. (2009). »Er hielt sich nicht mehr aus«, in: https://www.spiegel.de/spiegel/print/d-67768148.html Prof. Holsboer ist von Hause aus Chemiker. Im Jahr 2010 gründete er zusammen mit Carsten Maschmeyer ein biopharmazeutisches Unternehmen. Die Firma entwickelt Tests, mit deren Hilfe das passende Antidepressivum für jeden Menschen gefunden werden soll.

11 So glauben bspw. 88 Prozent aller Australier an die Theorie vom chemischen

Ungleichgewicht der Depression. Pilkington, P. D., Reavley, N. J. & Jorm A. F. (2013). The Australian public's beliefs about the causes of depression: Associated factors and changes over 16 years, in: *Journal of Affective Disorders* 150 (2), S. 356–362. https://doi.org/10.1016/j.jad.2013.04.019

12 Website einer Pharmafirma, zitiert nach Watters, E. (2018). Crazy Like Us – Wie Amerika den Rest der Welt verrückt macht. Tübingen: dgvt-Verlag.

13 Zitiert nach Healy, D. (2003). Let Them Eat Prozac, S. 374.

14 Carter, R. (2013). Mapping the Mind. London: Weidenfeld & Nicolson.

15 Diskussion mit Iris Hauth und Alexander Wendt. Depressionen und Ängste – Wie können wir damit umgehen? »Im Gespräch« auf Deutschlandfunk Kultur. Moderation Katrin Heise. (2018). Abrufbar unter: https://www.deutschlandfunkkultur.de/diskussion-mit-iris-hauth-und-alexander-wendt-depressionen.970.de.html?dram:article_id=429850 Diskussion mit Iris Hauth und Alexander Wendt. Angststörungen, Burn-out, Depression – Wie können wir unsere Psyche schützen? »Im Gespräch« auf Deutschlandfunk Kultur. Moderation Vladimir Balzer. (2020). Abrufbar unter: https://www.deutschlandfunkkultur.de/angststoerungen-burn-out-depression-wie-koennen-wir-unsere.970.de.html?dram:article_id=485529

16 In: Drude, V. (2020). Pop und Psyche – Der neue Mut zur Schwäche. https://www.3sat.de/kultur/kulturdoku/pop-und-psyche-kulturdoku-100.html

17 Vgl. Barber, C. (2008). Comfortably Numb. How Psychiatry is Medicating the Nation. New York: Vintage Books, S. 9.

18 In: Biermann, C. et al. (2009). »Er hielt sich nicht mehr aus«, in: https://www.spiegel.de/spiegel/print/d-67768148.html

19 Interview mit Alan Broadhurst in Greenberg (2010), S. 182.

20 Zitiert nach Greenberg (2010), S. 185ff.

21 In: Laurence (1957), zitiert nach Greenberg (2010), S. 189.

22 City restricts sale of energizing drug. The New York Times, April 12, 1958, S. 1.

23 Bowers, M. B., Heninger, G. R., Gerbode, F. (1969). Lumbar CSF 5-hydroxindoleacetic acid and homovanillic acid in psychiatric patients, in: *International Journal of Neuropharmacology*, 8 (3), S. 255–262. Bowers, M. (1974). Lumbar CSF 5-hydroxindoleacetic acid and homovanillic acid in affective syndromes, in: *Journal of Nervous and Mental Disease*, 158 (5), S. 325–330.

24 Mendels, J. & Frazer, A. (1974). Brain Biogenic Amine Depletion and Mood, in: *Arch Gen Psychiatry*, 30 (4), S. 447–451.

25 Friedrichs, J. & Padberg, T. (2017). Antidepressiva. Ähnlich wirksam wie Placebos. Feature für Deutschlandradio Kultur. Abrufbar unter: http://www.deutschlandradiokultur.de/antidepressiva-und-ihre-wirksamkeit-tabletten-gegen-die.976.de.html?dram:article_id=367696

26 Zitiert nach Lacasse, J. R. & Leo, J. (2005). Serotonin and depression: A

disconnect between the advertisements and the scientific literature, in: *PLoS Medicine*, 2 (12), e392, S. 1212 https://doi.org/10.1371/journal.pmed.0020392

27 Ebd.

28 Deacon, B. & Grayson, B. (2009). The Chemical Imbalance Explanation of Depression: Reducing Blame at what Cost?, in: *Journal of Social and Clinical Psychology*, (4) 28, S. 415–435.

29 Vgl. Slater, L. (2018). Blue Dreams. The Science and the Story of the Drugs That Changed Our Minds. New York: Little Brown & Company, S. 175f. Übersetzt durch den Autor.

30 Karp, D. (1996). Speaking of Sadness. New York: Oxford University Press, S. 9.

31 In: Greenberg, G. (2013). The Book of Woe. The DSM and the Unmaking of Psychiatry. New York: Blue Rider Press, S. 281.

32 Coneely, M., Higgs, P. & Moncrieff, J. (2020). Medicalising the moral: the case of depression as revealed in internet blogs, in: *Social Theory & Health*. https://doi.org/10.1057/s41285-020-00141-1

33 Kutcher, S., Wei, Y. & Coniglio, C. (2016). Mental Health Literacy: Past, Present, and Future. *Can J Psychiatry*, 61 (3), S. 154–158.

34 Coneely, M., Higgs, P. & Moncrieff, J. (2020).

35 Vgl. Hengartner, M. (2020). How effective are antidepressants for depression over the long term? A critical review of relapse prevention trials and the issue of withdrawal confounding, in: *Therapeutic Advances in Psychopharmacology*. https://doi.org/10.1177/2045125320921694

36 Slater, L. (2018), S. 206. Übersetzt durch den Autor.

37 Montejo, A. L., Calama, J. et al. (2019). A Real-World Study on Antidepressant-Associated Sexual Dysfunction in 2144 Outpatients: The SALSEX I Study, in: *Archives of Sexual Behaviour*, 48 (3), S. 923–933. Serretti, A., Chiesa, A. (2009). Treatment-Emergent Sexual Dysfunction Related to Antidepressants: A Meta-Analysis, in: *J Clin Psychopharmacol*, 29 (3), S. 259–266.

38 Hogan, C., Le Noury, J., Healy, D. et al. (2014). One hundred and twenty cases of enduring sexual dysfunction following treatment, in: *Int J Risk Saf Med*, 26 (2), S. 109–116.

39 Vgl. Plöderl, M. & Padberg, T. (im Druck). Antidepressiva – wirksam und gut verträglich? In: *PiD – Psychotherapie im Dialog*.

40 Slater (2018), S. 213. Übersetzt durch den Autor.

41 Das Neuroleptikum Zyprexa wird als zusätzliches Medikament neben einem Antidepressivum auch in der Depressionsbehandlung eingesetzt.

42 Ebd., S. 208.

43 Hengartner, M. P., Davies, J., Read, J. (2020). Antidepressant withdrawal – the tide is finally turning, in: *Epidemiology and Psychiatric Sciences* 29, e52, S. 1–3. https://doi.org/10.1017/S2045796019000465 In einer schwindelerregenden Umkehr der eigenen Position hat das Royal College of Psychiatry

2020 seine noch wenige Monate zuvor vertretene frühere Einschätzung, Absetzerscheinungen bei Antidepressiva seien selten und harmlos, zurückgenommen und bietet auf einer eigenen Website sogar Unterstützung für unter Entzugserscheinungen Leidende an: https://www.rcpsych.ac.uk/mental-health/treatments-and-wellbeing/stopping-antidepressants

44 In: Padberg, T. & Friedrichs, J. (2016). »Es gibt vieles, was man für Depressive tun kann« – ein Gespräch mit Tim Kendall, in: *Psychologie Heute*, 10, S. 58–60.

45 Vgl. Hengartner, M. P., Plöderl, M. (2020) Does antidepressant maintenance therapy prevent relapses or withdrawal reactions? An analysis of time-to-event data from relapse prevention trials; Hengartner, M. P. (2020). How effective are antidepressants for depression over the long term? A critical review of relapse prevention trials and the issue of withdrawal confounding, in: *Therapeutic Advances in Psychopharmacology*, 10. https://doi.org/10.1177/2045125320921694

46 Whitaker, R. (2010). Anatomy of an Epidemic. New York: Broadway Books, S. 80.

47 Babyak, M., Blumenthal, J. A., Herman, S., Khatri, P., Doraiswamy, M., Moore, K., Craighead, W. E., Baldewicz, T. T. & Ranga Krishnan, K. (2000). Exercise Treatment for Major Depression: Maintenance of Therapeutic Benefit at 10 Months, in: *Psychosomatic Medicine* 62 (5), S. 633–38. Mit der Möglichkeit, durch Antidepressiva weitere depressive Phasen geradezu herauszufordern, beschäftigt sich auch Bschor, T. (2018). Antidepressiva. Wie man sie richtig anwendet und wer sie nicht nehmen sollte. München: südwest-Verlag, S. 116ff.

48 Hegerl, U. (2013). Sollten leichte Depressionen ausschließlich psychotherapeutisch behandelt werden?, in: *Der Nervenarzt*, 84, S. 388–389 https://doi.org/10.1007/s00115-012-3729-9

49 Carlat, D. (2010). Unhinged. The Trouble with Psychiatry – A Doctor's Revelation about a Profession in Crisis. New York: Free Press, S. 74f.

50 Vgl. Watters, E. (2016). Crazy Like Us. Wie Amerika den Rest der Welt verrückt macht. Tübingen: dgvt-Verlag, S. 177ff.

51 In: Schulte von Drach, M. (2010). »Diese Berichte werden Menschenleben kosten«, in: https://www.sueddeutsche.de/wissen/studie-zu-antidepressiva-diese-berichte-werden-menschenleben-kosten-1.291343

52 https://demandcir.blogspot.com/

53 Nguyen-Kim, M. T. (2020). Antidepressiva – ja oder nein? https://www.youtube.com/watch?v=oDrG6NBqcnk

54 Dreher, J. & Kugelstadt, A. (2020). Eine ehrliche Aufklärung über Antidepressiva. https://www.youtube.com/watch?v=pSmtwQv-ieg

55 Drogenrausch als Heilmittel? Theresa über ihre Ketamin-Therapie I TRU DOKU. abrufbar unter: https://www.youtube.com/watch?v=Gx532K38Bfc

56 Zipfel, J. (2020). Neustart fürs Gehirn: Wege aus der Depression. https://www.3sat.de/wissen/wissenschaftsdoku/neustart-fuers-gehirn-wege-aus-der-depression-100.html

57 Am Ende findet Zipfel dann bei einer Verhaltenstherapeutin für sich eine gute Hilfe.

58 Hyman, S. (1996). Initiation and Adaptation: A Paradigm for Understanding Psychotropic Drug Action, in: *American Journal of Psychiatry*, 153, S. 151–161.

59 In: Zipfel, J. (2020).

60 Horowitz, M. A. & Moncrieff, J. (2020). Are we repeating mistakes of the past? A review of the evidence for esketamine, in: *The British Journal of Psychiatry*. https://doi.org/10.1192/bjp.2020.89

61 Vgl. z. B.: Pollan, M. (2019). Verändere Dein Bewusstsein. Was uns die neue Psychedelik-Forschung über Sucht, Depression, Todesfurcht und Transzendenz lehrt. München: Verlag Antje Kunstmann.

62 Grawe, K. (2004). Neuropsychotherapie. Göttingen: Hogrefe, S. 18. Tatsächlich gibt es für die Annahme, erfolgreiche Psychotherapie verändere das Gehirn depressiver Menschen kaum belastbare Evidenz: Cristea, I. et al. (2019). Biological markers evaluated in randomized trials of psychological treatments for depression: a systematic review and meta-analysis, in: *Neuroscience & Biobehavioral Reviews*, 101. https://www.sciencedirect.com/science/article/abs/pii/S0149763419300247

Nur eine Krankheit? Die Geschichte der Depression

1 Greenberg, G. Interview. »Manufacturing Depression«, in: Leonard Lopate Show. https://www.wnyc.org/story/60050-manufacturing-depression/

2 Gombrich. E. (2019). Eine kurze Weltgeschichte für junge Leser. Köln: DuMont, S. 23.

3 Zitiert nach Ansari, P. (2013). Die Therapiegeschichte der Depression und die Einführung der antidepressiven medikamentösen Therapie in der BRD im Zeitraum von 1945–1970, S. 14/S.16. https://d-nb.info/1060673118/34

4 Zitiert nach Ansari, P. (2013), S. 11.

5 Ebd.

6 Zitiert nach Horwitz, A. W. & Wakefield, J. C. (2007). The Loss of Sadness. How Psychiatry Transformed Normal Sorrow Into Depressive Disorder. New York: Oxford University Press, S. 61.

7 Ebd., S. 66.

8 Hapke, U., Cohrdes, C., Nübel, J. (2019). Depressive Symptomatik im europäischen Vergleich – Ergebnisse des European Health Interview Survey (EHIS) 2, in: *Journal of Health Monitoring*, 4 (4). https://www.rki.de/DE/

Content/Gesundheitsmonitoring/Gesundheitsberichterstattung/GBEDownloadsJ/FactSheets/JoHM_04_2019_Depressive_Symptomatik_DE_EU.pdf?__blob=publicationFile

9 Richter, D., Berger, K. & Reker, T. (2008). Nehmen psychische Störungen zu? Eine systematische Literaturübersicht, in: *Psychiatrische Praxis*, 35 (7), S. 321–330. Richter, D. & Berger, K. (2013). Nehmen psychische Störungen zu? Update einer systematischen Übersicht über wiederholte Querschnittsstudien, in: *Psychiatrische Praxis*, 40 (4), S. 176–182. Richter, D., Wall, A., Bruen, A., Whittington, R. (2019). Is the global prevalence rate of adult mental illness increasing? Systematic review and meta-analysis, in: *Acta Psychiatr Scand*, 140 (5), S. 393–407.

10 Hinzpeter, B. et al. (2019). European Health Interview Survey (EHIS) 2 – Hintergrund und Studienmethodik, in: *Journal of Health Monitoring*, 4 (4). https://www.rki.de/DE/Content/Gesundheitsmonitoring/Gesundheitsberichterstattung/GBEDownloadsJ/ConceptsMethods/JoHM_04_2019_EHIS_2_Methodik.pdf?__blob=publicationFile

11 Die Daten der letzten EHIS-Studie wurden über einen durchschnittlichen Zeitraum von acht Monaten erhoben. Einige Länder, darunter Dänemark, Italien und Rumänien, benötigten für die Erhebung sogar nur drei Monate.

12 Roccatagliata, G. (1986). A history of ancient psychiatry. Westport, CT: Greenwood Press, S. 164.

13 Hapke, U., Cohrdes, C., Nübel, J. (2019), S. 63.

14 Boring, E. G. (1961). Psychologist at large. Oxford, England: Basic Books, S. 15.

15 Z. B. Danziger, K. (1994). Does the history of psychology have a future?, in: *Theory & Psychology*, 4 (4), S. 467–484.

16 Young, R. M. (1966). Scholarship and the history of the behavioral Sciences, in: *History of science*, 5 (1), S. 1–51.

17 Horwitz, A. & Wakefield, J. (2007). The Loss of Sadness. How Psychiatry Transformed Normal Sorrow Into Depressive Disorder. New York: Oxford University Press.

18 McKinley, J. (1999). Ideas & Trends: Get That Man Some Prozac; If the Dramatic Tension Is All in His Head, in: https://www.nytimes.com/1999/02/28/weekinreview/ideas-trends-get-that-man-some-prozac-if-the-dramatic-tension-is-all-in-his-head.html

19 Ansari, P. (2013), S. 22f.

20 Zitiert nach Shorter, E. (2013). How Everyone Became Depressed. The Rise and Fall of the Nervous Breakdown. Oxford: Oxford University Press, S. 86. *Übers. aus dem Englischen und mit Hervorhebungen versehen durch den Autor.*

21 Die Anregung zur Darstellung als Pyramide habe ich von Allan Horwitz und Jerome Wakefield.

22 Kraepelin, E. (1913). Psychiatrie. Ein Lehrbuch für Studierende und Ärzte. Achte, vollständig umgearbeitete Auflage. III. Band, Klinische Psychiatrie, II. Teil. Leipzig: Verlag von Johann Ambrosius Barth. S. 1259ff.

23 Horwitz, A. & Wakefield, J. (2007, S. 18) weisen darauf hin, dass es schon seit langem eine inzwischen nicht mehr verwendete Unterscheidung von endogener (von innen kommender) und reaktiver Depression gibt. Das ist aber nicht die Unterscheidung zwischen »reaktiv« und »anlasslos«, die sie meinen. So kann eine klinische »reaktive Depression« in ihrem Sinne zunächst auf einen Anlass hin entstanden sein, dann aber unangemessen lang anhalten. Dann gibt es zwar einen Anlass, dieser ist aber nicht ausreichend, um die Symptomatik zu erklären. Damit würde sich erst im weiteren Verlauf zeigen, ob die Traurigkeit eine echte Depression ist oder eben eine normale Reaktion.

24 Kendell, R., Cooper, J., Gourlay, A. & Copeland, J. (1971). Diagnostic Criteria of American and British Psychiatrists, in: *Arch Gen Psychiat*, 25 (2), S. 123–130.

25 Ash, P. (1949). The reliability of psychiatric diagnosis, in: *J Abnorm Soc Psychol*, 44 (2), S. 272–276.

26 Rawnsley, K. (1967). An international diagnostic exercise. Proceedings of the Fourth World Congress of Psychiatry. Excerpta Medica Foundation, S. 2683–2686.

27 Vgl. dazu Shorter (2013), S. 143ff.; Greenberg, G. (2013), S. 37ff.

28 Zitiert nach Greenberg, G. (2013), S. 37.

29 Ebd., S. 41.

30 Zitiert nach Shorter, E. (2013), S. 131.

31 Spitzer stützte sich dabei auf die sog. Feighner-Kriterien, einen frühen Versuch biologisch orientierter Psychiater, klare Kriterien für psychische Störungen aufzustellen.

32 Im Nachfolger DSM-IV wurde versucht, die übermäßige Ausbreitung von Diagnosen dadurch zu verhindern, dass zusätzlich das sog. Kriterium der »klinischen Signifikanz« eingeführt wurde. Demnach dürfen Diagnosen nur dann vergeben werden, wenn die geschilderten Symptome auch zu bedeutsamem Stress oder Einschränkungen in sozialen, beruflichen oder sonstigen wichtigen Belangen führen. Horwitz & Wakefield (2007, S. 109f.) weisen darauf hin, dass dieses Kriterium bei manchen Störungsbildern geeignet sein mag, zwischen Krankheit und Gesundheit zu unterscheiden. Nicht jedoch im Fall von Depressionen. Demnach ist starke Traurigkeit fast immer mit großem Stress und z. B. sozialem Rückzug verbunden. Also eignet sich das Kriterium der klinischen Signifikanz nicht dazu, zwischen normaler Traurigkeit und klinischer Depression zu unterscheiden.

33 American Psychiatric Association (1980). Diagnostic and statistical Manual of Mental Disorders. DSM-III, S. 333.

34 So z. B. von Wagner, B. (2016). Wann ist Trauer eine psychische Erkrankung? Trauer als diagnostisches Kriterium in der ICD-11 und im DSM-5, in: *Psychotherapeutenjournal*, 3, S. 250–255.

35 Horwitz, A. (2010). How an Age of Anxiety Became an Age of Depression, in: *The Milbank Quarterly*, 88 (1), S. 112–138.

36 Campbell, D. (2020). UK lockdown causing ›serious mental illness in first-time patients'. Psychiatrists say services could be overwhelmed by ›tsunami‹ of sickness triggered by crisis, in: https://www.theguardian.com/society/2020/may/16/uk-lockdown-causing-serious-mental-illness-in-first-time-patients

37 Fowers, A. & Wan, W. (2020). A third of Americans now show signs of clinical anxiety or depression, Census Bureau finds amid coronavirus pandemic, in: https://www.washingtonpost.com/health/2020/05/26/americans-with-depression-anxiety-pandemic/?arc404=true

38 Name geändert. Den Inhalt unseres Gesprächs habe ich nach dem Telefonat aus dem Gedächtnis protokolliert.

39 Vgl. a. Padberg, T. (2020). Psychische Reaktionen auf Corona. Die Krise und die Krisen, in: https://www.deutschlandfunkkultur.de/psychische-reaktionen-auf-corona-die-krise-und-die-krisen.1005.de.html?dram%3Aarticle_id=478249

40 Karp, D. (2007). Is it me or my meds? Living with Antidepressants. Cambridge, MA: Harvard University Press., Pos. 1012 von 2515.

41 Eveleigh, R. et al. (2019). Patients' attitudes to discontinuing not-indicated long-term antidepressant use: barriers and facilitators, in: *Therapeutic Advances in Psychopharmacology*, 9, S. 1–9.

Gespräche gegen das Dunkel: Die Psychotherapie der Depression

1 https://www.schoen-klinik.de/formulare/selbsttest/depression

2 Studie der Rand Corporation zitiert nach Bell, G. (2005) The Worried Well. The Depression Epidemic and the Medicalisation of Our Sorrows, in: *Quarterly Essay*, S. 18. Demnach greift über die Hälfte aller US-Ärzte nach weniger als drei Minuten zum Rezeptblock.

3 Conneely, M., Higgs, P. & Moncrieff, J. (2020). Medicalising the moral: the case of depression as revealed in internet blogs, in: *Social Theory & Health*. https://doi.org/10.1057/s41285-020-00141-1

4 Vgl. Karp, D. (1996), S. 59ff.

5 Ebd., S. 61.

6 Haig, M. (2016). Reasons to Stay Alive. Edinburgh: Canongate, S.15. Übersetzt durch den Autor. Auf Deutsch erschienen als Haig, M. (2016). Ziemlich gute Gründe, am Leben zu bleiben. München: dtv.

7 Ebd., S. 32.

8 Ebd., S. 19.

9 Ebd., S. 14.

10 Ebd., S.123.

11 Ebd., S. 76.

12 Ebd., S. 77.

13 Ebd., S. 173.

14 Solomon, A. (2015). The Noonday Demon. An Atlas of Depression. New York, NY: Scribner, S. 29. Übersetzt durch den Autor.

15 Ebd., S. 19.

16 In: Otto, A. (2020). »Die schlimmsten Dinge passieren in den dunklen, nicht erzählten Ecken«, in: *Psychologie Heute*, 9, S. 58–63.

17 Haig, M. (2016), S. 9. Übersetzt durch den Autor.

18 Ebd., S. 173.

19 Vgl. Bochumer Arbeitsgruppe für Sozialen Konstruktivismus (Hg.) (2021). Die Psychologie des Alltags. Tübingen: dgvt-Verlag.

20 https://thebestschools.org/features/most-influential-psychologists-world/

21 Vgl. auch Padberg, T. (2013). Zum Verhältnis von Neurowissenschaft und Psychotherapie, in: *Verhaltenstherapie und psychosoziale Praxis*, 45 (3), S. 769–772.

22 Gergen, K. (2014). Ken Gergen – Beyond the Therapeutic State Conference – Plenary; ab 17:24. https://www.youtube.com/watch?v=BSs7sCNl0MI&list=PLlblTswvpXI4L6f7XwskrMW9HzbCrswhq&index=3&t=0s

23 Gergen, K. (2006). Therapeutic Realities. Collaboration, oppression and relational flow. Chagrin Fall, Ohio: Taos Institute Publication, S. 85.

24 Haig, M. (2016), S. 62. Übersetzt durch den Autor.

25 Ebd., S. 82.

26 Ebd., S. 10.

27 Ebd., S. 37.

28 Gergen, K. (2014); ab 20:05. https://www.youtube.com/watch?v=BSs7sCNl0MI&list=PLlblTswvpXI4L6f7XwskrMW9HzbCrswhq&index=3&t=0s

29 Gemeinsam solche Sichtweisen zu entwickeln, ist der Ansatz der »Formulation«, den britische Psychologen entwickelt haben (vgl. zusammenfassend: Johnstone, L. (2017). Psychological Formulation as an Alternative to Psychiatric Diagnosis, in: *Journal of Humanistic Psychology*, 58 (1), S. 30–46. https://journals.sagepub.com/doi/10.1177/0022167817722230). Einen vergleichbaren Ansatz vertritt die Deutsche Gesellschaft für Verhaltenstherapie in ihrem Lehrbuch Fliegel, S. et al. (Hrsg.) (2018). Verhaltenstherapie. Was sie kann und wie es geht. Tübingen: dgvt-Verlag.

30 Die Szene stammt aus der Lehrfilmreihe »Handwerk Psychotherapie« (2017), in der Steffen Fliegel diese Technik vorstellt. Tübingen: dgvt-Verlag.

31 Interview mit Steffen Fliegel geführt am 1. Juli 2017 in Münster, in: *Verhaltenstherapie & psychosoziale Praxis*, 42 (2), S. 479–492.

32 Fliegel, S. et al. (2018).

33 Vgl. a. Padberg, T. & Veith, A. (2018). Problemanalysen, in: Fliegel, S. et al. Verhaltenstherapie – Was sie kann und wie es geht. Ein Lehrbuch. Tübingen: dgvt-Verlag, S. 227–250. Der Soziologe Nicolas Rose argumentiert, dass nicht jedes Diagnosesystem für jeden Zweck geeignet ist. In: Rose, N. (2019). Our Psychiatric Future. Kap. 4. Cambridge: polity press. So muss ggf. für die therapeutische Praxis ein anderer Beschreibungsansatz gewählt werden als z. B. für die Forschung oder die Verteilung von Geldern aus dem Gesundheitswesen.

34 Greenberg, G. (2010). Manufacturing Depression. London: Bloomsburg, S. 61.

35 Ebd., S. 367.

36 Vgl. Deacon, B. & Grayson, B. (2009). The Chemical Imbalance Explanation of Depression: Reducing Blame at What Cost?, in: *Journal of Social and Clinical Psychology*, 28 (4), 2009, S. 415–435.

37 Vgl. Benecke, C. (2020). Die Zukunft der Psychotherapieverfahren im neuen Psychotherapiestudium, in: *Psychotherapeutenjournal*, 4, S. 393–401.

38 Norcross, J. & Newman, C. (1992). Psychotherapy integration: Setting the context, S. 3, in: Norcross, J. & Goldfried, M. (Hrsg.). Handbook of Psychotherapy Integration. New York: Basic Books, S. 3–45.

39 Wampold, B., Imel, Z. & Flückiger, C. (2015). Die Psychotherapiedebatte. Was Psychotherapie wirksam macht. Bern: Hogrefe.

40 Vgl. Teismann, T. & Dorrmann, W. (2015). Suizidgefahr? Ein Ratgeber für Betroffene und Angehörige. Göttingen: Hogrefe. Teismann, T. & Hanning, S. (2020). Das Depressionsbuch: Informationen für Betroffene, Angehörige und Interessierte. Köln: BALANCE buch + medien verlag.

41 Zitiert nach Freitag, J. (2014). Der Mythos der Selbstmorduni. Grauer Betonklotz Ruhr-Universität. https://www.bszonline.de/artikel/grauer-betonklotz-ruhr-universit%C3%A4t

42 Willutzki, U. & Teismann, T. (2014). Ressourcenorientierte Therapie depressiver Störungen, S. 347–376, in: Kunz, O. & Teismann, T. (Hrsg.). Moderne Ansätze in der Depressionsbehandlung. Tübingen: dgvt-Verlag. Vgl. a. Willutzki, U. & Teismann, T. (2013). Ressourcenaktivierung in der Psychotherapie. Bern: Hogrefe.

43 Frank, J. & Frank, J. (1993). Persuasion and Healing: A Comparative Study of Psychotherapy. Baltimore: Johns Hopkins University Press.

44 Dieses Gespräch habe ich so wie hier dargestellt in meiner Praxis geführt. Es wurde lediglich verdichtet und gekürzt, um die wesentlichen Punkte

herauszuarbeiten. Zudem wurden die Daten der Klientin sowie einige ihrer Lebensumstände verändert, damit ihre Anonymität gewahrt bleibt.

45 Willutzki, U. & Teismann, T. (2014), S. 349.

46 Lütz, M. (2018) Irre! – Wir behandeln die Falschen: Unser Problem sind die Normalen – Eine heitere Seelenkunde. München: Penguin Verlag. Lütz, M. (2020). Neue Irre – Wir behandeln die Falschen: Eine heitere Seelenkunde. Auf dem neuesten Stand der Forschung. München: Kösel.

Endstation Hirn: Die Biologie der Depression

1 Zitiert nach Shorter, E. (2013), S. 145.

2 https://www.nytimes.com/1907/03/11/archives/soul-has-weight-physician-thinks-dr-macdougall-of-haverhill-tells.html

3 Zitiert nach Carlat, D. (2010). Unhinged. The Trouble with Psychiatry – A Doctor's Revelation about a Profession in Crisis. New York: Free Press, S. 53f.

4 Z. B. Kirk, H. & Kutchins, S. (1999). Making Us Crazy. DSM – The Psychiatric Bible and the Creation of Mental Disorders. London: Constable.

5 Zitiert nach Shorter, E. (2009). Before Prozac. The Troubled History of Mood Disorders in Psychiatry. New York: Oxford University Press, S. 167f.

6 Szasz, T. S. (2010): The Myth of Mental Illness. Foundations of a Theory Of Personal Conduct. 50th Anniversary Edition With a New Preface and Two Bonus Essays. London, New York: Harper Perennial. Vgl. a. Padberg, T. (2014). Szaszs »The Myth of Mental Illness« – Eine Kritik der Psychologie, in: *systemagazin.* Abrufbar unter: http://systemagazin.com/geisteskrankheit-%C2%96-ein-moderner-mythos/

7 Zitiert nach Greenberg, G. (2013), S. 48f.

8 Ebd., S. 50.

9 Ebd., S. 60.

10 Parker, G. et al. (2010). Issues for DSM-5: Whither Melancholia? The Case for Its Classification as a Distinct Mood Disorder, in: *Am J Psychiatry*, 167 (7), S. 745–747.

11 Hasler, F. (2012). Neuromythologie. Eine Streitschrift gegen die Deutungsmacht der Neurowissenschaften. Bielefeld: transcript-verlag, S. 86.

12 Kupfer, D. (2013). Statement by David Kupfer, MDChair of DSM-5 Task Force Discusses Future of Mental Health Research. https://www.madinamerica.com/wp-content/uploads/2013/05/Statement-from-dsm-chair-david-kupfer-md.pdf

13 Zitiert nach Greenberg (2013), S. 337f.

14 Border, R. et al. (2019). No Support for Historical Candidate Gene or Candidate Gene-by-Interaction Hypotheses for Major Depression Across

Multiple Large Samples, in: *American Journal of Psychiatry*, 176 (5), S. 376–387. Zum gleichen Schluss kommt auch das Sammelreferat von Hengartner, M. (2019). »Eine methodenkritische Evaluation der biomedizinischen Depressionsforschung: Wie zuverlässig und praxisrelevant sind vielbeachtete neurobiogenetische Befunde?«, in: *Psychotherapeutenjournal*, 2, S. 111–117.

15 Alexander, S. (2019). 5-HTTLPR: A Pointed Review. https://slatestarcodex.com/2019/05/07/5-httlpr-a-pointed-review/ Ich habe mich in meiner Darstellung der Forschung zu 5-HTTLPR in diesem Abschnitt an Alexanders Beitrag orientiert.

16 Inzwischen erschien eine weitere Studie mit 50 000 Teilnehmern, in der mit Hilfe statistischer Methoden versucht wurde, Zusammenhänge zwischen Genen und Affektiven Störungen wie Depression herzustellen. Das Ergebnis war erneut ein Nullbefund. Curtis, D. (2021). Analysis of 50,000 exome-sequenced UK Biobank subjects fails to identify genes influencing the probability of developing a mood disorder resulting in psychiatric referral, in: *Journal of Affective Disorders*, 281, S. 216–219. https://doi.org/10.1016/j.jad.2020.12.025

17 Frances, A. (2014). Will $650 Million In Genetic Studies Solve The Mystery Of Mental Illness?, in: http://educationupdate.com/fcgi-bin/managed mt/mt-search.cgi?IncludeBlogs=8&tag=NIMH&limit=20

18 Zitiert nach Greenberg, G. (2013), S. 64.

19 In: Hyman, S. (2010). The Diagnosis of Mental Disorders: The Problem of Reification, in: *The Annual Review of Clinical Psychology*, 6, S. 155–179.

20 In: Rogers, A. (2017). Star neuroscientist Tom Insel leaves the Google-spawned Verily for … a startup?, in: www.wired.com/2017/05/star-neuroscientist-tom-insel-leaves-google-spawned-verily-startup/

21 Vgl. a.: Caroll, B. (1982). The Dexamethasone Suppression Test for Melancholia, in: *Brit J Psychiat*, 140, S. 292–304. Inzwischen fand eine Meta-Analyse, dass es bis heute keinen Nachweis für einen systematischen Cortisol-Unterschied in Haarproben zwischen nicht-depressiven und depressiven Menschen gibt. Psaraki, E. et al. (2021). Is there a relation between major depression and hair cortisol? A systematic review and meta-analysis, in: *Psychoneuroendocronology*, 124 (2). https://doi.org/10.1016/j.psyneuen.2020.105098

22 Vgl. Cuipers, P. et al. (2016). Melancholic and atypical depression as predictor and moderator of outcome in cognitive behavior therapy and pharmacotherapy for adult depression, in: *Depression & Anxiety*, 34 (3). https://onlinelibrary.wiley.com/doi/abs/10.1002/da.22580 Der Behandlungserfolg von Antidepressiva blieb unbeeinflusst durch das Vorliegen melancholischer Merkmale in der Analyse von Imai, H., Noma, H. & Furukawa, T. (2021). Melancholic features (DSM-IV) predict but do not moderate response to

antidepressants in major depression: an individual participant data meta-analysis of 1219 patients, in: European Archives of Psychiatry and Clinical Neuroscience, 271, S. 521–526.

23 Koban, C. & Teisman, T. (2017). Psychotherapie mit suizidalen Menschen. Verstehen und Verbessern der motivationalen Ausgangslage, in: *Psychotherapie Aktuell*, 9 (4), S. 24–31.

24 United Nations. Office of the High Commissioner (2017). World needs »revolution« in mental health care – UN rights expert. Abrufbar unter: https://www.ohchr.org/EN/NewsEvents/Pages/DisplayNews.aspx?NewsID=21689

25 Walter, K. (2020). Next Decade Could Usher in Precision Medicine in Psychiatry, in: https://www.hcplive.com/view/decade-precision-medicine-psychiatry

26 Lebowitz, M. (2018). Blue genes? Understanding and mitigating negative consequences of personalized information about genetic risk for depression, in: *J Genet Couns*, 27 (1), S. 204–216. https://www.ncbi.nlm.nih.gov/pmc/articles/PMC5796841/

27 Schroder, H. et al. (2020). Stressors and chemical imbalances: Beliefs about the causes of depression in an acute psychiatric treatment sample, in: *Journal of Affective Disorders*, 276, S. 537–545.

28 https://www.rki.de/DE/Content/Institut/Leitbild/Leitbild_node.html;jsessionid=84533B44E1AF5E7AF4D40BA1E4BA08B3.internet102

29 Handerer, J., Thom, J. & Jacobi, F. (2018). Die vermeintliche Zunahme der Depression auf dem Prüfstand. Epistemologische Prämissen, epidemiologische Daten, transdisziplinäre Implikationen, in: Das überforderte Subjekt. Zeitdiagnosen einer beschleunigten Gesellschaft. Berlin: Suhrkamp, S.159–209.

30 Vgl. Jacobi, F. et al. (2014). Psychische Störungen in der Allgemeinbevölkerung. Studie zur Gesundheit Erwachsener in Deutschland und ihr Zusatzmodul Psychische Gesundheit (DEGS1-MH), in: *Nervenarzt*, 85, S. 77–87. https://www.psychologische-hochschule.de/wp-content/uploads/2019/07/jacobi-degs-praevalenzen-nervenarzt_2014_incl-erratum.pdf

31 https://www.gkv-spitzenverband.de/gkv_spitzenverband/presse/fokus/psychotherapie.jsp

32 Jorm, A. et al. (2017). Has increased provision of treatment reduced the prevalence of common mental disorders? Review of the evidence from four countries, in: *World Psychiatry*, 16 (1), S. 90–99.

33 https://www.beyondblue.org.au/personal-best/pillar/in-focus/depression-vs-sadness

34 Goldney, R. et al. (2010). Changes in the prevalence of major depression in an Australian community sample between 1998 and 2008, in: *Australian and New Zealand Journal of Psychiatry*, 44, S. 901–910, S. 908.

35 Ebd., S. 907.
36 Ebd., S. 908.
37 Ebd., S. 907.
38 Die Forscher beziehen diesen Begriff aus: Hacking, I. (1995). The looping effects of human kinds. In Sperber, D., Premack, D. & Premack, A. J. (Hrsg.). Symposia of the Fyssen Foundation. Causal cognition: A multidisciplinary debate. Clarendon Press/Oxford University Press, S. 351–394. Eine sehr anschauliche Darstellung desselben Prozesses findet sich bei Gergen, K. (1994). Realities and Relationships. Soundings in Social Construction. Cambridge: Harvard University Press, S. 155ff. unter dem Namen »Cycle of Progressive Infirmity« (zu dtsch. etwa: »Zirkel zunehmender Zerbrechlichkeit«).
39 Doward, J. (2016). Act on children's mental ill health or risk national crisis, warns expert, in: https://www.theguardian.com/society/2016/oct/01/fund-nhs-child-mental-health-services-to-avoid-crisis
40 Lawrence, R. (2021). When depression wears a smile, even psychiatrists like me can be deceived, in: https://www.theguardian.com/commentisfree/2021/mar/18/depression-smile-psychiatrists-mental-health-problems?CMP=Share_iOSApp_Other
41 https://depressionsfalle.de/ Hervorhebung durch den Autor.
42 Handerer, J., Thom, J. & Jacobi, F. (2018), S. 196.

Psychotherapie als Lebensmodell: Die Soziologie der Depression

1 Wittchen, H.-U. (2012). »Unbehandelt wird es eine Depression« – ein Interview von Kurt-Martin Mayer mit Hans-Ulrich Wittchen, in: https://www.focus.de/magazin/archiv/report-unbehandelt-wird-es-eine-depression_aid_768200.html
2 Wittchen, H.-U. (2013). »Warum sollte die Psyche gesünder sein als der Rest des Körpers?« – ein Interview von Thomas Saum-Aldehoff mit Hans-Ulrich Wittchen, in: *Psychologie Heute*, 39 (1), S. 68–74.
3 In: Hinzpeter, W. (2001). Erfahrungsbericht »Wenn Mama das tut, bringe ich mich um.«, in: https://www.stern.de/gesundheit/erfahrungsbericht--wenn-mama-das-tut--bringe-ich-mich-um--3815074.html
4 In: Stolze, C. (2005). Hirnforschung. Neue Wege aus dem Tief, in: https://www.stern.de/gesundheit/hirnforschung-neue-wege-aus-dem-tief-3545168.html
5 Angststörungen und Depressionen. Jeder dritte Europäer psychisch krank. (2011), in: https://www.stern.de/gesundheit/angststoerungen-und-depressionen-jeder-dritte-europaeer-psychisch-krank-3921064.html

6 Wittchen, H.-U. (2013), S. 69.

7 Z. B. Garrelts, N., Müller-Lissner, A. (2019). Was hilft gegen Depressionen? Das will Spahn mit dem Gesetz zur digitalen Versorgung erreichen, in: https://www.tagesspiegel.de/politik/was-hilft-gegen-depressionen das-will-spahn-mit-dem-gesetz-zur digitalen-versorgung-erreichen/25202984.html – »Eine Depression ist keine Befindlichkeitsstörung«. Ulrich Hegerl im Gespräch mit Liane von Billerbeck und Hans Joachim Wiese. (2017). Abrufbar unter: https://www.deutschlandfunkkultur.de/psychiater-ulrich-hegerl-eine-depression-ist-keine.1008.de.html?dram:article_id=401828 – Bückmann, B. (2018). »Muße kann vor Depressionen schützen«. Interview mit Dr. Iris Hauth, in: https://www.gesundheitsstadt-berlin.de/musse-kann-vor-depressionen-schuetzen-12537/ – Volkmann, A. (2017). »Online-Programme können bei Depressionen ähnlich wirksam sein wie klassische Psychotherapien« Interview mit Prof. Dr. Ulrich Hegerl, in: https://www.gesundheitsstadt-berlin.de/online-programme-koennen-bei-depressionen-aehnlich-wirksam-sein-wie-klassische-psychotherapien-11415/ – Garrelts, N. (2019). Tag der seelischen Gesundheit. »Psychische Krankheiten sind wie Tumore«, in: https://www.tagesspiegel.de/gesellschaft/tag-der-seelischen-gesundheit-psychische-krankheiten-sind-wie-tumore/25100418.html – »Chronischer Stress und Depressionen«. Interview Univ.-Prof. Dr. med. Isabella Heuser (2017), in: https://www.youtube.com/watch?v=RB-aXAk8McI

8 Wittchen, H.-U., Schönfeld, S., Kirschbaum, C., Thurau, C., Trautmann, S., Steudte, S., Klotsche, J., Höfler, M., Hauffa, R., Zimmermann, P. (2012). Traumatische Ereignisse und posttraumatische Belastungsstörungen bei im Ausland eingesetzten Soldaten. Wie hoch ist die Dunkelziffer?, in: *Deutsches Ärzteblatt International*, 109 (35–36), S. 559–568. https://cdn.aerzteblatt.de/pdf/109/35/m559.pdf

9 Hickmann, C. & Pollmer, C. (2013). Deutsche Soldaten psychisch vorbelastet, in: https://www.sueddeutsche.de/politik/studie-zu-belastungsstoerungen-deutsche-soldaten-psychisch-vorbelastet-1.1827791

10 Illouz, E. (2012). Warum Liebe weh tut. Eine soziologische Erklärung. Frankfurt a/M.: Suhrkamp.

11 Ebd., S. 57.

12 Ebd., S. 58.

13 Ebd.

14 Eine leicht modifizierte Version des von Illouz gehaltenen Vortrags findet man hier: Illouz, E. (2019). Resilienz – gesellschaftliche Auswirkungen einer psychologischen Theorie, in: *Verhaltenstherapie & psychosoziale Praxis*, 51 (3), S. 467–474.

15 Seligman, M. (2001). Pessimisten küsst man nicht. Optimismus kann man lernen. München: Droemer Knaur.

16 Spitzer, R. (2007). Foreword, in: Horwitz, A. & Wakefield, J. (2007). The Loss of Sadness. How Psychiatry Transformed Normal Sorrow Into Depressive Disorder. Oxford: Oxford University Press, S. vii.

17 Eine Langfassung meines Gesprächs mit Eva Illouz kann man hier nachlesen: »Die kommerzielle Marktlogik der Psychotherapie«. Thorsten Padberg interviewt Eva Illouz (2019), in: *Verhaltenstherapie & psychosoziale Praxis*, 51 (3), S. 475–478.

18 Vgl. Moskowitz, E. (2001). In Therapy We Trust. America's Obsession with Self Fulfillment. Baltimore: Johns Hopkins, S. 37.

19 Zitiert nach ebd., S. 39.

20 Ebd., S. 41.

21 Ebd., S. 56.

22 Ebd., S. 69.

23 Illouz, E. (2011). Die Errettung der modernen Seele. Frankfurt a/M.: Suhrkamp, S. 294.

24 Ebd., S. 261ff. Diese Grundideen verbinden sich, als Freud zu seinen berühmt gewordenen Clark Lectures in die USA reist. Illouz sieht einen inhärenten Widerspruch zwischen der Idee der Sozialreformer, jeder müsse sich aus eigener Kraft selbst befreien, und der Freud'schen Idee der schicksalshaften Determiniertheit des Menschen. Dennoch findet sie in den Freud nachfolgenden, gegenwärtigen Therapieschulen diese beiden grundlegenden Vorstellungen verwirklicht: a) Die Herausforderungen des Lebens müssen durch die Arbeit am eigenen Charakter gestemmt werden. b) Das ist eine Arbeit, die nur mit Hilfe eines Psychotherapeuten gut gelingen kann.

25 Hauschild, J. (2013). Der Druck auf psychisch Kranke wächst, in: https://www.spiegel.de/gesundheit/psychologie/krankenkassen-druck-auf-psychisch-kranke-waechst-a-938625.html

26 In: Drude, V. (2020). Pop und Psyche – Der neue Mut zur Schwäche. https://www.3sat.de/kultur/kulturdoku/pop-und-psyche-kulturdoku-100.html

27 Cabanas, E. & Sánchez-González, J. (2016). Inverting the pyramid of needs: Positive psychology's new order for labor success, in: *Psicothema*, 28 (2), S. 107–113, S. 108.

28 Ebd., S. 109.

29 Ehrenberg, A. (2015). Das erschöpfte Selbst. Depression und Gesellschaft in der Gegenwart. Frankfurt a/M.: Campus Verlag, S. 307.

30 https://www.stillachhaus.de/ (nominiert als Deutschlands beste Klinik-Website!)

31 Resilienz in der Corona-Zeit. Soziale Kontakte sind ein Schutzfaktor. Klaus Lieb im Gespräch mit Nicole Dittmer (2021). Abrufbar unter: https://www.deutschlandfunkkultur.de/resilienz-in-der-corona-zeit-soziale-kontakte-sind-ein.1008.de.html?dram:article_id=490369

32 Illouz, E. (2013), S. 405.
33 Ebd., S. 311.
34 Illouz, E. (2012), S. 30.
35 Bellah, R. et al. (2008). Habits of the Heart Individualism and Commitment in American Life. Berkeley: University of California Press, S. 113ff.
36 Zitiert nach Shorter, E. (2013). How Everyone Became Depressed. The Rise and Fall of the Nervous Breakdown. Oxford: Oxford University Press, S. 39f.
37 Shorter, E. (1999). Geschichte der Psychiatrie. Hamburg: Rowohlt Taschenbuch Verlag, S. 184.
38 Ebd., S. 220.
39 Vgl. a. Gergen, K. (1991). The Saturated Self. Dilemmas of Identity in Contemporary Life. New York: Basic Books.
40 Simmank, J. (2019). Generation Psychotherapie, in: https://www.zeit.de/campus/2019–11/psychische-krankheiten-generation-psychotherapie-gesundheit?utm_referrer=https%3A%2F%2Fwww.google.com%2F
41 Bellah, R. et al. (2008), S. 123.
42 Gergen, K. (2021). Die Psychologie des Zusammenseins. Tübingen. dgvt-Verlag.
43 Ebd., S. 137.
44 O'Hanlon, B. (2014). The African Violet Queen: A Story of Hope, Change, Service and Possibility. https://storiesofchangeandpossibility.com/the-african-violet-queen-a-story-of-hope-change-service-and-possibility/
45 Z. B.: https://scheitweiler.de/blog/coaching/die-african-violet-lady-eine-geschichte-von-milton-erickson/
46 Hari, J. (2018). Lost Connections. Uncovering the Real Causes of Depression – and the Unexpected Solutions. London: Bloomsbury Circus, S. 183. Übersetzt durch den Autor. 2019 auf Deutsch erschienen als »Der Welt nicht mehr verbunden. Die wahren Ursachen von Depressionen – und unerwartete Lösungen.« Hamburg: Harper Collins.
47 Ebd., S. 261.
48 Ebd., S. 183.

Kann die Seele Schnupfen haben? Wege aus der Depressions-Falle

1 Frei, M. (2018). »They've enabled me to experience joy and love«. Channel 4 News. Verfügbar unter: https://www.channel4.com/news/kate-leaver-theyve-enabled-me-to-experience-joy-and-love
2 Cipriani, A., Furukawa, T. A., Salanti, G., Chaimani, A., Atkinson, L. & Ogawa, Y. (2018). Comparative efficacy and acceptability of 21 antidepressant

drugs for the acute treatment of adults with major depressive disorder: a systematic review and network meta-analysis, in: *The Lancet*, 391 (10128), S. 1357–1366. https://doi.org/10.1016/S0140–6736(17)32802–7

3 Bosely, S. (2018). The drugs do work: antidepressants are effective, study shows, in: https://www.theguardian.com/science/2018/feb/21/the-drugs-do-work-antidepressants-are-effective-study-shows

4 Donnelly, L. (2018). The drugs do work: anti-depressants should be given to a million more Britons, largest ever review claims, in: https://www.telegraph.co.uk/science/2018/02/21/drugs-do-work-anti-depressants-should-given-million-britons/

5 Weber, C. (2018). Beendet den Streit um die Psychopharmaka!, in: https://www.sueddeutsche.de/gesundheit/antidepressiva-beendet-den-streit-um-die-psychopharmaka-1.3878860

6 »Meta-Analyse bewertet Antidepressiva: sie sind wirksam & verträglich«, in: https://www.sciencemediacenter.de/alle-angebote/research-in-context/details/news/meta-analyse-bewertet-antidepressiva-sie-sind-wirksam-vertraeglich/

7 Moncrieff, J. & Kirsch, I. (2015). Empirically derived criteria cast doubt on the clinical significance of antidepressant-placebo differences, in: *Contemporary Clinical Trials*, 43, S. 60–62. http://dx.doi.org/10.1016/j.cct.2015.05.005

8 Eine ausführlichere Darstellung von Moncrieffs Kritik an der Cipriani-Studie findet sich hier: Moncrieff, J. (2018). Challenging the New Hype About Antidepressants, in: https://www.madinamerica.com/2018/03/dr-joanna-moncrieff-challenging-new-hype-antidepressants/ – Zum klinisch bedeutungslosen Umfang der Verbesserungen durch Antidepressiva auch bei mittleren bis schweren Depressionen unter Hinzuziehung mehrerer Messskalen vgl. Hengartner, M. & Plöderl, M. (2021). Estimates of the minimal important difference to evaluate the clinical significance of antidepressants in the acute treatment of moderate-to-severe depression, in: BMJ Evidence-Based Medicine. http://dx.doi.org/10.1136/bmjebm-2020–111600

9 A. a. O.

10 Joanna Moncrieff hat ihren Ansatz auch in einem allgemeinverständlichen Buch dargelegt: Moncrieff, J. (2020). A straight talking introduction to psychiatric drugs: The truth about how they work and how to come off them. Monmouth: PCCS Books.

11 Moncrieff hat eine historische Skizze vorgelegt, aus der hervorgeht, warum wir uns heute mit der Vorstellung so schwer tun, Medikamente einzunehmen, die nichts »ausgleichen«, sondern einfach dabei hilfreich sind, erwünschte Stimmungen hervorzurufen: Moncrieff, J. (2016). Opium and the people. Joanna Moncrieff examines the socio-economic history of psychoactive drug use, in: *the psychologist*, 29, S. 320–323. https://thepsychologist.bps.org.uk/volume-29/april/opium-and-people – Große Teile des Buchs von

Gary Greenberg »Manufacturing Depression« (2010) widmen sich ebenfalls der künstlichen Trennlinie, die zwischen Psychopharmaka und anderen psychoaktiven Substanzen gezogen wird, die wir dann Drogen nennen. Vgl. a. Padberg, T. (2018). Prozac und Co: Kleiner Rausch auf Rezept. Politisches Feuilleton. Deutschlandfunk Kultur, Sendung vom 10.08.2018. Abrufbar unter: https://www.deutschlandfunkkultur.de/prozac-co-gute-laune-auf-rezept.1005.de.html?dram:article_id=425096

12 Moncrieff, J. & Cohen, D. (2006). Do Antidepressants cure or create abnormal brain states?, in: *PLoS Medicine*, 3 (7), S. 961–965.

13 Eine Langfassung des Gesprächs mit Joanna Moncrieff findet sich hier: Padberg, T. (2021). »Die wenigsten Menschen glauben, ihre Depression sei ein rein medizinisches Problem«. Der »medikamentenzentrierte Ansatz« in der Psychiatrie, in: *report psychologie*, 1, S. 22–23.

14 https://www.survivingantidepressants.org/

15 Horowitz, M. & Taylor, D. (2019). Tapering of SSRI treatment to mitigate withdrawal symptoms, in: *The Lancet Psychiatry*, 6 (6), S. 538–546. https://doi.org/10.1016/S2215-0366(19)30032-X

16 https://www.rcpsych.ac.uk/mental-health/treatments-and-wellbeing/stopping-antidepressants

17 Vgl. White, E., Read, J. & Julo, S. (2021). The role of Facebook groups in the management and raising of awareness of antidepressant withdrawal: is social media filling the void left by health services?, in: *Therapeutic Advances in Psychopharmacology*, 11, S. 1–18, https://orcid.org/0000-0002-5159-1192

18 Vgl. z. B. Köhler, C. A., Evangelou, E., Stubbs, B., Solmi, M., Veronese, N., Belbasis, L., Bortolato, B., Melo, M. C. A., Coelho, C. A., Fernandes, B. S., Olfson, M., Ioannidis, J. P. A. & Carvalho, A. F. (2018). Mapping risk factors for depression across the lifespan: An umbrella review of evidence from meta-analyses and Mendelian randomization studies, in: *Journal of psychiatric research*, S. 189–207. https://doi.org/10.1016/j.jpsychires.2018.05.020 In dieser Studie waren insbesondere der Tod des Lebenspartners, Arbeitsstress und die Teilnahme am Golfkrieg Faktoren, die zur Entwicklung einer Depression beitrugen. Dagegen erwiesen sich die hier ebenfalls untersuchten körperlichen Faktoren als unwesentlich für die Entwicklung einer Depression.
Zur Rolle von Arbeitsstress vgl. auch Stansfeld, S. A., Shipley, M. J., Head, J., Fuhrer, R. (2012). Repeated job strain and the risk of depression: longitudinal analyses from the Whitehall II study, in: *Am J Public Health*. 102 (12), S. 2360–2366. https://doi.org/10.2105/AJPH.2011.300589 – Eine Auseinandersetzung mit dem angeblich zu gering ausgeprägten Wissen der Bevölkerung über die biologische Natur der Depression findet sich hier: Schleim, S. (2017). Was sind Ursachen von Depressionen? https://scilogs.spektrum.de/menschen-bilder/was-sind-ursachen-von-depressionen/

19 World Health Organization. (2014). Social determinants of mental health. Geneva: World Health Organization, S. 8.

20 In: Padberg, T. & Friedrichs, J. (2016). »Es gibt vieles, was man für Depressive tun kann« – ein Gespräch mit Tim Kendall, in: *Psychologie Heute*, 10, S. 58–60.

21 Brown, G. W. & Harris, T. (1978). Social origins of depression: A study of psychiatric disorder in women. London: Tavistock.

22 Vgl. Hengartner, M. (2019). Eine methodenkritische Evaluation der biomedizinischen Depressionsforschung: Wie zuverlässig und praxisrelevant sind vielbeachtete neurobiogenetische Befunde?, in: *Psychotherapeutenjournal*, 2, S. 110–117.

23 Vgl. Caspar, F. (2016). Moderne Verhaltenstherapie und Allgemeine Psychotherapie, in: *Verhaltenstherapie & psychosoziale Praxis*, 48 (2), S. 317–326.

24 Machado, D. (2021). The impact of a national cash transfer programme on reducing suicide: a study using the 100 Million Brazilian Cohort. https://papers.ssrn.com/sol3/papers.cfm?abstract_id=3766234

25 Zitiert nach Orr, J. (2000). Performing Methods: History, Hysteria, and the New Science of Psychiatry, in: Fee, D. (1999). Pathology and the Postmodern. Mental Illness as discourse and experience. London: Sage, S. 49–73.

26 Prototypisch hier: Fiedler, P. (2012). Die Zukunft der Psychotherapie. Wann ist endlich Schluss mit der Konkurrenz? Berlin: Springer. Fiedler sieht die Zukunft der Psychotherapie weniger in der Entwicklung neuer therapeutischer Maßnahmen als in einer gründlichen Erforschung der Symptomatik psychischer Störungen.

27 Davon gehen die Autoren einer beeindruckenden Übersichtsarbeit aus. Maj, M. et al. (2020). The clinical characterization of the adult patient with depression aimed at personalization of management, in: *World Psychiatry*, 20 (3), S. 269–293. https://doi.org/10.1002/wps.2077 Allerdings wird Depression schon im ersten Satz als »Entität« definiert. Entsprechend werden sämtliche Behandlungsmöglichkeiten aus den einzelnen Symptomen dieser »Entität« abgeleitet. Sogar »protektive Faktoren« werden betrachtet, ohne dabei Bezug zur Lebenswelt zu nehmen. Stattdessen wird bei Prävention automatisch an Resilienz und Achtsamkeit gedacht.

28 Rose, N. (2019). Our Psychiatric Future. Cambridge: polity, S. 70.

29 Gassmann, D. & Grawe, K. (2006). General Change Mechanisms: The Relation Between Problem Activation and Resource Activation in Successful and Unsuccessful Therapeutic Interactions, in: *Clin. Psychol. Psychother*, 13 (1), S. 1–11. https://doi.org/10.1002/cpp.442

30 https://en.wikipedia.org/wiki/Grenfell_Tower_fire#cite_note-TEL 14June2017–38

31 Booth, R. (2019). Grenfell residents' rights were breached – equalities

watchdog, in: https://www.theguardian.com/uk-news/2019/mar/13/grenfell-residents-rights-were-breached-equalities-watchdog

32 Die British Psychological Society hat mir diese Aussagen zugänglich gemacht. Sie sind aktuell nicht öffentlich abrufbar.

33 Priebe, S., Burns, T. & Craig, T.K. (2013). The future of academic psychiatry may be social, in: *British Journal of Psychiatry*, 202 (5), S. 319–320. S. 320.

34 »Wenn schon sterben – woran bitte?«. Stefan Geyer im Gespräch mit Harald Schmidt. (2008), in: https://www.fr.de/politik/wenn-schon-sterben-woran-bitte-11610038.html

35 Mojtabai, R. (2013). Clinician-identified depression in community settings: concordance with structured-interview diagnoses, in: *Psychotherapy and Psychosomatics*, 82 (3), S. 161–169. https://doi.org/10.1159/000345968

36 Allen Frances, Tweet vom 02.11.2020. Gensichen & Linden haben den Vorschlag gemacht, in solchen Fällen die Diagnose »psychische Gesundheit« in Betracht zu ziehen, also nach Durchführung entsprechender Maßnahmen, eine Kostenübernahme für entstandene Aufwendungen durch sog. Z-Diagnosen möglich zu machen. So steht bspw. die Diagnose Z 63 für Leiden, das durch den Tod eines nahen Angehörigen ausgelöst wird. Z 56 für Unglück im Hinblick auf die Berufstätigkeit, Z 59 für problematische Wohnverhältnisse. Gensichen und Linden beziehen dies allerdings ausschließlich auf dafür durchzuführende *diagnostische* Maßnahmen. Gensichen, J. & Linden, M. (2013). Gesundes Leiden – die »Z-Diagnosen«, in: *Deutsches Ärzteblatt*, 2, S. 75–77.

37 Wittgenstein bezog sich mit diesen Sätzen auf ein epistemologisches Problem: »Wie erkennen wir die Welt?« Er zeigte, dass die Sprache, die man zur Beschreibung der Welt nutzt, diese nicht widerspiegelt, sondern in ihrer wissenschaftlich bereinigten, idealisierten Form den Weltzugang eher verstellt. Es ging also zunächst um philosophische Probleme, nicht um psychologische. Dennoch erscheint mir der Bezug zu Wittgenstein gerechtfertigt. Seine Sprachkritik diente dazu, die Welt »richtig« zu sehen und dadurch ein glückliches Leben zu führen. Zentral wurde für Wittgenstein in seinem Spätwerk zudem der Gedanke, dass nicht jeder Begriff dadurch Bedeutung erhält, dass er auf etwas verweist, also einem »Gegenstand« entspricht: Wenn Menschen zurecht darüber sprechen, sie seien »depressiv«, bedeutet dies nicht notwendig, dass es auch eine Entität »Depression« gibt. Vgl. a. Gabriel, G. (1993). Grundprobleme der Erkenntnistheorie. Von Descartes zu Wittgenstein, Paderborn: Schöningh, S. 149ff.

38 Bschor, T. & Baethge, C. (2010). No evidence for switching the antidepressant: a systematic review and meta-analysis of RCTs of a common therapeutic strategy, in: *Acta Psychiatrica Scandin*avica, 121 (3), S. 174–179. Bschor, T., Kern, H., Henssler, J. & Baethge, C. (2018). Switching the Antidepressant After Nonresponse in Adults With Major Depression, in: *Journal of Clinical Psy-*

chiatry, 79 (19), S. 11–18. Einen weiteren Hinweis, dass Antidepressiva in individuellen Gehirnen nicht unterschiedlich wirken, lieferte eine Studie, in der in einer großen Gruppe von Versuchspersonen kaum Unterschiede im Ansprechen auf Antidepressiva auftraten. Vielmehr reagierten fast alle Teilnehmer mehr oder weniger gleich auf den Wirkstoff. Maslej, M. M., Furukawa, T. A., Cipriani, A. et al. (2021). Individual Differences in Response to Antidepressants: A Meta-analysis of Placebo-Controlled Randomized Clinical Trials, in: *JAMA Psychiatry*, 78 (5), S. 490–497. https://doi:10.1001/jamapsychiatry.2020.4564

39 Salagre, E. et al. (2016). Statins for the treatment of depression: A meta-analysis of randomized, double-blind, placebo-controlled trials, in: *J Affect Disord*, 200, S. 235–242. https://doi.org/10.1016/j.jad.2016.04.047

40 Bschor, T. (2013). Wirken Antidepressiva eigentlich?, in: *Neurotransmitter*, 24 (10), S. 26. https://www.bvdn.de/images/neurotransmitter/2013/102013_NeuroTransmitter.pdf

41 Vgl. Greenberg (2010), S. 26.

42 Gergen, K. (2014). Ken Gergen – Beyond the Therapeutic State Conference – Plenary, ab 20:23. https://www.youtube.com/watch?v=BSs7sCNl0MI&list=PLlblTswvpXI4L6f7XwskrMW9HzbCrswhq&index=3&t=0s

Ausgewählte Literatur

American Psychiatric Association (1980). Diagnostic and statistical Manual of Mental Disorders. DSM-III. Washington, D.C.: American Psychiatric Association

Bellah, R. et al. (2008). Habits of the Heart Individualism and Commitment in American Life. Berkeley: University of California Press

Biermann, C. et al. (2009). »Er hielt sich nicht mehr aus«, in: *Der Spiegel*, 47. Online hier: https://www.spiegel.de/spiegel/print/d-67768148.html

Bochumer Arbeitsgruppe für Sozialen Konstruktivismus (Hg.) (2021). Die Psychologie des Alltags. Tübingen: dgvt-Verlag

Border, R. et al. (2019). No Support for Historical Candidate Gene or Candidate Gene-by-Interaction Hypotheses for Major Depression Across Multiple Large Samples, in: *American Journal of Psychiatry*, 176 (5), S. 376–387

Bschor, T. (2013). Wirken Antidepressiva eigentlich?, in: *Neurotransmitter*, 24 (10), S. 20–27. Online hier: https://www.bvdn.de/images/neurotransmitter/2013/102013_NeuroTransmitter.pdf

Bschor, T. (2018). Antidepressiva. Wie man sie richtig anwendet und wer sie nicht nehmen sollte. München: südwest-Verlag

Cabanas, E. & Sánchez-González, J. (2016). Inverting the pyramid of needs: Positive psychology's new order for labor success, in: *Psicothema*, 28 (2), S. 107–113

Cipriani, A., Furukawa, T. A., Salanti, G., Chaimani, A., Atkinson, L. & Ogawa, Y. (2018). Comparative efficacy and acceptability of 21 antidepressant drugs for the acute treatment of adults with major depressive disorder: a systematic review and network meta-analysis, in: *The Lancet*, 391 (10128), S. 1357–1366. Online hier: https://doi.org/10.1016/S0140-6736(17)32802-7

Conneely, M., Higgs, P. & Moncrieff, J. (2020). Medicalising the moral: the case of depression as revealed in internet blogs, in: *Social Theory & Health*. Online hier: https://doi.org/10.1057/s41285-020-00141-1

Deacon, B. & Grayson, B. (2009). The Chemical Imbalance Explanation of Depression: Reducing Blame at what Cost?, in: *Journal of Social and Clinical Psychology*, (4) 28, S. 415–435

Ehrenberg, A. (2015). Das erschöpfte Selbst. Depression und Gesellschaft in der Gegenwart. Frankfurt a. M.: Campus Verlag

Fliegel, S. et al. (Hrsg.) (2018). Verhaltenstherapie. Was sie kann und wie es geht. Tübingen: dgvt-Verlag

Friedrichs, J. & Padberg, T. (2016). Depressionen – Vom Schatten ans Licht, in: *Zeit-Magazin*, 25, S. 16–25. Online hier: https://www.zeit.de/zeit-magazin/2016/25/depressionen-psychotherapie-anti depressiva-serotonin-medikamente

Friedrichs, J. & Padberg, T. (2017). Antidepressiva. Ähnlich wirksam wie Placebos. Feature für *Deutschlandradio Kultur am 02. 02. 2017.* Online hier: http://www.deutschlandradiokultur.de/antidepressiva-und-ihrewirksamkeit-tabletten-gegen-die.976.de.html?dram:article_id=367696.

Gergen, K. (1998). Das übersättigte Selbst. Identitätsprobleme im heutigen Leben. Heidelberg: Carl-Auer-Systeme-Verlag. Originalausgabe (1991): The Saturated Self. Dilemmas of Identity in Contemporary Life. New York: Basic Books

Ders. (2006). Therapeutic Realities. Collaboration, oppression and relational flow. Chagrin Fall, Ohio: Taos Institute Publication

Ders. (2021). Die Psychologie des Zusammenseins. Tübingen. dgvt-Verlag

Goldney, R. et al. (2010). Changes in the prevalence of major depression in an Australian community sample between 1998 and 2008, in: *Australian and New Zealand Journal of Psychiatry*, 44, S. 901–910

Greenberg, G. (2010). Manufacturing Depression. The Secret History of a Modern Disease. London: Bloomsbury

Greenberg, G. (2013). The Book of Woe. The DSM and the Unmaking of Psychiatry. New York: Blue Rider Press

Hacking, I. (1995). The looping effects of human kinds. In Sperber, D., Premack, D. & Premack, A. J. (Hrsg.). Symposia of the Fyssen Foundation. Causal cognition: A multidisciplinary debate. Clarendon Press/Oxford University Press, S. 351–394

Haig, M. (2016). Ziemlich gute Gründe, am Leben zu bleiben. München: dtv. Originalausgabe (2016): Reasons to Stay Alive. Edinburgh: Canongate

Handerer, J., Thom, J. & Jacobi, F. (2018). Die vermeintliche Zunahme der Depression auf dem Prüfstand. Epistemologische Prämissen, epidemiologische Daten, transdisziplinäre Implikationen, in: Das überforderte Subjekt. Zeitdiagnosen einer beschleunigten Gesellschaft. Berlin: Suhrkamp, S. 159–209

Hapke, U., Cohrdes, C., Nübel, J. (2019). Depressive Symptomatik im europäischen Vergleich – Ergebnisse des European Health Interview Survey (EHIS) 2, in: *Journal of Health Monitoring*, 4 (4), S. 62–69. Online hier: https://www.rki.de/DE/Content/Gesundheitsmonitoring/

Gesundheitsberichterstattung/GBEDownloadsJ/FactSheets/JoHM_04_2019_DepreDepre_Symptomatik_DE_EU.pdf?__blob=publicationFile

Hari, J. (2019): Der Welt nicht mehr verbunden. Die wahren Ursachen von Depressionen – und unerwartete Lösungen. Hamburg: Harper Collins. Originalausgabe (2018): Lost Connections. Uncovering the Real Causes of Depression – and the Unexpected Solutions. London: Bloomsbury Circus

Hasler, F. (2012). Neuromythologie. Eine Streitschrift gegen die Deutungsmacht der Neurowissenschaften. Bielefeld: transcript-verlag

Hengartner, M. (2019). Eine methodenkritische Evaluation der biomedizinischen Depressionsforschung: Wie zuverlässig und praxisrelevant sind vielbeachtete neurobiogenetische Befunde?, in: *Psychotherapeutenjournal*, 2, S. 111–117

Ders. & Plöderl, M. (2021). Estimates of the minimal important difference to evaluate the clinical significance of antidepressants in the acute treatment of moderate-to-severe depression, in: BMJ Evidence-Based Medicine. Online hier: http://dx.doi.org/10.1136/bmjebm-2020-111600

Horwitz, A. W. & Wakefield, J. C. (2007). The Loss of Sadness. How Psychiatry Transformed Normal Sorrow Into Depressive Disorder. New York: Oxford University Press

Horwitz, A. (2010). How an Age of Anxiety Became an Age of Depression, in: *The Milbank Quarterly*, 88 (1), S. 112–138

Hyman, S. (2010). The Diagnosis of Mental Disorders: The Problem of Reification, in: *The Annual Review of Clinical Psychology*, 6, S. 155–179

Illouz, E. (2011). Die Errettung der modernen Seele. Frankfurt a. M.: Suhrkamp

Dies. (2012). Warum Liebe weh tut. Eine soziologische Erklärung. Frankfurt a. M.: Suhrkamp

Dies. (2019). Resilienz – gesellschaftliche Auswirkungen einer psychologischen Theorie, in: *Verhaltenstherapie & psychosoziale Praxis*, 51 (3), S. 467–474

Jacobi, F. et al. (2014). Psychische Störungen in der Allgemeinbevölkerung. Studie zur Gesundheit Erwachsener in Deutschland und ihr Zusatzmodul Psychische Gesundheit (DEGS1-MH), in: *Nervenarzt*, 85, S. 77–87. Online hier: https://www.psychologische-hochschule.de/wp-content/uploads/2019/07/jacobi-degs-praevalenzen-nervenarzt_2014_incl-erratum.pdf

Karp, D. (1996). Speaking of Sadness. New York: Oxford University Press

Karp, D. (2007). Is it me or my meds? Living with Antidepressants. Cambridge, MA: Harvard University Press., Pos. 1012 von 2515

Kirsch, I., Deacon, B., Huedo-Medina, T., Scoboria, A., Moore, T. & Johnson, B. (2008). Initial Severity and Antidepressant Benefits: A Meta-Analysis of Data Submitted to the Food and Drug Administration, in: *PLoS Medicine*, 5 (2), S. 0260–0268. Online hier: http://journals.plos.org/plosmedicine/article?id=10.1371/journal.pmed.0050045

Lacasse, J. R. & Leo, J. (2005). Serotonin and depression: A disconnect between the advertisements and the scientific literature, in: *PLoS Medicine*, 2 (12), e392, S. 1212. Online hier: https://doi.org/10.1371/journal.pmed.0020392

Lebowitz, M. (2018). Blue genes? Understanding and mitigating negative consequences of personalized information about genetic risk for depression, in: *J Genet Couns*, 27 (1), S. 204–216. Online hier: https://www.ncbi.nlm.nih.gov/pmc/articles/PMC5796841/

Moncrieff, J. & Cohen, D. (2006). Do Antidepressants cure or create abnormal brain states?, in: *PLoS Medicine*, 3 (7), S. 961–965

Moncrieff, J. (2020). A straight talking introduction to psychiatric drugs: The truth about how they work and how to come off them. Monmouth: PCCS Books

Moskowitz, E. (2001). In Therapy We Trust. America's Obsession with Self Fulfillment. Baltimore: Johns Hopkins

Otto, A. (2020). »Die schlimmsten Dinge passieren in den dunklen, nicht erzählten Ecken«, in: *Psychologie Heute*, 9, S. 58–63

Padberg, T. (2013). Zum Verhältnis von Neurowissenschaft und Psychotherapie, in: *Verhaltenstherapie und psychosoziale Praxis*, 45 (3), S. 769–772

Ders. (2018). Prozac (Fluoxetin). Die Mutter aller Pillen. Der Forschungsstand zur Wirksamkeit von Antidepressiva, in: Fliegel, S., Jänicke, W., Münstermann, S., Ruggaber, G., Veith, A. & Willutzki, U. (2018). Verhaltenstherapie – Was sie kann und wie es geht. Ein Lehrbuch. Tübingen: dgvt-Verlag, S. 441–443

Ders. (2018). Placebos, Drogen, Medikamente – Der schwierige Umgang mit Antidepressiva, in: *Psychotherapeutenjournal*, 13 (4), S. 324–330

Ders. (2019). »Die kommerzielle Marktlogik der Psychotherapie«. Thorsten Padberg interviewt Eva Illouz, in: *Verhaltenstherapie & psychosoziale Praxis*, 51 (3), S. 475–478

Ders. (2021). »Die wenigsten Menschen glauben, ihre Depression sei ein rein medizinisches Problem«. Der »medikamentenzentrierte Ansatz« in der Psychiatrie, in: *report psychologie*, 1, S. 22–23.

Padberg, T. & Friedrichs, J. (2016). »Es gibt vieles, was man für Depressive tun kann« – ein Gespräch mit Tim Kendall, in: *Psychologie Heute*, 10, S. 58–60

Padberg, T. & Veith, A. (2018). Problemanalysen, in: Fliegel, S. et al. Verhaltenstherapie – Was sie kann und wie es geht. Ein Lehrbuch. Tübingen: dgvt-Verlag, S. 227–250

Richter, D., Berger, K. & Reker, T. (2008). Nehmen psychische Störungen zu? Eine systematische Literaturübersicht, in: *Psychiatrische Praxis*, 35 (7), S. 321–330

Richter, D. & Berger, K. (2013). Nehmen psychische Störungen zu? Update einer systematischen Übersicht über wiederholte Querschnittsstudien, in: *Psychiatrische Praxis*, 40 (4), S. 176–182

Shorter, E. (1999). Geschichte der Psychiatrie. Hamburg: Rowohlt Taschenbuch Verlag, Originalausgabe (1998): A History of Psychiatry: From the Era of the Asylum to the Age of Prozac. Hoboken: Wiley

Ders. (2009). Before Prozac. The Troubled History of Mood Disorders in Psychiatry. New York: Oxford University Press

Ders. (2013). How Everyone Became Depressed. The Rise and Fall of the Nervous Breakdwon. Oxford: Oxford University Press

Slater, L. (2018). Blue Dreams. The Science and the Story of the Drugs That Changed Our Minds. New York: Little Brown & Company

Spitzer, R. (2007). Foreword, in: Horwitz, A. & Wakefield, J. (2007). The Loss of Sadness. How Psychiatry Transformed Normal Sorrow Into Depressive Disorder. Oxford: Oxford University Press

Teismann, T. & Dorrmann, W. (2015). Suizidgefahr? Ein Ratgeber für Betroffene und Angehörige. Göttingen: Hogrefe

Teismann, T. & Hanning, S. (2020). Das Depressionsbuch: Informationen für Betroffene, Angehörige und Interessierte. Köln: BALANCE buch + medien verlag

Turner, E. H., Matthews, A. M., Linardatos, E. et al. (2008). Selective publication of antidepressant trials and its influence on apparent efficacy, in: *New Engl J Med*, 358 (3), S. 252–260

Wampold, B., Imel, Z. & Flückiger, C. (2015). Die Psychotherapiedebatte. Was Psychotherapie wirksam macht. Bern: Hogrefe

Watters, E. (2018). Crazy Like Us – Wie Amerika den Rest der Welt verrückt macht. Tübingen: dgvt-Verlag

Whitaker, R. (2010). Anatomy of an Epidemic. Magic Bullets, Psychiatric Drugs, and the Astonishing Rise of Mental Illness in America. New York: Crown (Random House)

White, E., Read, J. & Julo, S. (2021). The role of Facebook groups in the management and raising of awareness of antidepressant withdrawal: is social media filling the void left by health services?, in: *Therapeutic Advances in Psychopharmacology*, 11, S. 1 – 18. Online hier: https://orcid.org/0000-0002-5159-1192

Willutzki, U. & Teismann, T. (2013). Ressourcenaktivierung in der Psychotherapie. Bern: Hogrefe

Dies. (2014). Ressourcenorientierte Therapie depressiver Störungen, S. 347 – 376, in: Kunz, O. & Teismann, T. (Hrsg.), Moderne Ansätze in der Depressionsbehandlung. Tübingen: dgvt-Verlag

Wittchen, H.-U. (2013). »Warum sollte die Psyche gesünder sein als der Rest des Körpers?« – ein Interview von Thomas Saum-Aldehoff mit Hans-Ulrich Wittchen, in: *Psychologie Heute*, 39 (1), S. 68 – 74

World Health Organization. (2014). Social determinants of mental health. Geneva: World Health Organization